# 健康治理视角下的
# 医务社工服务供求分析

何岚　张维维　谢艳◎著

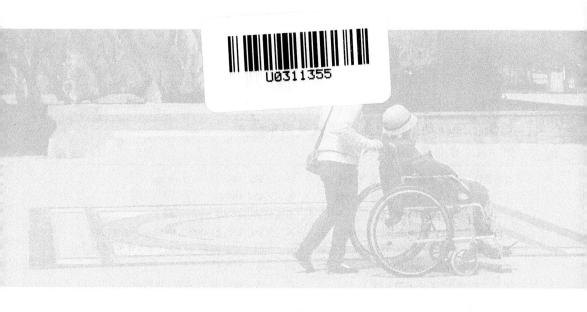

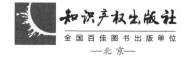

知识产权出版社

全国百佳图书出版单位

—北京—

**图书在版编目（CIP）数据**

健康治理视角下的医务社工服务供求分析/何岚，张维维，谢艳著.—北京：知识产权出版社，2024.12

ISBN 978-7-5130-9258-6

Ⅰ.①健… Ⅱ.①何… ②张… ③谢… Ⅲ.①医疗卫生服务—社会工作—研究—中国 Ⅳ.①R199.2

中国国家版本馆 CIP 数据核字（2024）第 030441 号

责任编辑：栾晓航      责任校对：潘凤越
封面设计：邵建文   马倬麟      责任印制：孙婷婷

### 健康治理视角下的医务社工服务供求分析

何 岚 张维维 谢 艳 著

| | | |
|---|---|---|
| 出版发行：**知识产权出版社** 有限责任公司 | 网 址：http://www.ipph.cn |
| 社 址：北京市海淀区气象路 50 号院 | 邮 编：100081 |
| 责编电话：010-82000860 转 8382 | 责编邮箱：4876067@qq.com |
| 发行电话：010-82000860 转 8101/8102 | 发行传真：010-82000893/82005070/82000270 |
| 印 刷：北京中献拓方科技发展有限公司 | 经 销：新华书店、各大网上书店及相关专业书店 |
| 开 本：720mm×1000mm 1/16 | 印 张：21.75 |
| 版 次：2024 年 12 月第 1 版 | 印 次：2024 年 12 月第 1 次印刷 |
| 字 数：350 千字 | 定 价：98.00 元 |

ISBN 978-7-5130-9258-6

　　健康治理是社会为促进人们的健康所采用的行动和方式，是多方面、多层级制度的集合。健康治理的内容涉及宣传健康知识、普及健康生活、优化健康服务、完善健康保障、建设健康环境、发展健康产业等方面。国际组织、国家、地方政府、社区、社会组织、家庭、个人以及借助网络形成的患者群体等都是健康治理的主体。医务社会工作者和社会工作机构也是健康治理体系中的一支重要力量。

　　中国医务社会工作实践始于20世纪20年代，并于2000年前后开启恢复重建之旅。党的十九大报告提出建设健康中国的发展战略，在此背景下，医务社会工作迎来了发展的战略机遇期，成为健康服务和健康治理体系的重要组成部分。本书在对上海、深圳、成都、重庆四地医务社会工作的本土化实践及提高专业化水平的路径进行梳理的基础上，以重庆为例，从门诊患者及其家属、住院患者及其家属、医务人员三个方面研究了医务社会工作的本土化需求；从医务社会工作者的知能要求及能力转化、医务社工助理队伍的构建及功能发挥、患者家属志愿者力量的开发三个方面研究了医务社会工作的专业化供给；从供求匹配的角度，构建了一个可供医疗机构制定医务社会工作服务（简称"医务社工服务"）清单的理论模型。力图通过以上研究，识别西部地区有效开展医务社工服务的实践证据和知识，并为地方政府因地制宜开辟相关政策窗口提出倡导和建议。

医务社会工作的"本土化"有三层含义。宏观的本土化即"中国化",指中国医务社会工作的发展路径、实务模式应参考和借鉴西方社会工作的理念、方法、手段,解决中国健康服务领域的现实问题,最终实现医务社会工作价值观念、理论体系、方式方法和制度建设的中国化。中观的本土化即"地方化",指各地应因地制宜,结合本地资源特征,探索能更好地回应本地居民需求的医务社会工作实务模式和实践方法。微观的本土化即"个性化",指各服务提供主体在设定具体服务内容时,需综合考虑服务对象的需求和可用的在地资源,对服务目标做出梳理和细分,发展出有自身特色的医务社会工作服务。

我国医务社会工作从"非专业化"走向"半专业化",再向"专业化"阶段迈进,这是一个不断成熟的专业化过程,也是一个通过不断完善的制度建设、广泛认同的专业标准和切实可见的服务成效来获取专业合法性和专业权力的过程。"专业化"是社会工作在医疗场域中进行服务分界的前提和提供品质服务的保障。"标准化"则是提高医务社会工作专业化程度的重要一步,也是评估服务质量的依据。

以重庆为代表的西部地区,当前在开展医务社会工作上有三个突出特征。一是与志愿服务紧密相连,二是发展路径多样化,三是服务专业化程度较低。面对地方政策支持乏力,医患双方对医务社会工作的认知均不足,开展医务社会工作的人、财、物缺乏等困境,医疗机构通过广开资源渠道,争取以政府部门、慈善组织、社工机构、志愿组织、医院员工、高校师生等多方支援的方式来摆脱困境,谋求社会工作的渐进发展。

医务社工服务在西部地区的医疗卫生机构和城乡居民中有着很大的潜在需求。对重庆医科大学附属儿童医院的调查发现:门诊患者的需求主要是由志愿者提供的导医助医类服务和由专业社工提供的改善患儿诊疗依从性的情绪抚慰类服务;住院患者的需求主要是情绪安抚服务、康娱陪伴服务和健康教育服务;患儿家属的需求主要是出院跟进、医疗救助、导医助医、医疗信息等服务;医务人员则需要团队建设、技能培训、亲子家庭服务等支持性服务。

为了提高服务的专业化水平，医务社会工作者须具备组织协调、人际沟通、资源链接和整合、政策分析和倡导、跨学科和跨组织合作等 10 项能力；应掌握社会工作专业伦理和核心价值观、社会工作学科基本理论与方法、社会工作实务、社会学基础知识、心理学基础知识、医疗卫生法规政策等 10 类知识。为解决医院专职医务社会工作者人力资源不足的问题，在院内聘用并培训医务社工助理是一种值得探索的模式。患者家属因具备"从事医院志愿活动的便利性"等优势，其力量也值得社工部予以开发，从而形成医患共建的健康治理新格局。

通过加大对医务社会工作的宣传推广、组建医务社会工作协会、发挥领军医疗机构的影响力等方式，可由下而上推动政府部门加快启动地方政策窗口。由于医务社会工作的跨部门、跨专业特征，需由民政、卫生、教育、医保等部门联合制定包括经费资助政策、人才培养政策、专业发展规范、发展性健康政策等在内的政策支撑体系，推动全域医务社会工作的整体发展。

本书是西南大学中央高校基本科研业务费专项资金项目"重构与复兴——公共卫生服务均衡化研究：以重庆为例"（项目编号：SWU1209372）和 2024 年重庆市高等教育教学改革研究项目"成果导向教育理念下社会工作阶梯式实践教学模式研究"（项目编号：24308）的研究成果之一。书中的第二章、第四章、第六章由张维维主笔，第十章由谢艳主笔，其余各章由何岚主笔，全书由何岚统稿。

在本书写作之前，我们进行了大量的调研，在此衷心感谢所有对本书的写作给予了帮助的人们。感谢重庆医科大学附属儿童医院社工部的刘锟主任、王浩宇社工以及所有的医务社工助理，他们协助并配合我们完成了对该医院患者（家属）和医务人员的访谈与问卷调查。感谢西南大学国家治理学院社会学与社会工作系的陈纬、曾莉、马震越、周林波等老师和彭欣、秦红琴等十多位同学，他们怀着推动重庆市乃至西南地区医务社会工作发展的激情，不计回报地参加了大量调研，并为学院医务社会工作专业方向的发展提出了大量宝贵的建议，本书的写作从中受益颇多。感谢深圳市儿童医院金炼主任、重庆市第十一人民医院夏晓蓉主任、石柱县人民医院刘燕主任、成都翱翔社会工作服务中心黄慧等社工同仁，没有他们的帮助我们不可能完成调研，他们对医务社会工作的热爱和所做的奉献也让我们深深敬佩。最后，要感谢西南大学国家治理学院"羽翼计划"社工团队的所有成员，是他们的学习热情和专业坚守，鼓舞我们把调查所得和学习所思写作成书，并由浅入深，一步步在医务社会工作领域不断探索。

何　岚
2023 年 12 月

# 第一章

# 绪 论

　　按照世界卫生组织（WHO）的定义，健康是人的生理、心理、社会等多个维度的良好状态。把健康看作"强调社会资源和个人资源以及身体能力"的积极概念，并努力保持个人和群体"身体的、精神的和社会的完好状态"，是当代中国社会应该去努力实现的健康①。这种"大健康"定义推动健康促进策略从疾病治疗走向健康治理。

　　治理理论的主要创始人之一罗西瑙（James N. Rosenau）认为，"与统治（government）不同，治理指的是一种由共同的目标支持的活动，这些管理活动的主体未必是政府，也无须依靠国家的强制力量来实现"。斯托克（Gerry Stoker）在对各国学者的治理理论进行梳理后，概括出了治理的五种主要观点：①治理意味着一系列来自政府但又不限于政府的社会公共机构和行为者，即政府不是唯一的权力中心；②治理意味着在为社会和经济问题寻求解决方案的过程中存在着界限和责任方面的模糊性，即国家与社会之间，公共部门与私人部门之间的界限并不清晰；③治理明确了在涉及集体行为的各个社会公共机构之间存在着权力依赖，即各个组织必须交换资源、谈判共同的目标；④治理意味着参与者最终将形成一个自主的网络，即它与政府在特定的领域中进行合作，分担政府的行政管理责任；⑤治理意味着除政府的权力和政府发号施令、运用权威外，在公共事务的管理中还存在着其他管理方法和技术。治理概念提出的最大意义在于，它打破了社会科学中长期存在的两分法传统思维方式，即市场与计划、公共部门与私人部门、政治国家与公民社会、民

---

　　① 唐钧，李军. 健康社会学视角下的整体健康观和健康管理 [J]. 中国社会科学，2019（8）：130-148，207.

族国家与国际社会的区分，而把有效的管理看作两者的合作过程。

健康治理（Health Governance）概念最早由 Reinhardt 于 2000 年提出。Dodgson 等[①]认为，健康治理是社会为促进其成员健康所采用的行动和方式，是多方面多层级制度的集合。我国学者刘丽杭认为，国际社会卫生改革与发展正经历着一场深刻的理念变革，以共享价值、协商统筹、共同参与、伙伴关系、公共网络、公众导向为特点，以健康为中心的政府与社会协同合作的治理理念正进入国际社会的医改实践。健康治理是对这一改革的描述性术语[②]。王威峰认为，健康治理是国家治理体系的重要组成部分，其内涵既包括对个人的全方位关照，也包括对人群的全方位覆盖和对治理领域的全方位关涉[③]。影响健康的因素过于复杂，因此健康治理需要开放服务领域，建设群防群控模式[④]。国际组织、国家、地方政府、社区、社会组织、家庭、个人以及借助网络形成的患者群体等都是健康治理的主体[⑤]。健康治理的内容涉及宣传健康知识、普及健康生活、优化健康服务、完善健康保障、建设健康环境、发展健康产业等方面[⑥]。在我国传统的健康治理实践中，行政机制始终居于主导地位。通过政策和制度安排[⑦]，强化市场机制，激活社群机制，实现政府—市场—社会三者的互动协同[⑧]，将成为新发展阶段的健康治理范式。健康治理创新的逻辑在于以需求牵引供给，以供给升级需求，通过健康资源的优化配置、健康服务的整合供给，减少健康不平等，提升人民的健康水平。

医务社会工作实践始于 19 世纪，经历了医疗救助、医院社会工作、医务社会工作、健康照顾社会工作四个发展阶段。服务内容已从早期的医院救孤

---

① DODGSON R, LEE K, DRAGER N. Global Health Governance：A Conceptual Review［DB/OL］. https://www.researchgate.net/publication/242472817Global Health Governance A Conceptual Review, 2018-11-02.

② 刘丽杭. 国际社会健康治理的理念与实践［J］. 中国卫生政策研究，2015，8（8）：69-75.

③ 王威峰. 国家治理现代化视阈中人民健康的时代内涵、价值意蕴与实现路径——基于习近平关于人民健康的重要论述［J］. 科学社会主义，2020，（3）：49-54.

④ 王有强，李海明，王文娟. 卫生体系和服务能力现代化的实现路径：基于协同治理视角［J］. 中国行政管理，2017（4）：35-39.

⑤ 李昶达，韩跃红. 参与式健康治理对健康中国建设的启示［J］. 中国医院管理，2019，39（11）：1-4.

⑥ 申曙光，马颖颖. 新时代健康中国战略论纲［J］. 改革，2018（4）：1-7.

⑦ 岳经纶，王春晓. 健康治理创新的几个争论重点［J］. 人民论坛，2018，（33）：62-63.

⑧ 顾昕. "健康中国"战略中基本卫生保健的治理创新［J］. 中国社会科学，2019（12）：122-139，203.

济贫，逐步扩展到疏导患者情绪、扩大患者的社会支持网络、预防保健、社区照顾、政策倡导、参与公共卫生事件治理等越来越广阔的领域。医务社会工作以评估服务对象身、心、社、灵四方面的需要为服务前提，关注影响健康的社会性因素，进而成为健康治理体系的组成部分。社会工作者加入健康治理体系后，需以"四全"的服务理念（即，以满足服务对象生理、心理、社会、经济等多元需求为目标的"全人"服务；以贯穿整个生命周期或疾病周期的"全程"服务；以家庭为依托和服务单元的"全家"服务；以跨专业团队整合为手段的"全队"服务）克服健康服务主体和服务内容的碎片化，发挥健康服务协调人的重要作用。

## 一、研究背景与意义

### （一）研究背景

中国医务社会工作自 2000 年前后个别医院的主动尝试活动开始，逐步启动了重建之旅。2009 年，中共中央、国务院发布《关于深化医药卫生体制改革的意见》，指出要"开展医务社会工作，完善医疗纠纷处理机制，增进医患沟通"，医务社会工作的重建进入政府顶层设计。2017 年，党的十九大报告提出了健康中国的发展战略，指出"要完善国民健康政策，为人民群众提供全方位全周期健康服务"。2018 年，国家卫生健康委员会发布新一轮改善医疗服务行动计划，规定"医疗机构设立医务社工岗位，负责协助开展医患沟通，提供诊疗、生活、法务、援助等患者支持服务"，医务社会工作从顶层设计转向全面行动。在此背景下，医务社会工作迎来了发展的战略机遇期，成为健康服务和健康治理体系的重要组成部分。医务社会工作也成为所有社会工作实务领域中社会需要最强烈、发展速度最快、专业化程度最高、制度建设成就最显著的领域[①]。

从制度建设的角度看，医务社会工作相关政策议程的设置呈现出"先自下而上，再自上而下"的特征，即先由个别医院或社工机构主动尝试，提供相关服务，等待或倒逼政府开启医务社会工作的政策窗口。而地方政府与中

---

① 刘继同. 中国医务社会工作十年发展成就、主要挑战与制度建设路径 [J]. 社会政策研究, 2017 (3)：66-78.

央政府的政策窗口开启时间并不同步，有的地方是地方政策窗口先于中央政策窗口开启，如上海和深圳，这些先行的地方政策为中央政策的出台提供了参考和经验。但大部分地方是地方政策窗口在中央政策出台后才逐步开启，甚至迟迟未见开启。

医务社会工作政策窗口的开启有两个难点。第一是需要多部门联合，窗口才能有效开启。与其他社会工作领域主要由民政部门制定指导性或规范性政策不同，医务社会工作的政策需要民政、卫生、教育等部门联合制定。如上海市规范医务社会工作人才队伍建设的文件《关于推进医务社会工作人才队伍建设的实施意见（试行）》就是由上海市卫生局、民政局、教委、人社局联合下发的，该政策的出台大大推动了上海市医务社会工作的发展。这也对部门间的协同能力提出了较高的要求。第二是出台新政需要因地制宜地进行政策创新，不能仅靠传递中央政策或"抄写其他省份作业"的方式得来。事实上，全国各地医务社会工作的实务模式已经呈现出多样化的特征。例如，北京、深圳、上海三个城市虽均属发达城市，具有发展医务社会工作的经济基础，但由于政治文化背景、市场化程度和公民社会发育程度等方面的不同，分别形成了三种不同的医务社会工作发展模式①。北京的医务社会工作采取了行政力量、专业力量和社会力量有机结合，医院社会工作者、机构社会工作者和志愿者等协作联动的服务模式。深圳的医务社会工作者运用"多方协同，跨专业协作"的模式开展服务，通过整合运用个案工作、小组工作和社区工作的方法，不仅服务于个体的需要，还有针对性地尝试改变群体，甚至是社区的环境②。上海的医务社会工作从一开始就致力于走专业化道路，政府在其中起到了重要的主导作用。因此，各地在出台地方政策的时候需要系统考虑医务社会工作的多种发展性和限制性因素。

由于地区间发展不平衡，我国西部地区发展医务社会工作面临更为严峻的资金缺乏、人才缺乏、认识不足等困境，绝大部分地方政府的政策窗口启动速度缓慢，医务社会工作实务的开展也相对较少。与此同时，社会工作作

---

① 李娟. 我国医务社会工作发展模式比较研究 [J]. 中国卫生事业管理, 2016, 33 (5): 391-393.

② 成海霞. 整合视角下的医务社会工作本土化发展——以深圳市为例 [J]. 中国社会工作, 2018 (30): 25-29.

为一项助人（尤其是帮助弱势群体）的服务，在西部地区的医疗卫生机构和城乡居民中却对其有着很大的需求。那么，在西部地区地方政策窗口尚未开启的情境下，个别医疗机构和社会服务机构是如何克服困难开展医务社会工作服务的呢？已经开展的这些医务社工服务是否很好地回应了民众在就医过程中的社会心理需求以及医院对社会工作的期待呢？地方政府如何打开政策窗口，进行政策创新，才能推动医务社会工作在西部地区广泛开展呢？回答这些问题需要对西部地区已经零星开展的医务社会工作进行实践研究。从有限的医务社会工作服务中识别出有效的实践，生产出适用于西部地区情境的实践证据和知识，进而指导西部地区的医务社会工作实践——这是本研究的初衷。毕竟，研究可以指导实践，研究也需要具有实践思维（practice minded），以更好地探究和发展来自复杂实践的知识①。通过对医疗机构或社会工作机构提供医务社会工作服务实践经验的提炼和遭遇困境的总结，为地方政府因地制宜地开启相关政策窗口提出倡导和建议，是本研究的另一目标。毕竟，实践创新需要政策创新予以驱动、引领和规范。

（二）研究意义

本研究主要以重庆为例，对西部地区当前的医务社会工作服务的供求现状展开研究。

1. 研究的理论意义

走中国特色医务社会工作发展之路，需要构建本土医务社会工作知识和方法。国内现有研究要么聚焦东部地区的医务社会工作实践经验和知识提炼，忽略对西部地区的积极探索；要么试图从宏大的视野设计适合全国医务社会工作的大一统框架，缺乏对西部地区独特约束条件的具体考量。本研究主要"讲述"重庆医务社会工作的发展"故事"，尊重地方实践特有的及地方性的知识，认可重庆在推动医务社会工作专业发展及应用那些更具普遍性的知识时所面临的实际挑战。以此为基础，对西部医务社会工作服务需求和实践模式的具体案例开展研究。理论价值主要在于通过总结和提炼本土实践，可为构建有中国特色的医务社会工作理论增添西部情境下的专业知识，亦可为健康治理理论体系增加构件。

---

① 邓锁. 国际社会工作实践研究会议系列宣言 [J]. 中国社会工作研究, 2017 (2): 209-222.

### 2. 研究的实践意义

本研究的实践意义主要体现在三个层面。①微观层面，总结重庆不同类型医疗机构开展医务社会工作的经验，聚焦如何设计和传递有效的医务社会工作服务，寻求更能满足本土化需求的助人方法，借此产生应用于本土情境的医务社会工作实践知识，为医疗机构和社会工作服务机构提供参考。②中观层面，比较重庆与成都、深圳、上海等地的医务社会工作实践，认可实践的复杂性，探索西部地区医务社会工作的本土化和专业化发展路径。③宏观层面，在实践研究的基础上进行政策倡导，构建支撑西部地区医务社会工作发展的制度支撑体系。

## 二、研究问题与文献综述

本研究以开展了医务社会工作的医疗机构和提供医务社会工作服务的社会机构为主要研究对象，以健康治理为研究视角，通过多案例剖析和比较，描述西部地区医务社会工作开展的整体状况及面临的实际问题。主要研究的问题有三个：①如何精准定位医务社会工作的服务对象？他们具体需要哪些类型的服务？②本土医疗机构如何在地方政策窗口并未完全开启的情境下，主动创造性地开展医务社会工作服务，并不断提高服务的专业化水平？③西部地区医务社会工作的全面开展和专业化发展需要怎样的政策支撑？

任何研究都是建立在前人研究成果的基础之上，并努力在前人研究的空白地带或不足之处贡献新知。本研究也不例外，在开展重庆医务社会工作的本土化、专业化研究之前，需要对国内其他地区、其他学者的已有研究进行系统的回顾。

### (一) 医务社会工作本土化研究文献回顾

学者们在我国医务社会工作重建伊始便提出了本土化的发展道路。在中国知网上搜索到的以医务社会工作为主题的最早文献是 2001 年马洪路[①]发表的《康复机构中的医疗社会工作》。该文除了指出改善残疾人生活质量和提高其社会福利是医务社会工作的一项重要任务，更提出了医疗社会工作本土化应遵循的三个基本原则：①对承担医院社会工作的医政人员进行社会工作的培训，

---

① 马洪路. 康复机构中的医疗社会工作 [J]. 中国康复理论与实践, 2001, 7 (4)：180-181.

因势利导，把其中一些人员和业务整合到医务社会工作的专业领域中来；②立足中国国情和各地发展不平衡等现实情况，在具体的个案工作中强调政策性和法治观念，避免出现偏差；③充分发挥调解在意外伤害赔偿和医疗纠纷中的作用。其核心思想是立足本土实践特征、政策背景和社会需求，推动医务社会工作在中国的开展。刘继同①认为医务社会工作因世界各国的历史背景、政治经济、社会文化环境与医药文化的差异而有所不同，医务社会工作的价值基础、政策目标、服务对象、服务重点、服务方式、资金来源也千差万别。在医患关系日趋紧张，医疗事故频繁发生和医疗纠纷不断增多的处境下，改善医患关系是医务社会工作的战略重点和最佳介入策略②。之后，刘继同等又将健康照顾与福利服务结合起来，提出"医疗救助服务是创建具有中国特色的医务社会工作实务模式与理论的最佳突破口"③。用国际化的方法和技术，解决中国医疗服务领域突出的医疗纠纷、医患关系、医疗救助等方面的问题，形成本土化的医务社会工作的恢复重建策略已跃然眼前。

在医务社会工作实践中，大多数医院在起步阶段是由个别行政人员或医护人员承担一部分医疗以外的服务，服务提供者普遍缺乏社会工作的专业知识和技能，服务内容也较为狭窄。这些服务与国际化的专业社会工作相比，既没有设置专门的部门、固定的专业人员，也没有采用专业的服务方法和理念规范，更没有考核或评估标准。这种医学人文服务是否可以算作医务社会工作呢？有学者认为，它依然属于本土行政性医务社会工作的范畴④。由于制度的"路径依赖"特征，这种现象也是中国医务社会工作恢复重建过程中必须经历的。

社会工作者介入以医患冲突为主要表现形式的医疗系统危机治理，大多采取了多元合作的联动型模式。通过社工活动将医患双方的社会支持系统地联合起来，将所有可用的社会资源加以汇聚，共同弥合医患关系，维系整个

---

① 刘继同. 构建和谐的医患关系：医务社会工作的专业使命 [J]. 中国医院，2005，9（11）：12-16.

② 刘继同. 构建和谐医患关系与医务社会工作的专业使命 [J]. 中国医院管理，2006，26（3）：15-18.

③ 刘继同，严俊，孔灵芝. 中国医疗救助政策框架分析与医务社会工作实务战略重点 [J]. 社会保障研究，2009：139-157.

④ 齐建. 社会生态系统理论视角下中国本土医务社会工作研究 [J]. 山西高等学校社会科学学报，2011（6）：47-49.

医疗系统的良性循环。苏海和史娜娜①认为，多元合作的联动型发展模式为中国医务社会工作的本土化提供了一种道路选择。尤其是在医务社会工作重建的初级阶段，由于在公立医院普及医院社工部并招收大量专业医务社会工作者的做法在短期内难以实现，专业社工与实务社工相结合的服务模式便成了现时段医务社会工作发展的现实选择。志愿者是医务社会工作的辅助参与者，将志愿服务作为医疗卫生行业借助社会力量共同完善医院管理与服务的一项举措，也是过渡时期的重要服务方式②。随着医务社会工作的推进和效果的逐步显现，服务内容逐步从以医患关系为中心提供服务，转向以服务对象为中心针对性地开展系统服务。有学者认为，以项目的形式运营，是既能保证医务社会工作者独立操作，又能顺利将社会工作服务渗透到医院的各个领域，还能让患者、医务人员等群体对医务社会工作者的专业性和权威性有相对全面认知的一种较好的途径③。项目制的缺陷也比较突出，一是项目的期限制约了特定服务的可持续性；二是项目的独立性可能会阻碍社会工作服务有效融入医疗服务，更不用说融入医疗文化了。

一些学者关注到我国医务社会工作本土化发展过程中遭遇的伦理困境。崔娟和王云岭④认为，困境产生的原因主要是中西方医务社会工作的起源与工作目标不同，以及中西方文化价值观念的差异，据此提出"在专业伦理原则中适当嵌入本土价值观"的对策。刘春娇等⑤提出的对策则是对西方医务社会工作伦理守则进行适应性改造，用社会主义核心价值观统领我国医务社会工作伦理建设。"嵌入观"仍以西方普遍认可的社会工作专业伦理为主体，"改造观"则侧重中国核心价值观的统领作用。专业价值是社会工作作为一个独立专业存在的根基，在构建中国医务社会工作理论与实务体系的过程中，进行专业

① 苏海，史娜娜. "一般系统论"视域下本土医务社会工作实践的路径创新——基于 N 区"医路同行"项目的个案研究 [J]. 社会工作与管理，2015，15（5）：27-32.

② 董镜茹，李宗阳，张蕊，等. 公立医院社会工作部门运营模式探索 [J]. 管理观察，2016（5）：175-178.

③ 李静，时孝春. 医务社会工作本土化发展中的角色期待与角色实践困境探析 [J]. 江苏卫生事业管理，2018（6）：702-704.

④ 崔娟，王云岭. 论医务社会工作本土化过程中的伦理困境及对策——以"案主自决"原则与中国本土价值观冲突为例 [J]. 中国医学伦理学，2014，27（5）：670-672.

⑤ 刘春娇，张梨，邓玉霞，等. 医务社会工作伦理本土化研究 [J]. 中国医学伦理学，2015，28（4）：608-610.

价值的本土化改造是必需的，不如此就很难得到政府和社会多方位资源的支持，难以在中国的土壤上成长壮大。专业价值的本土化改造又应是适度的，否则就会形成与国际社工界对话与合作的障碍。

　　由于中国东、中、西部地区发展不平衡，不同等级、不同性质医疗机构服务对象的社会心理需求不尽相同，医务社会工作需要结合具体环境，根据社会需要和可能，在不同地区、不同性质、不同类型、不同规模、不同层次、不同行业的医院中①，设置具有针对性的社工服务活动，才能够发挥最积极的作用。这也意味着中国本土化医务社会工作的具体开展模式必然是多样化的。刘岚、孟群②把我国医务社工的实务模式概括为历史渊源模式、社会工作推进模式、公共关系管理模式、医患纠纷处理模式、康复医学模式五种。历史渊源模式、社会工作推进模式开展的社会服务内容较为全面，与国际基本接轨；公共关系管理模式主要侧重医院公共关系的集中管理，营造和谐的内外工作环境；医患纠纷处理模式的重点在于处理医患纠纷，提高患者满意度；康复医学模式是一种将医务社会工作与残障社会工作结合，为患者提供的专业服务模式。

　　可见，"本土化"有宏观、中观、微观三个不同层面的含义。宏观的本土化即"中国化"，指中国的医务社会工作发展路径、实务模式等均不宜完全照搬西方经验，应立足于参考和借鉴西方社会工作的理念、方法、手段，解决中国医疗服务领域的现实问题，最终实现医务社会工作价值观念、理论体系、方式方法和制度建设的中国化③。中观的本土化即"地方化"，指各地应因地制宜，结合本地资源特征，探索能更好地回应本地居民需求的医务社会工作实务模式和实践方法。微观的本土化即"个性化"，指各服务提供主体在设定服务内容时需要综合考虑医院的需求、本土研究/教育和社会的资源，对服务目标做出梳理和细分，发展出有医院特色的医务社会工作服务④。"本土化"议题实际上是在一种比较的语境中探讨经验和理论两个方面的特殊性，是以一种开

---

　　① 刘继同. 国内外医院社会工作的研究进展与发展趋势［J］. 中国医院，2008，12（5）：1-3.

　　② 刘岚，孟群. 当前我国几种医务社会工作实务模式比较［J］. 医学与社会，2010，23（2）：36-38.

　　③ 刘继同. 中国医务社会工作十年发展成就、主要挑战与制度建设路径［J］. 社会政策研究，2017（3）：66-78.

　　④ 蔡屹，张昱. 定位：医务社会工作的发展策略研究——以上海为例［J］. 华东理工大学学报（社会科学版），2013，28（5）：30-38.

放的心态,既尊重知识构建的一般逻辑,又鼓励多元共生共赢①。

中国医务社会工作自 21 世纪初恢复重建以来,立足于城乡居民健康权益的保障和健康福祉的提升,边实践边反思,边学习边创造,在中西方对话、东中西部对话、不同服务主体对话的语境中,致力于对本土实践进行诠释、概括和创新,探索本土医务社会工作理论的一般逻辑。本土化探索的未来,必然超越本土化本身,转而从特殊性走向一般性,从本土化走向普遍化,从中国化走向世界化。

### (二) 医务社会工作专业化研究文献回顾

专业训练影响专业地位,专业保障影响专业素质,专业研究影响专业发展,专业界限影响专业程度②。伴随着各地医务社会工作实践的陆续展开,社会工作专业化问题成为学者们讨论的重要议题。

张一奇等③较早对"医务社会工作"与"医院医政工作"、"社工"与"义工"等基本概念进行了区分,为医务社会工作的专业属性正本清源。吴任慰④指出,在原有的医疗体制下,医院的各级行政干部实际上成为社会工作的承担者,形成行政性、非专业化的社会工作模式,发展医务社会工作需要整合现有的社会工作资源,并在原有的组织结构基础上进行创新,把由信息办、医保办、导诊员负责的工作整合为由社会工作部负责,再进一步完善其功能,而社会工作部的人员配置则逐步由专业化社会工作者接替。在医务社会工作推行的初期阶段,多数学者认为,应充分利用现有的社会资源进行整合创新,探索出一条医务社会工作渐进式专业化发展道路。除了常见的服务内容和服务方式创新,创新还应包括服务和管理流程创新、组织创新、工作模式创新等多个维度。

卫生部于 2007 年对全国卫生系统社会工作和医务社会工作人才队伍状况进行的调研发现,当时我国的社会工作专业化程度不高:在岗医务社会工作者绝大多数是由医护人员转型而来,毕业于社会工作专业并正式进入医疗机构的人

---

① 颜昌武. 行政学的本土化:基于中美路径的比较分析 [J]. 政治学研究,2019 (1):53-62.

② 陈雪. 美国社会工作的专业性从何而来 [J]. 中国社会工作,2017 (22):56-57.

③ 张一奇,黄庆恒,王志文,等. 在现代化医院中开展医务社会工作的探讨 [J]. 中华医院管理杂志,2003,19 (2):84-86.

④ 吴任慰. 现阶段我国发展医务社会工作的探讨 [J]. 福建医科大学学报 (社会科学版),2003,4 (2):38-40.

才凤毛麟角；医务社会工作专业团体、专业组织、专业杂志、专业交流和专业继续教育等诸多问题尚处于空白状态，导致绝大多数在岗医务社会工作者的工作方法比较简单，难以充分发挥社会工作的应有功能①。专业化程度不足导致服务流于表面，难以对患者的高层次需求和复杂问题进行深入发掘和根本性解决，难以作为医患矛盾的"润滑剂"协调医患冲突，从而加剧患者和医护人员对于医务社会工作的"双重不认同"②。调查组提出了"加大对在岗医务社会工作者的专业培训力度"这一短期的问题解决方案。刘斌志③认为长效的解决方案应通过规范医院社工部的设立和规定医务社会工作者的从业资格来确保社工服务的专业化，并提出了制定"社会工作服务手册"，规范医务社会工作的宗旨与方向及其具体措施；负责推广医务社会工作服务的人员必须具备医学与社会工作的双重知识背景，并取得社会工作硕士学位；医务社会工作的范围、目标及组织必须明确且有条理等十条设立社工部应遵循的基本准则。

要解决中国医务社会工作专业性不强的问题，首先应深入研究问题的成因。关于影响中国医务社会工作专业化原因的探讨，主要集中在两个方面。一是人才供需失衡。专业化医务社会工作教育体系和专业训练是社会工作专业化的基本途径和制度前提，然而现有社会工作教育体系存在结构性问题。中国医务社会工作专业教育属于"后生快发"型，还没有形成适合本土医疗行业实际的医务社会工作理论、方法和技术，学校教授的知识在实际应用的过程中缺乏可操作性④，培养的人才在质量上难以满足医院和患者的需求。再加上国内开设医务社会工作研究方向的高校较少，招收人数有限，培养的人才在数量上也远远不能与目前的医院需要相匹配。社会工作在医务领域的专业化要求最高，不仅要求从业者掌握基础的社会工作知识，还要求其通晓一

---

① 卫生部人事司. 中国医院社会工作制度建设现状与政策开发研究报告（摘要）[J]. 中国医院管理, 2007, 27 (11): 1-3.

② 芦恒, 胡真一. "合法性"之后的"合理性"建设: 不同医疗场域医务社会工作创新思考 [J]. 社会建设, 2017, 4 (3): 55-65.

③ 刘斌志. 我国医院社会工作部门的设置与功能运用 [J]. 中国医院管理, 2007, 27 (9): 12-14.

④ 陈红, 郝徐杰, 关婷, 等. 北京大学人民医院医务社会工作的实践与探索 [J]. 中国医院, 2013, 17 (4): 1-4.

般的医疗常识。复合型专业人员的缺乏是医院开展医务社会工作的主要障碍①。人才难题的破解之策，首先是在高校大力开展医务社会工作教育，将社会工作课程与医学课程相结合，既注重培养学生的专业社会工作能力，也要使学生具备基本的医学素质②；也可由政府制定专项政策，倡导、鼓励高等医学院校定向培养具有医学背景和社会学专业知识的复合型人才，实现人才培养的专门化和岗位设置的固定化、服务职能的规范化③。政策还应关注医务社会工作的继续教育，增强医务社会工作的不可替代性，为医务社会工作在医疗体系内部争取更多的发展空间④。

二是相关制度缺失。包括社会工作专业人员由非专业人员管理，工作不规范、专业发展受限；医务社会工作缺乏相应的岗位和编制，社会工作者职称评定、晋升制度和薪酬福利等保障仍处于空白等⑤。郭永松团队的系列论文研究了医务社会工作的开展条件、功能定位、岗位设置⑥等议题，他们主张从完善用人制度、改革教育培训制度、建立认证评价制度等制度建设层面保证医务社会工作的专业化⑦。基于我国目前对社会工作者的评价体系针对的是普遍的社会工作者，而医务社会工作者需要带有医学性质的资质认定体系这一现状，他们主张结合医学的特点，制定专门的医疗社工认证资质标准⑧。芦鸿雁⑨强调在医务社会工作起步阶段即规划工作内容和岗位职责对专业化发展的重要性，"明确的专业理念、规范化的工作内容和职责是社会工作在医疗机构专业化发展的基础，也是对医务社会工作人员的业务质量进行有效管理的保证"。尹

---

① 孟馥，张一奇，王青志. 从我国港台地区经验谈大陆医务社会工作发展 [J]. 现代医院管理，2014 (4)：38-41.

② 李兵水，童玉林，吴梡. 我国医务社会工作的现状与未来发展的思考 [J]. 福建医科大学学报（社会科学版），2012，13 (1)：1-5.

③ 甄红菊. 我国医务社会工作现状及对策 [J]. 医学与社会，2013 (1)：58-60.

④ 柴双. 中国医务社会工作政策分析与建议——基于医务社会工作政策发展阶段的探讨 [J]. 中国社会工作，2019 (21)：4-6.

⑤ 季庆英. 上海医务社会工作的发展回顾 [J]. 中国卫生资源，2015，18 (6)：434-437.

⑥ 戴羽，郭永松，张良吉，等. 医务社会工作机构与岗位设置研究 [J]. 中国医院管理，2009，29 (2)：20-21.

⑦ 李平，郭永松，吴水珍，等. 开展医务社会工作的相关政策与制度研究 [J]. 中国医院管理，2009 (2)：16-17.

⑧ 郭永松，吴水珍，张良吉，等. 开展医务社会工作的相关条件研究 [J]. 中国医院管理，2009 (2)：18-19.

⑨ 芦鸿雁. 日本医务社会工作的特征及其对我国的启示 [J]. 医学与社会，2009 (8)：54-55.

放、黄莉以美国医务社会工作早期的专业化经验为例，阐明了专业的部门设置、岗位设置，专门的人员聘请、考核评估，专业的医务社会工作教育、医务社会工作者协会、医务社会工作理论和方法研究、专业的期刊等的重要作用①。在政府尚未出台正式制度对医务社会工作进行规范之前，发挥行业协会的作用，强化行业管理，可在一定程度上弥补制度真空。"发挥行业组织的资金支持、区域交流、书籍及器材配套、人才培养、公共宣传优势……开展医务社会工作的行业管理和服务。适时召开医务社会工作研讨会、座谈会，推动各医疗机构、医务社工间互相学习借鉴，探索解决问题的本土方法。"② 这些提高我国医务社会工作专业化水平的建议体现了"提高医务社会工作者的专业能力、规范制度建设是保障医务社会工作专业化的前提条件"这一行动逻辑。

在经历了初期的实践探索之后，一部分学者开始结合社会工作者服务的具体场域，考虑医务社会工作的专业细分问题。如环境保护、计划生育、禁毒戒毒、抗震救灾领域以及突发公共卫生事件中实务模式的特色；"三甲"与社区卫生服务中心等不同等级的医院，综合与专科类型医院社会服务模式的特征与规律；主要生理疾病、精神心理疾病和不同类型患者群体专业化社会福利服务模式的特征与规律等。提出要积极探索主要疾病和主要患者群体的服务模式，而非大而全、普遍适用的服务模式③。上海已开始开拓临床专科社会工作，如临终关怀服务、疼痛管理服务、先天性心脏病儿童病房服务和透析患者透析陪伴服务、器官捐献中的医务社会工作服务等④，对慢性疾病、肿瘤及先天性疾病等设置临床专科社会工作岗位。

另一部分学者基于社会工作在医疗体系这一活动场域中专业作用的发挥，思考医务社会工作的专业边界问题。分界是一个独立专业区分自身与建立身份的重要方法。社会工作要建立自己的专业地位，就需要确立与其他专业的边界。但在医务社会工作专业化的初期阶段，若过分强调"分"，可能会难以与现有医疗体系融合，使原本弱势的专业面临被孤立的风险；若过分强调

---

① 尹放，黄莉. 美国医院的医务社会工作及其启示 [J]. 医学与哲学（A），2014（2）：55-58.

② 黄真平. 北京医务社会工作发展调研报告 [C] //中国社会工作协会. 中国社会工作协会理论研究会 2014 年度材料汇编. 山东，2014：55-80.

③ 刘继同，孔灵芝，严俊. 中国特色医务社会工作实务模式建构的战略重点与发展策略 [J]. 医学与社会，2010，23（6）：8-10.

④ 马凤芝. 社会治理创新与中国医务社会工作的发展 [J]. 中国社会工作，2017（9）：6-12.

"合"，又会导致界限模糊，弱化自身的专业属性。因此，社会工作要想适应和融入医疗保健体系，就需要考虑与其他专业界限之"分"及与其他专业共生之"合"两者间的内在矛盾，把握中国社会工作专业化进程之中"分"与"合"的变奏①。

科学、客观地评价医务社会工作的专业化水平，需要构建评价的模型和指标体系，据此我们可以对机构或行业的专业化水平进行评判排序，找出主要的薄弱环节。李昀鋆②构建的专业化评价模型，从科学性（包含医务社会工作者的工作方式和技巧、服务方法、专业水平、培训和教育体系等）、利他性（主要包含医务社会工作伦理的存在以及其可强制执行的程度）、权威性（医务社会工作的社会认可度、医务社会工作职业法规体系的完善与实施）以及实践性（医务社会工作有确定的服务对象、工作内容，性质具有相对稳定性，和医疗机构中的工作团队之间的工作内容区分明确，界限清晰）四个维度展开评价。芦恒和胡真一③从人才要素、专职要素、方法要素三个方面对医务社会工作的专业化程度进行考察。其中，"人才要素"和"方法要素"强调医务社会工作的实施主体是专业社会工作知识以及医学护理相关知识同时兼备的专业性医务社会工作人员；"专职要素"强调医院专设的医务社会工作部不能混同于医院的工会或者办公行政部门，而是立足于医务社会工作设立一些获得社会工作师或心理咨询师等证书，专职于医务社会工作实务和政府购买服务项目管理的专业管理岗位。按照格林伍德的专业特征说，评价专业化程度应从"系统的理论""专业权威""社会认可""伦理行为守则"和"专业文化"五个基本特征要素④着手。那么，目前我国大部分地区的医务社会工作实践只能算作"半专业化"。

---

① 何雪松，侯慧. 社会工作专业化进程之中的"分"与"合"——以上海医务社会工作为案例的研究 [J]. 河北学刊，2018，38（4）：163-168.

② 李昀鋆. 医疗体制改革背景下医务社会工作专业化发展路径探索 [J]. 社会福利（理论版），2015（3）：25-31.

③ 芦恒，胡真一. "合法性"之后的"合理性"建设：不同医疗场域医务社会工作创新思考 [J]. 社会建设，2017，4（3）：55-65.

④ 姜华. 建立健全中国本土医务社会工作机制——基于社会生态系统理论视角 [J]. 人民论坛，2014（19）：149-151.

按照福尔墨和米尔斯的专业化动态过程论①，我国医务社会工作从"非专业化"走向"半专业化"，再向"专业化"阶段迈进，是一个必经的不断成熟的过程。按照拉尔森的专业权力论②，社会之所以赋予专业以权力和声望，是因为专业具有与社会制度的主要需求和价值观相联系的特定知识体系，并且专业致力于服务公众，满足社会的需求。我国医务社会工作专业化势必也是一个通过不断完善的制度建设、广泛认同的专业标准和切实可见的服务成效，来获取专业合法性和专业权力的过程。医务社会工作追求专业化的基础路径主要有两条。一条是实证主义路径，即在实证研究的基础上获取"科学"知识，在科技理性的指导下为服务对象提供有效乃至高效的服务。该路径赋予研究者的专业知识和理论一种特权，并将社会工作者置于优越于服务对象的地位。于是便有可能使知识成为脱离实际的形而上的思辨游戏的产物，没有弹性和人文关怀。另一条是服务使用者参与路径，该路径致力于在追求专业化的过程中努力建构一种与服务对象合作、平等的关系，强调服务使用者是自己生活和经验的专家，从而将问题处境化。其要义是社会工作者让服务对象参与社会服务提供的工程，而不是远离服务对象。这两条路径一直并存着。

（三）医务社会工作标准化研究文献回顾

由于我国医务社会工作一直缺乏必要的行业标准，再加上理解的差异、文化习惯的差异等，导致专业发展难以实现规范化。其表现便是医务社会工作实务的工作过程、服务方式和评估方法等在地区间、单位间大相径庭，服务质量也参差不齐，这在一定程度上制约了行业的整体发展。因为缺乏可供参考的纲领性指导工具，使得医务社会工作实务过程的专业性较为欠缺，包括专业目的的缺失，专业过程的缺失，专业方法的缺失，以及专业理念的缺失等。制定出台符合实际情况的医务社会工作行业标准，将大大改善这种情

---

① VOLLMER H M, MILLS D L. Professionalization [M]. Englewood Cliffs, N J: Prentice Hall, 1966: 8.

② LARSON T J. The Rise of Professionalism: A Sociological Analysis [M]. Berkeley: University of California Press, 1977: 5.

况。张一奇等①提出了建立医务社会工作行业标准的阶段性建议：①实证为本，做好前期调研与实务工作经验提炼；②循序渐进，广泛听取各方不同的意见与建议；③兼容并蓄，充分考虑我国各地域的现实条件基础。强调在行业发展的界定与预期上，合理考量各地发展的不均衡性和医疗行业内各部门间的差异，循序渐进地实现我国医务社会工作实务层面科学、规范化发展的格局。

上海市在推进医务社会工作的过程中，始终注重管理制度、工作机制的规范化，工作方法、内容的专业化，人才队伍建设的长效化，专业化水平目前走在全国前列。他们已经开始总结实践经验，编写系列专业服务手册，力图通过规范医务社会工作的角色和服务标准来进一步提高专业化水平。2013年，上海市精神卫生中心、上海交通大学医学院附属上海儿童医学中心、东方医院成为首批全国社会工作服务标准化建设示范单位②。

但最早出台地方性医务社会工作服务标准的是广东省佛山市南海区。2011年南海区卫生计生局与关爱桂城建设督导委员会合作，从外部引入社会工作者，在南海区人民医院试点开展了医务社会工作。2015年在地方政府的推动下，出台了我国第一个医务社会工作地方标准——《佛山市南海区医务社会工作服务标准》。主要内容包括：4个服务管理标准（服务运作模式、服务场地建设、服务人员管理、服务管理制度）；5个服务开展标准（服务宣传、服务规划、服务方法、服务记录、服务合作）；2个服务评估标准（服务质量、服务工作量）③。意欲建设规范的医务社会工作支持体系，统一区域内医务社会工作服务标准④。该标准中的部分内容，如服务场地建设的最低标准是医院在服务大楼设置医务社会工作站，内设15平方米的独立办公室、10平方米的个案工作室、30平方米的小组工作室和40平方米的多功能活动室等，可能令一些医疗机构望而却步。但时至今日，其中的某些标准又已跟不上发展的实际，需要升级。

---

① 张一奇，马凤芝，范斌. 建立我国医务社会工作行业标准的现实基础和行业需求 [J]. 中国社会工作，2019（36）：9-13.

② 季庆英. 上海医务社会工作的发展回顾 [J]. 中国卫生资源，2015，18（6）：434-437.

③ 内容来源于"2019年中国社会工作教育协会医务社会工作专业委员会高峰论坛：健康中国格局下的标准化与可持续发展"上关东生的报告"广东省佛山市南海区医务社会工作标准化建设经验介绍"。

④ 张一奇，陈朵多，赵桂绒. 我国本土医务社会工作实务模式比较分析 [J]. 中国社会工作，2018（34）：13-19.

广东省深圳市的医务社会工作是以岗位服务为基础、以项目化为特色的。2014 年就有社会工作服务机构将自身的实务经验进行提炼和转化，梳理医务社会工作服务和作业流程标准。2015 年深圳市社会工作者协会组织编撰服务指标体系，并于 2016 年发布了团体标准——《医务社会工作服务指标体系（征求意见稿）》。2019 年《医务社会工作服务指南》作为深圳市团体标准正式立项，在广泛调研和征求意见（尤其是医疗机构的意见）后，形成了标准送审稿。总体内容包括：术语和定义；服务原则；服务内容；服务方法；服务过程；服务管理；服务保障等 8 个部分。林良[①]认为，团体标准的制定和执行需解决政策的不确定因素、医疗主体的参与度、医院环境的差异性、服务方法和过程规范等 4 个问题。由社会工作机构和协会制定团体标准，在广东这样以第三方向社工机构购买服务为医务社会工作开展之主要模式的地区来说，有其合理性。但在那些以医院成立社工部直接提供服务为医务社会工作开展之主要模式的地区则可能不易得到医疗机构的认可。若如此，标准就无法与考核评估相关联，造成有标而无效。

上海市的地方标准《医务社会工作基本服务规范》（DB31/T 1205—2020）于 2020 年 3 月 1 日起正式实施。与广东标准主要由社会工作者协会和社会工作机构牵头编制不同，上海标准是由上海市卫生与计划生育委员会提出、上海市医学会医务社会工作学专科分会牵头编制，并经上海市市场监督管理局批准发布的。该标准明确了保护患者隐私、患者利益优先、无伤害、跨专业合作、改善生活质量、公平平等参与的六大基本原则；规定了从事医务社会工作的人员在伦理、资质、继续教育和督导方面的要求；并对部门设置、人员配比、服务场地、信息化建设、经费保障等做出了相应要求；从面向患者及家庭、面向医疗卫生机构，以及面向社区三方面梳理和规范了服务内容；明确需求评估—计划—干预—评估的服务流程；将个案工作、小组工作、社区工作及个案管理作为医务社会工作的主要服务方法；并提出对服务质量进行评价和改进的要求。该标准的内容比广东的两个标准的内容更为全面，也更多地考虑了社会工作服务与医疗保健服务的协同。

---

① 内容来源于"2019 年中国社会工作教育协会医务社会工作专业委员会高峰论坛：健康中国格局下的标准化与可持续发展"上林良的报告"深圳市医务社会工作标准化建设情况"。

刘继同等[1]认为中国医务社会工作专业化发展的目标之一是"建立广义卫生保健领域中各式各样专业社会服务的国家标准，建立各类疾病和患者群体的社会服务流程与岗位职责"，借由专业标准的建立提升医务社会工作的服务品质和社会影响力。刘继同在 2017 年提出了建立国家标准的建议，"充分利用全国社会工作标准化委员会的工作机制和组织平台，尽快在国家卫计委内建立全国医务与精神健康社会工作标准化委员会，在全国范围内（含港澳台）选派健康与精神健康两大领域中的社会工作专家，组成专业性和权威性标准化委员会，以各级、各类医疗卫生机构、不同病种、不同人群的社会工作实务为基础，建立中国现代社工实务标准框架和标准体系[2]"。由此推论，医务社会工作的国家标准应包括一个总体性的实务框架和若干专精化的标准体系，标准需要由医务社会工作领域内的专家共同建立。马凤芝[3]进一步强调，健康社会工作标准的制定需要医疗与健康社会工作两种专业知识的融合，标准制定的过程也需要两种专业人员共同工作。

建立国家标准需思考几个关键问题。一是标准是着眼当下还是着眼未来？着眼当下的观点主张标准要反映医务社会工作领域已有的实践和当下的需求。若标准过高，则很难在县、市级医疗机构落地，形同虚设。着眼未来的观点认为标准应具有前瞻性，为未来提供特定情景中服务的技巧、知识、价值和方法。若标准过低，则会拉低行业的整体水平，且在不久后就需要重新拟定，造成资源的浪费。二是如何处理国家标准与地方标准之间的关系？国家标准既要规范全国的医务社会工作服务，又要考虑各地医务社会工作发展的不平衡和差异性。地方标准则主要在本土资源和实践的基础上对本地医务社会工作实务起引领作用。当国家标准和地方标准不一致时如何解决？三是"无标则乱，有标则困"怎么解？无标准就会形成八仙过海各显神通的混乱发展局面，延长医务社会工作的非专业化发展阶段。有标准又可能制约行业的创新

① 刘继同，孔灵芝，严俊. 中国特色医务社会工作实务模式建构的战略重点与发展策略 [J]. 医学与社会，2010, 23 (6)：8-10.

② 刘继同. 中国医务社会工作十年发展成就、主要挑战与制度建设路径 [J]. 社会政策研究, 2017 (3)：66-78.

③ 内容来源于"2019 年中国社会工作教育协会医务社会工作专业委员会高峰论坛：健康中国格局下的标准化与可持续发展"中马凤芝的报告"中国本土医务社会工作标准化建设之背景及策略"。

发展，束缚社会工作服务应有的灵活性和艺术性。四是国家标准应是框架性的还是具体的？张洪英①认为"国家标准应是一个总体性、框架性、规范性和指引性的标准。医务社会工作的标准系统应是框架式普通标准和精准式领域标准的结合，也是国家和地方标准的结合"。

当前的医务社会工作标准主要分为团体标准、地方标准、国家标准三种类型。笔者认为，当前我国医务社会工作的发展尚处于初级阶段，不宜制定强制性标准。团体标准宜为指导性标准，由服务主体自主制定，主要起规范自身服务，树立行业服务标杆的作用；地方标准宜为推荐性标准，由地方政府部门主导制定，主要起为相关单位提供参考模板，推动本土医务社会工作服务普及和发展的作用；国家标准宜为框架性标准，一方面为必要时制定领域性标准保留开放性，另一方面为地方标准预留足够的空间。三类标准可同时发挥作用。实践参照时若发现冲突，可本着先就高、再就新的原则裁量。即，国家标准的效力高于地方标准，地方标准的效力高于团体标准；发布时间晚的标准比发布时间早的标准更具参考价值。医务社会工作标准还可分为不同层级，如医务社会工作服务标准1.0（基础版），医务社会工作服务标准2.0（升级版），医务社会工作服务标准3.0（高级版），允许各地根据本地实际情况，选择不同版本的标准。部分基础好的地方先升级，先行者带动其他地方依次升级，借此体现医务社会工作发展的阶段性和动态性。但无论何种类型、何种层级的标准，都应由社会工作机构、医疗机构、社会工作教育机构共同参与制定，保证人才培养单位、用人单位、服务使用单位在推动医务社会工作上的一致性和协同性。

综上，"本土化"是在具体情境中因地制宜地开展医务社会工作的题中应有之义；"专业化"是社会工作者能够持续为医疗场域中的服务对象提供助人服务的必然要求；"标准化"是提高医务社会工作专业化程度的重要一步。"本土化"是服务开展的基础，"专业化"是服务分界的前提和服务品质的保障，"标准化"是服务评估的依据。通过专业化来实现医务社会工作的不可替代性和有效性，"专业化"包含着"本土化"和"标准化"，"标准化"

---

① 内容来源于"2019年中国社会工作教育协会医务社会工作专业委员会高峰论坛：健康中国格局下的标准化与可持续发展"中张洪英的报告"中国社会工作督导发展的现状和医务社会工作督导体系的建构"。

体现着"专业化"和"本土化"。服务弱势群体、实现社会公平正义、促进人类健康福祉，是医务社会工作专业化的实质。本研究希望通过对以重庆为代表的西部地区已经开展的各种本土化医务社会工作实务模式的探索，提炼西部情境的医务社会工作实践逻辑；通过对影响重庆医务社会工作专业化水平的各种内外部因素的分析，探寻西部地区医务社会工作专业化发展的独特路径，为构建发展中国本土的医务社会工作理论、知识和实务技术增添西部智慧。

### 三、研究思路、方法与内容

#### （一）研究思路

本研究基于以需求牵引供给的健康治理逻辑，主要以重庆为例，对西部地区的医务社会工作展开实践研究。本着合作、参与、反思的研究原则，关注实践的情境性、关系性和动态性特征，通过对地方性实践知识的生产贡献于医务社会工作专业的发展。基本思路是：首先概述我国医务社会工作的发展概况，主要探讨上海、深圳、成都、重庆四地医务社会工作的发展历程、背景特征和服务模式；其次结合重庆的若干案例，展开对医务社会工作的需求侧和供给侧分析；再次基于供求匹配的思路构建制定医务社会工作服务清单的模型；最后提炼指导西部地区医务社会工作本土化、专业化发展的实践知识，提出适时开启地方政策窗口的倡导和建议。

研究框架如图1-1所示。

#### （二）研究方法

任何社会科学理论，都秉持从现实逐步抽象出概念、命题、理论，并通过经验性证据加以检验的基本逻辑。实践研究亦是如此，其知识发展来源于实践、行动和经验，但较之传统研

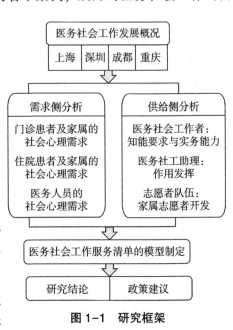

图1-1　研究框架

究更加注重实务工作者和研究人员的平等合作与观点交流，尊重特有的及地方性的知识。实践研究并非一个特定的研究方法，而是一种以研究者与实践者之间的对话与合作为基础的研究过程，这一过程涉及在伙伴关系之中的实践发展以及对于不同专业知识有效性的验证。实践研究不仅仅包括研究事物的演变或者实践如何进行的问题，也包括如何改善服务、在什么条件下进行改善，以及变迁如何对行动者及其网络构成产生影响，如何把实践研究的成果转化成与服务使用者更相关的政策和做法等问题①。

本研究包括了非参与型、有限参与型、深度参与型三种类型的实践研究。对深圳市儿童医院、成都翱翔社会工作中心、重庆市石柱县人民医院主要通过访谈进行非参与型研究；对重庆市第十一人民医院主要通过实地调研、提出发展建议等方法进行有限参与型研究；对重庆医科大学附属儿童医院则因研究者从培训该院社工部的医务社工助理开始，到医患需求调研、服务项目设计、社会工作实习生督导等环节均参与其中，采取的是深度参与型研究。

具体采用三种研究方法。

（1）文献研究法。对全国医务社会工作发展概况、医务社会工作供给状况主要采取该研究方法。文献来源包括学术论文、媒体资料、政府和机构的相关文件等。

（2）问卷调查法。对重庆医科大学附属儿童医院医患两方对医务社会工作的需求主要采取该研究方法。问卷分为门诊患者（家属）调查问卷、住院患者（家属）调查问卷、医务人员调查问卷三份，分别用以了解三种服务对象在院期间的社会心理需求。

（3）案例分析法。虽然案例研究难免遭遇样本的代表性、结论的普适性等质疑，但实践研究需要的恰恰是通过对同一案例在多个不同时间点上的行动策略的变化作纵深描述，来揭示地方医务社会工作开展的行动策略是如何随着环境和条件而变化的。本研究力图分析多个不同类型的案例，在一定程度上减少研究样本代表性不足的问题。如本书选取的三个重庆案例中，一个是三级甲等综合性儿童医院，一个是三级精神病专科医院，一个是二级甲等县级医院，分别代表了不同的医疗机构开展医务社会工作的路径。

---

① 邓锁. 国际社会工作实践研究会议系列宣言 [J]. 中国社会工作研究，2017（2）：209-222.

## （三）研究内容

本研究整合公共管理学、社会政策、社会工作、临床医学等学科的理论和方法，主要研究五个方面的内容。

（1）国内医务社会工作发展概况。重点描述上海、深圳、成都、重庆四地的实务模式。

（2）医务社工服务的需求侧分析。以重庆医科大学附属儿童医院为例，分别对门诊患者、住院患者、医务人员的社会心理需求展开调研。以需求为导向，确定本土化的医务社会工作服务内容寻找实证依据。

（3）医务社工服务的供给侧分析。以重庆医科大学附属儿童医院、复旦大学附属儿科医院等为例，分别对专业医务社会工作者、医务社工助理、志愿者队伍三支主要的服务供给力量进行分析。对医务社会工作者，着重研究其知识和实务能力要求；对医务社工助理，着重研究如何发挥其推动医院社会工作的作用；对志愿者队伍，着重研究开发家属志愿者的必要性和可行性。

（4）医务社会工作的服务内容。基于供求匹配的视角构建医务社会工作服务清单制定模型；以重庆医科大学附属儿童医院为例，应用该模型为该院拟定服务清单，演示模型的应用方法和操作流程。

（5）结论与建议。提炼案例研究得出的医务社会工作实践知识。提出推动地方政策窗口开启，促进西部地区医务社会工作本土化、专业化发展的建议。

公共健康是全球治理的重要议题。当前，一种以共享价值、协商统筹、共同参与、伙伴关系、公共网络、公众导向为特点，以健康为中心的政府与社会协同合作的治理理念正在进入各国医疗体制改革实践①。健康治理也是民生保障的核心议题，我国健康治理理念正由以"疾病"为中心优化为以"健康"为中心，治理主体正由政府卫生行政部门主导转型为全政府、全社会、全产业共同治理，治理手段正由散点化的医药卫生各领域板块化治理发展为社会、经济、生态、卫生等诸多领域协同开展系统性治理②。

## 一、健康治理的逻辑起点：健康与健康权的维护

### （一）健康与健康的决定因素

世界卫生组织（WHO）1948 年在《世界保健大宪章》中将健康定义为"健康不仅是没有病和不虚弱，而且是身体、心理、社会功能三方面的完满状态"。一般认为，健康包括身体健康、心理健康、社会适应良好三个维度。一个人的健康状况直接影响其收入能力和生活质量，是维持其自由和幸福的基本前提③。

哪些因素会影响人的健康呢？大量研究表明，影响健康的因素有很多，医疗卫生服务因素占8%以下，生物学基础约占15%，环境因素（包括自然环境和社会环境）约占10%，行为和生活方式因素约占60%。健康生态学模型（见图2-1）是描述健康影响因素的经典模型。该模型把健康的影响因素归纳

---

① 刘丽杭. 国际社会健康治理的理念与实践 [J]. 中国卫生政策研究, 2015, 8 (8)：69-75.

② 董文勇. 国民健康治理顶层设计及健康基本法的战略定位——层次、视角和本位的立法选择 [J]. 河北法学, 2018, 36 (11)：2-16.

③ 熊惠平. "穷人经济学"的健康权透视：权利的贫困及其治理 [J]. 社会科学研究, 2007 (6)：36-39.

为五个层面，从里到外依次是：个体生物学特征、个体行为特征、人际关系网络、生活和工作条件以及宏观政策。宏观政策、生活和工作条件以及人际关系网络因素又影响着个体的行为特征和生物学特征①。从该模型可以看出，在众多影响健康的因素当中，大部分因素属于社会因素。自然地，健康治理的重点也应是对社会因素的治理。

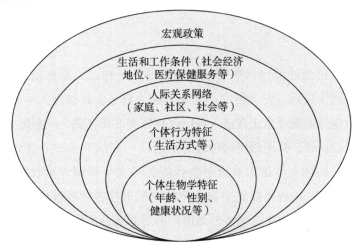

图 2-1　健康生态学模型

1999 年，WHO 欧洲区办公室发布报告《健康的社会决定因素——确凿的事实》，概括了影响健康的十大社会因素，包括社会阶层、焦虑、童年家庭环境、社会排斥、工作、失业、社会支持、不良嗜好、饮食和交通等。2005 年，WHO 成立"健康的社会决定因素委员会"（以下简称"委员会"）对该主题展开专题研究。2008 年，委员会发布报告《用一代人时间弥合差距：针对健康的社会决定因素采取行动以实现健康公平》，明确指出出生、成长、生活、工作的环境是影响健康的关键因素；在全球和国家范围内权力、收入、产品和服务分配不均，以及随之造成的日常生活中明显不公正的现象，是造成健康不平等的根本原因。

综合来看，WHO 提出的健康的社会决定因素框架囊括了政治制度、经济社会政策、文化因素、社会地位、物质环境、行为、社会支持网络、卫生保

---

① 姚芳虹，邹昀瑾，张锐，等. 健康生态学理论情境下老年群体健康治理的逻辑研究——来自 CFPS 数据的经验证据 [J]. 中国卫生事业管理，2021，38（11）：820-825，834.

健系统等复杂的内容①。健康决定因素的复杂性也决定了健康治理是一个复杂的系统性工程。需要将相关行动主体全部纳入治理体系，更需要将治理体系内的多个行动主体有机地组织成具有高度协同性、多样性、统一性的互动系统，进而实现健康治理的整体推进②。

（二）健康权的界定

在传统社会，健康问题被视为纯粹的个人私事，医疗服务关系属于医患之间的民事契约关系，与他人无涉。除非发生大规模的瘟疫，国家并不对个人健康负责③。但近代以来，伴随着公民权的内涵从司法民权扩展到社会权，国家逐渐在法律或政策上确认国民享有健康权益。

健康权是与健康相关的一组权利。1948年联合国大会通过的《世界人权宣言》把健康权确定为社会经济文化权利的一部分，并对其做出了界定，"人人有权享受为维持他本人和家属的健康和福利所需的生活水准，包括食物、衣着、住房、医疗和必要的社会服务；在遭到失业、疾病、残废、守寡、衰老或在其他不能控制的情况下丧失谋生能力时，有权享受保障"。WHO把健康权解释为"享有有效和完整的卫生体系的权利，包括卫生保健和健康的基本决定因素"④。当前国际社会主要将健康权的范围界定在"让所有人获得卫生保健"和"使所有人享有决定健康的基本前提条件"这两个方面。其核心内容包括：母婴保健、对主要流行性疾病的免疫接种或防控、对普通伤病的合理用药或适当治疗与慰藉、关于普遍健康问题及其防控方法的教育、食物供应和适当营养的促进、安全用水和基本卫生设备的足够供应等⑤。

显然，健康权的维护并不只是医疗卫生机构及其管理部门的事情，这从全球健康治理战略也可见一斑。以权利为本位的全球健康治理战略分为三个

① 郭岩，谢铮．用一代人时间弥合差距——健康社会决定因素理论及其国际经验［J］．北京大学学报（医学版），2009，41（2）：125-128.

② 李玲，傅虹桥，胡钰曦．从国家治理视角看实施健康中国战略［J］．中国卫生经济，2018，37（1）：5-8.

③ 董文勇．公医诊疗合作与我国复合转诊法制构建——健康治理现代化的训诫［J］．河北法学，2020，38（10）：115-137.

④ WORLD HEALTH ORGANIZATION. The Right to Health［EB/OL］．（2022-09-30）［2023-08-20］．https://www.who.int/tools/your-life-your-health/know-your-rights/the-right-to-health.

⑤ 唐贤兴，马婷．健康权保障：从全球公共卫生治理到全球健康治理［J］．复旦国际关系评论，2019（1）：123-142.

行动步骤。①"初级卫生保健"战略。1978 年 WHO 在《阿拉木图宣言》中提出"2000 年人人享有卫生保健"。初级卫生保健涉及国家和社区发展中所有相关的部门和方面，尤其是农业、畜牧业、食品、工业、教育、住房、公共工程、通信等领域。该战略要求政府发挥主导作用，引导跨部门协调机制与多元健康治理模式的发展。政府不仅要提供健康服务，还应致力于治理影响健康的社会、经济与政治因素①。②"健康促进"战略。1986 年的《渥太华宣言》系统地提出了"健康的公共政策""建立支持健康的环境""强化社区参与""发展个人健康技能"以及"改革卫生服务模式"五大健康促进行动纲领②，分别涉及国家、医疗卫生服务系统、社区、个人等不同层面的行动。③"将健康融入所有政策"战略。1999 年芬兰系统总结了本国健康治理的经验，提出将健康融入所有政策（Health in All Policies，以下简称 HiAP），即政府各部门在制定相关政策与战略计划或面临多个决策方案的选择时，都要系统考虑政策及其相关措施对居民健康状况可能产生的影响。WHO 在 2010 年正式提出将健康融入所有政策的决议。2013 年的《赫尔辛基宣言》进一步提出将健康融入所有政策的国家行动框架，号召各国政府和决策者从人类社会可持续发展的宏观视角出发，立足于实际，综合考虑公共政策对健康造成的影响③。将健康融入所有政策强调除卫生部门之外的部门通过结构、机制与行动，强化部门政策与健康的联系。

## 二、健康治理的内涵

健康治理这一概念自 2000 年正式提出以来，其内涵一直处于不断的演变之中。

### （一）概念的提出

国外最早提出这一概念的是莱因哈特。2000 年，他在世界健康报告《改善健康系统的表现》中提出健康治理（health stewardship）一词，认为健康治

---

① KICKBUSCH I, GLEICHE R D. Governance for Health in the 21st Century [M]. Genava: World Health Organization, 2012.

② WORLD HEALTH ORGANIZATION. Ottawa Charter for Health Promotion [R]. Copenhagen, 1986.

③ 唐贤兴，马婷. 健康权保障：从全球公共卫生治理到全球健康治理 [J]. 复旦国际关系评论，2019（1）：123-142.

理涵盖所有与健康相关的行动与因素，包括远景与方向的确定、健康政策的形成、规则的制定、健康信息的收集和利用等①。2007 年，Banoo 等②在研究报告《人人参与——强化健康体系改善健康产业：世界卫生组织的行动框架》③ 中，将健康治理的表述由 "health stewardship" 改为 "health governance"，以对接国际组织的 "治理（governance）" 概念，并将健康治理定义为 "将监管的实施、联合体的构筑、适宜规则的制定与绩效机制的设计相统一的战略政策框架"。Chanturidze 与 Obermann④ 认为，健康治理是具备文化适宜性的一系列规则、方法与制度，通过这些规则、方法与制度使得决策与权威得以透明、尽责，并使健康治理的任务与目标得以完成与实现。Dodgson 等⑤认为，"健康治理是一个社会为促进和保护成员健康所采用的行动和方式，它既可以是正式的规章制度、也可以是非正式的，治理层次可分为地方性的、中央的、区域性的和全球性的，是多方面多层级制度的集合"。这四个定义都强调健康治理在制度层面的内涵。Balabanova 等⑥则关注健康治理在价值层面的内涵，认为健康治理是在一定的政治框架内确保健康系统运行的公平、透明等价值准则的集合。Travis 等⑦更关注社会系统对国民健康的责任，将健康治理定义为 "对于国民幸福的小心而又负责的管理"，提出治理原则应渗透到包括卫生在内的所有社会系统中。

---

① REINHARDT U E, CHENG T M. The World Health Report 2000-Health Systems: Improving Performance [J]. Bulletin of the World Health Organization, 2000, 78 (8).

② BANOO S, BELL D, BOSSUTY P, et al. Everybody's business: Strengthening Health Systems to Improve Health Outcomes [J]. WHO's Framework for Action, 2007.

③ LARSON T J. The Rise of Professionalism: A Sociological Analysis [M]. Berkeley: University of California Press, 1977: 5.

④ CHANTURIDZE T, OBERMANN K. Governance in Health-The Need for Exchange and Evidence: Comment on Governance, Government, and the Search for New Provider Models [J]. International Journal of Health Policy & Management, 2016, 5 (8): 507.

⑤ DODGSON R, LEE K, DRAGER N. Global Health Governance: A Conceptual Review [EB/OL]. (2002-01-12) [2018-11-02]. https://www. Researchgate. net/publication/242472817_Global_Health_governance_A_conceptual+review.

⑥ BALABANOVA D, MILLS A, CONTEH L, et al. Good Health at Low Cost 25 years on: Lessons for the Future of Health Systems Strengthening [J]. The Lancet, 2013, 381 (9883): 2118-2133.

⑦ TRAVIS P, EGGER D, DAVIES P, et al. Towards Better Stewardship: Concepts and Critical Issues [M]. Geneva: World Health Organization, 2002.

我国学者杨团①在 2008 年提出"农村健康治理"这一术语，用来描述农村各级政府、各类社会组织和农村居民为了最大限度地增加共同的健康利益而进行的协商与合作。认为全民健康社会主要由覆盖全民的基本医疗卫生体系、可持续发展的全民健康经济和广泛普及的全民健康文化三大体系所构成。中国的国情决定了建设全民健康社会的关键在于做好农村社会的健康治理，且农村需要探索不同于城市的另一种全民健康社会实现方式。需要构建以初级卫生保健为重点，以社区卫生服务为基本方式，以乡镇卫生院为主要执行机构，以县乡政府为政治保证的农村基层健康治理结构。她的研究聚焦于人的生理层面的健康。而刘莉②认为乡村健康治理是指通过理顺人、事、物之间的关系，调动一切可以调动的力量，系统干预影响乡村居民健康的危险因素，力求人的健康、社会的健康、环境的健康，实现"乡村公民健康权利最优化"的过程。她的健康治理所指对象已大大超出了人的生理层面的健康。

国内学者对健康治理的界定，主要围绕"谁来治理""如何治理"这两个问题展开。李玲等③指出，以国家视角为出发点而实施的治理不是一系列健康领域规则的简单组合，而是由多个组织与多种规则集合而成的有内在联系、有层次、有结构的治理体系，包括政策体系、参与主体、制度体系以及保障手段等部分。这一定义突出了健康治理主体和手段的复杂性。申曙光和吴庆艳④聚焦健康治理的多元主体，将其定义为"健康治理是一个涉及范围广泛的概念，是以健康为中心的政府与社会协同合作的治理，治理主体包括公众在内，涉及公共卫生、医疗、医药、医保等多元要素，是地方、中央、区域和全球性的协同合作治理"。李昶达和韩跃红⑤重视健康治理过程中应遵循的价值准则，"健康治理是指运用一系列政治、法律与制度手段，以正式和非正式

① 杨团. 农村社会健康治理的思路 [J]. 中国卫生政策研究，2008，1 (3)：15-21.

② 刘莉. 健康中国视域下乡村健康治理：逻辑基点、现实制约与现代化路径 [J]. 农村经济，2022 (11)：59-67.

③ 李玲，傅虹桥，胡钰曦. 从国家治理视角看实施健康中国战略 [J]. 中国卫生经济，2018，37 (1)：5-8.

④ 申曙光，吴庆艳. 健康治理视角下的数字健康：内涵、价值及应用 [J]. 改革，2020 (12)：132-144.

⑤ 李昶达，韩跃红. 国外健康治理研究综述 [J]. 昆明理工大学学报（社会科学版），2017，17 (6)：54-60.

相结合的网络化方式，分配健康治理参与者的权与责，体现公平、尽责、透明、开放、合作等基本价值准则，达到改善健康、促进健康、维持健康等目的的连续过程"。翟绍果和王昭茜①的定义则另辟蹊径，从"为何要对健康进行治理"破题，他们认为，全社会共生的健康风险使健康治理成为必要，全社会形成共识的健康需求使健康治理成为可能，合作共创健康治理是健康治理的主要路径，共享健康促进是健康治理的最终结果与目标。

综上所述，虽然健康治理已经成为一个在国内外被广泛使用的概念，如何界定它，却是仁者见仁，智者见智，学界尚未达成共识。

（二）概念的内涵

治理的本质在于多元化的治理主体、协商性的治理性质，来源于非国家强制契约的治理权威、平行运行的治理权力，以及以公共领域为边界的治理范围②，健康治理也不例外。本质上，健康治理是多元治理主体为应对各种健康问题、实现健康福祉最大化而进行的持续互动过程③。一国的健康治理水平主要表现在健康资源的配置效率、健康服务的公平可及和健康网络的协同能力三个方面。

从国内外诸多学者的研究来看，健康治理作为一个概念有如下特征。

（1）它是一个集合性概念。既包含了法律、制度、规则等规范层面的含义，方法、程式、过程等行动层面的含义；又包括社会认同、社会参与等政治层面的含义；还包含着公平、透明、责任等价值层面的含义。

（2）它是一个层次性概念。包括全球健康治理、区域健康治理、国家健康治理、地方健康治理、城市/乡村健康治理、社区健康治理等不同的治理层次。

（3）强调多元主体参与。虽然学术界对健康治理的定义存在视角上的不同，但健康治理主体的多元性是共识。健康治理涉及多个方面和利益相关者的合作与协同，需要政府、政府间组织、医疗机构、社会组织、企业、家庭、个人等治理主体发挥各自的优势，整合各方资源，形成多元共治的格局。WHO 也强调健康治理需要运用"整个政府"和"全社会"策略，推动卫生

① 翟绍果，王昭茜. 公共健康治理的历史逻辑、机制框架与实现策略 [J]. 山东社会科学，2018（7）：95-101.
② 俞可平. 推进国家治理与社会治理现代化 [M]. 北京：当代中国出版社，2014：3-4.
③ 郭建，黄志斌. 中国健康治理面临的主要问题及对策 [J]. 中州学刊，2019（6）：68-72.

部门、非卫生部门、公共和私营部门以及公民，为实现共同的健康和福祉采取联合行动①。为减少多主体共治过程中的交易成本，需要通过制度规范确立各参与者的角色与责任②，约束和塑造关键参与者间的相互关系③。

（4）需要综合施策。健康治理是一个长期的系统工程，需要综合考虑各种影响因素，包括社会、经济、环境、文化等方面。需要从健康政策的制定、健康环境的营造、健康生活的促进、健康产业的发展等方面采取综合措施。

（5）注重公平和可持续性。健康治理的目标是提高全民健康水平，实现健康服务的公平供给，并持续提高健康服务的质量。这包括减少健康不平等，均衡配置健康资源，提高健康服务的可及性，推动健康产业可持续发展等方面。

### 三、国外健康治理的实践模式

发达国家健康治理的实践可追溯到 20 世纪 70—80 年代，有代表性的国家和地区有芬兰、南澳大利亚州、新西兰、英国等。这些国家和地区的健康治理实践既具有共性，如均以法律、国家战略规划及其配套的行动方案等确立了健康治理的蓝图和行动步骤；同时又各具个性，形成了自己独特的治理模式④。

### （一）芬兰：立法干预模式

芬兰是践行健康治理理念最早的国家，在健康治理的顶层设计、体制机制和工具手段等方面拥有丰富的实践经验⑤。20 世纪 70 年代，改善人口健康成为芬兰的政治优先事项，政府从创造健康环境、引导健康生活方式和提供优质卫生服务等方面进行了综合干预。其健康治理模式的显著特征在于借助频

---

① WORLD HEALTH ORGANIZATION REGIONAL OFFICE FOR EUROPE. Governance for Health in the 21st Century [EB/OL]. (2012-09-10) [2018-01-22]. http://www.euro.who.int/en/publications/abstracts/governance-for-health-in-the-21st-century.

② BRINKERHOFF D W, BOSSERT T J. Health Governance: Concepts, Experience, and Programming Options [M]. Abt Associates, 2008.

③ STOKER G, CHHOTRAY V. Governance Theory and Practice: A Cross-disciplinary Approach [M]. London: Palgrve Macmiilan, 2009.

④ 任洁, 王德文. 健康治理: 顶层设计、政策工具与经验借鉴 [J]. 天津行政学院学报, 2019, 21 (3): 86-95.

⑤ 任文. 健康中国建设: 成效、困难与国外经验借鉴 [J]. 创新, 2023, 17 (4): 78-86.

繁的立法，并配合以密集的公共卫生项目，以点带面逐步推动健康治理的实施①。

　　首先通过制定和修订法律将健康治理过程制度化、规范化。不仅有宏观层面的法律保障，还有具体领域的实施细则。《宪法》规定了国家促进人民健康的责任；《国家公共卫生法》明确要求政府在垂直方向和水平方向进行跨部门合作，市政当局必须与非政府组织和私营企业合作②；《初级卫生保健法》要求各地方政府设立卫生中心，为居民提供初级保健，并对影响居民健康状况的因素进行监测。在与健康直接相关的具体领域，不仅制定了《基本医疗卫生与健康促进法》《化学品法案》《放射性污染防治法》等，对健康的风险因素进行严格管控；还细致到规定牛奶中的脂肪比例标准，对食盐标注进行修正等方面③。

　　在通过立法调整健康领域的制度框架和行为准则的同时，芬兰政府在执行层面注重以基层社区为依托，在全国广泛开展健康干预项目。芬兰健康治理项目始于1972年的"北卡累利阿项目"④。该项目旨在降低心脑血管疾病的发病率，主要借助家庭和社区行动来改变人们的生活方式，通过影响人们的食品选购和烹饪习惯倒逼生产商关注健康食品的普及。在项目广泛扎根于基层社区的同时，政府意识到综合性的健康政策需要医疗卫生系统以外的各部门联动，需要经济、社会保障、农业、交通等政策的配套。社会事务与卫生部在初级保健服务、专科医疗和职业保健中系统地支持预防冠心病；财政部门取消了对乳脂产品的优惠税收政策，逐步对食用脂肪进行税收中性处理；农林部门通过政策手段，将农业生产的优先任务从牛奶脂肪转向生产粮食、蔬菜、浆果、菜籽油和鱼类等低脂产品，并引导饲养方式升级，减少牛奶的脂肪含量；教育文化部门加强学校的健康教育，进行饮食和营养知识宣传，

　　① 任洁，王德文．健康治理：顶层设计、政策工具与经验借鉴 [J]．天津行政学院学报，2019，21（3）：86-95.

　　② STAHL T. Health in All Policies：From Theoria to Implementation and Evaluation-the Finnish Experience [J]. Sacand J of Public Health，2018（20）：38-46.

　　③ 吴雄雄，张燕，杨华．健康治理的发展路径与驱动机制：国际比较 [J]．浙江社会科学，2023（1）：86-96，158-159.

　　④ PUSKA P. Successful prevention of non-communicable diseases：25 year experiences with North Karelia Project in Finland [J]. Public Health Medicine，2002，4（1）：5-7.

改善学校膳食①。该项目持续了五年，较好地控制了北卡累利阿地区的心脑血管病发病率。在该项目实践经验的基础上，健康干预项目开始在芬兰全国普及开来。

强有力的协调执行机构是芬兰健康治理取得成功的一大保证。最重要的跨部门合作协调机构是公共健康咨询委员会。该机构于1997年成立，其成员既包括政府工作人员，也包括非盈利组织成员和其他利益相关者②。主要负责监控人口健康，参与健康项目的制定，在"减少健康不平等的国家行动计划"等中起协调推进作用。除此之外，芬兰政府还设立了许多横向委员会以加强跨部门协调，如国家营养委员会、加强体育活动委员会等。横向委员会的参与者不仅有政府组织，还有在立法方面影响力较强的非政府组织、工会以及相关的商业和公司代表，以定期会议的形式共同制定政策。国家卫生和福利研究所、职业健康研究所、大学的公共卫生和社会科学系等研究机构在跨部门合作中发挥纽带作用，他们开展健康决定因素的社会评估，提供专业知识作为健康治理的循证依据③。

尽管芬兰是较早实施将健康融入所有政策并取得初步成效的国家，但随着20世纪90年代经济的严重衰退以及1991年保守势力上台执政，经济利益变成了公共政策的优先事项，健康治理状况亦随之发生了较大变化。紧缩的财政预算迫使地方政府加强成本控制，将部分医疗服务外包和私有化。卫生保健和社会事务预算的决策权从社会事务与卫生部转移到财政部，健康促进项目需要与医疗服务项目竞争财政预算。更为严峻的挑战来自芬兰加入欧盟后国内商业利益集团势力显著增强，他们通过游说操控政府的政策制定过程，导致大量的税收提案中没有关于健康评估的内容④，从而背离了将健康融入所有政策的健康发展战略。

① MELKAS T. Health in All Policies as a Priority in Finnish Health Policy：A Case Study on National Health Policy Development ［J］. Scand J of Public Health, 2013, 11 (41)：3-28.

② STAHL T, WISMAR M, OLLILA E, et al. Health in All Policies：Prospects and Potentials ［DB/OL］. (2006) ［2018-11-02］. http://www.bvsde.ops-oms.org/bvsacd/cd59/policies.pdf.

③ 章凯燕，顾思雨，陈志鹏，等. 芬兰健康治理经验及对中国的启示 ［J］. 医学与哲学，2021，42 (3)：24-27.

④ 张维，陈琴. 政治经济学视角下"将健康融入所有政策"的当代实践：国际经验及启示 ［J］. 政治经济学季刊，2023，2 (4)：141-159.

## （二）南澳大利亚州：政府整体参与模式

2004 年，南澳大利亚州政府推出相关政策，要求围绕健康的社会决定因素采取行动。2007 年，召开跨政府 HiAP 会议，确立了一系列实施原则，包括政府部门应了解健康不平等状况、理解健康的社会决定因素、充分认识将健康融入所有政策的重要性等。2011 年，通过了《南澳洲公共卫生法》，规定地方议会在制定区域公共卫生计划时应用 HiAP 理念，并要求卫生部门长官向其他部门提供相关建议。2007—2014 年，各政府部门深度参与了 HiAP 的实施。水利部门参与评估污水及雨水再利用的健康效应；贸易与经济发展部门参与制定改善移民健康和福祉的战略；教育部门出台政策鼓励低收入阶层的家长积极参与孩子的识字活动；规划与交通部门、基建部门、土地管理部门等也把健康纳入政策制定，将推动步行、骑行和公共交通工具的使用作为市政建设规划的出发点[①]。南澳大利亚州从政策制定阶段就开始评估其对健康的影响，而不是等决策形成之后再进行评估。这种前瞻性做法有助于确保健康的影响因素得到及时和充分的考量[②]。

为更好地协调政府各部门的行动，南澳大利亚州建构出一个以目标为导向的跨部门治理框架。该框架包含同一层次的各机构之间的水平协作，也涵盖了上下级别机构之间的垂直管理，同时还包含政府部门与非政府部门之间的合作。最重要的水平协作表现在州一级，州长与内阁部、健康和老龄部以谅解备忘录的形式就健康治理的合作形式与责任分担达成正式协议，确定健康治理主题，并通过行政和立法等方式为州以下各级政府跨部门的横向协作以及不同级别政府之间的垂直管理提供依据和支持。垂直管理表现为从州政府到地方基层执行机构依据高层谅解备忘录和公共卫生法案的相关规定，确立起一套自上而下的包括主要执行机构、跨部门执行监管机构、跨部门合作小组等在内的治理体系。政府与非政府部门之间的合作则依据《南澳大利亚州公共卫生法案 2011》设立了专门的协调机构——公共卫生合作局，将健康

① BAUM F, DELANCY C T, MACDOUGALL C, et al. Ideas, Actors and institutions: Lessons from South Australian Health in All Policies on What Encourages Other Sectors Involvement [J]. BMC Public Health, 2017 (11): 811.

② 张维，陈琴. 政治经济学视角下 "将健康融入所有政策" 的当代实践：国际经验及启示 [J]. 政治经济学季刊，2023, 2 (4): 141-159.

和老龄部与非政府部门、社区组织、高校之间的合作关系通过缔结协议的方式予以制度化。

随着 2008 年金融危机的蔓延，整个澳大利亚财政状况恶化。在经济下行的压力下，南澳大利亚州政府也开始紧缩财政，公共服务私有化和运作模式私营化的趋势明显。此后约 10 年，与芬兰的情况相似，南澳大利亚州政府公共政策越来越偏向经济目标，对公平的考量递减，导致除医疗卫生之外的其他政府部门逐渐失去了推行 HiAP 的动力①。

### （三）新西兰：地方健康董事会分权治理模式

新西兰健康治理的推动力来自于国内严峻的健康不平等现象，尤其是民族间的健康差异。毛利人作为新西兰最大的少数民族，约占全国总人口的 14.6%，在社会经济和健康方面处于弱势地位。《新西兰公共健康和残疾法案 2000》重新建构了健康和残疾救助系统，并创建了 21 个辖区健康董事会。法案的配套文件《新西兰健康战略 2000》明确了辖区健康董事会在健康行动框架中的角色和地位。总体上，国家卫生部负责从宏观上决定公共健康项目和服务的大政方针，辖区健康董事会负责在各自范围内根据居民需求和优先次序管理并提供这些项目和服务，以减轻不同族群之间的健康不平等问题。

新西兰政府致力于对所有公共政策进行健康影响评估和健康不平等评估。在此基础上制定了十大健康目标：健康的社会环境、减少健康状况的不平等、毛利人的健康促进、健康的物理环境、健康的社区家庭与个人、健康的生活方式、更好的精神健康状态、更好的身体健康状态、意外伤害的预防、护理服务的便利可及性。该战略实施十年后效果显著。据 2014 年的调查数据显示，90% 的居民认为自己的健康状况良好，这一比例位居 OECD 国家首位②。

2016 年新西兰卫生部发布了新的健康战略——《新西兰健康战略 2016：未来的方向》和《新西兰健康战略 2016：行动路线图》。前者规定了新西兰

---

① VAN EYK H, HARRIS E, BAUM F, et al. Health in All Policies in South Australia-Did it Promote and Enact an Equity Perspective? [J]. International Journal of Environmental Research and Public Health, 2017, 14 (11): 1288.

② NEW ZEALAND MINISTRY OF HEALTH. Health and Independence Report 2015 [DB/OL]. (2015-10-22) [2018-11-02]. https://www.health.govt.nz/publications/health-and-independence-report-2015.

未来十年的宏观健康目标，不仅强调了文化和价值在健康治理中的支撑作用，还识别了未来的五大战略主题；后者作为配套文件规定了具体的行动步骤。

（四）英国：综合健康服务保障模式

英国的国家医疗服务体系（National Health Service，NHS）承担着保障英国全民公费医疗保健的责任，被誉为全球最具代表性的综合健康服务模式。制度体系以促进均等医疗和健康受益为目标，既体现了社会互助共济和慈善帮困的历史传统，也越来越注重利用市场机制提升健康相关组织的运行效率①。

NHS 的正常运行依赖两个体系。一是广泛覆盖的基层医疗服务体系，通过家庭医生、社区诊所等提供便捷的、普及的健康服务，重视事前预防甚于事后治疗②。二是完备的医疗保障体系，保障内容包括诊疗、康复、护理、产前检查等各个方面，且保障范围逐步延伸，已将精神健康放在与生理健康同等重要的位置③。英国健康服务保障的偿付水平很高，极大地减轻了患者及其家庭的经济负担。

1999 年英国发布了健康战略——《拯救生命：更健康的国家白皮书》以及配套行动方案《减少健康不平等：行动报告》。这两份文件要求促进政府不同部门、不同层级之间的合作。2003 年的《解决健康不平等：行动方案》明确了地方政府在健康治理中的作用，亦引入了商业领域的绩效管理手段，强调通过合同、承诺书等"准契约化"方式推动健康治理的开展④。

（五）其他国家的健康治理特征

美国健康治理的特征是没有全国统一的健康治理措施，而是由各州自行决定和部署，充分利用私营部门的资源和创新力提供多样化的健康服务。如

---

① 任文. 健康中国建设：成效、困难与国外经验借鉴［J］. 创新，2023，17（4）：78-86.

② 布莱尔. 新英国：我对一个年轻国家的展望［M］. 曹振寰，译. 北京：世界知识出版社，1998.

③ JUDY A. Health Policy and the National Health Services［M］. London：Longman，1984.

④ DEPARTMENT OF UK HEALTH. Saving Lives：Our Healthier Nation［DB/OL］.（1999-07-05）［2018-11-02］. https://www. gov. uk/government/uploads/system/uploads/attachment_data/file/2655 76/4386. pdf.

加利福尼亚州因面临水与空气质量恶化、铅暴露、农药使用过量等环境挑战①，成立了战略增长委员会，负责协调州内各职能部门在改善空气和水质、保护自然资源和农业用地、促进公共健康与公平、提振经济、助力可持续发展等领域的分工合作②。2010年，该委员会成立了由22个州政府部门或机构的人员组成的任务小组，从满足衣食住行等基本需要、环境质量和可持续性、适度的经济和社会发展水平、健康与社会公平、支持性的社会关系等多个维度出发，提出"健康社区"方案③。2012年修订《加州健康与安全法案》，授权成立健康公平办公室，负责建议和协助政府其他部门履行健康促进任务④。芝加哥也于2011年发布了健康治理方案，其治理多以项目组合的形式开展。整体来看，美国健康治理主要依靠健康管理服务产业的发展。现代意义上的健康管理服务产业本就兴起于20世纪六七十年代的美国，逐步形成包含家庭及社区保健服务、医院医疗服务、健康风险管理服务等在内的健康产业体系。20世纪90年代以来，美国实施以消费者驱动为中心的创新健康计划⑤，通过私人保险公司与健康管理组织之间的横向一体化、健康计划与医疗机构的纵向一体化，以及一些松散型医联体的建立，日益模糊了公益与商业健康服务组织之间的界限⑥。

日本的健康治理注重体医融合，强调体育管理部门与医疗卫生部门通力合作⑦。这一模式的背景是日本社会人口老龄化带来的系列问题。具体做法包括：①重视健康教育。日本重视基础教育阶段科学健康观念的普及，已形成较为完善的体医融合健康教育课程体系。②提供福利型的社区服务。日本的

① CENTERS FOR DISEASE CONTROL AND PREVENTION. California Tracking Program [EB/OL]. (2020) [2023-10-10]. https://www.Cdc.gov/nceh/tracking/profiles/California_Profile.htm.

② CALIFORNIA STRATEGIC GROWTH COUNCIL. About the Strategic Growth Council [EB/OL]. (2021-02-10) [2023-10-10]. https://sgc.Ca.gov/about/.

③ RUDOLPH L, SISSON A, CAPLAN J, et al. Health in All Policies Task Force Report to the Strategic Growth Council: Executive Summary [R]. Working Papers, 2010.

④ CORBURN J, CURL S, ARREDONDO G, et al. Health in all Urban Policy: City Services Through the Prism of Health [J]. Journal of Urban Health, 2014, 91 (4): 623-636.

⑤ 刘艳飞，王振. 美国健康管理服务业发展模式及启示 [J]. 亚太经济，2016 (3): 75-81.

⑥ 谭相东，张俊华. 美国医疗卫生发展改革新趋势及其启示 [J]. 中国卫生经济，2015 (11): 93-96.

⑦ 任文. 健康中国建设：成效、困难与国外经验借鉴 [J]. 创新，2023, 17 (4): 78-86.

《国民健康促进对策》提出社区要配备全科医生和健康运动指导员。社区综合俱乐部是社区医疗、体育的综合体，主要由政府投资建设，人员费用也由财政负担。③优化医疗资源配置。制定家庭医生支援制度为老年人和慢性疾病患者提供一体化服务。制定介护保险制度，推动以社区为中心的医护综合服务体系的构建①。④鼓励企业参与。日本的私营康复医院、疗养中心、养老院和健康中心发展迅速，既减轻了政府的财政负担，又满足了居民对不同层次服务的需求。⑤完善体医融合健康产业。引入多元化市场主体，形成以"体医融合"为主的健康产业集群。

韩国的健康治理的典型特征是注重环境健康风险的防范。具体做法包括：①制定环境和健康方面的法律。2008年制定了《环境健康法》，对健康影响评价、政府职责分工、信息和统计等进行了规定。该法是世界上第一部系统的环境健康领域的立法②。②明确健康的优先保护领域。对本国污染最为严重亟须清理的污染场地予以列明；将健康体检和保健囊括在医保范围内；重视暴露在环境风险因子中的易感人群；严格规定儿童活动区域的风险评估管理。③明确责任范围和赔偿额度。形成了行之有效的环境健康损害赔偿法律机制，由中央及地方政府承担部分费用，并对相关公害病进行认定，帮助受害者恢复、维持和提高健康水平。④建立健康风险评估体系。《环境健康法》中有专门的章节来规定风险评价制度，其风险管理框架得到了许多国家的认可③。

从以上国家的健康治理实践可以看出，不同的国家和地区都是根据自身情况和发展阶段，形成各具特色的健康治理实践模式。选择适合本国或本地区的治理模式，需要综合考虑政治、文化、经济等多方面因素。虽然各国健康治理的实践模式各具特色，但都强调立法规范、多元参与、跨部门协同和发挥社区力量的重要性。此外，各国的健康治理模式也并非一成不变，而是随着经济社会环境的变化而处于动态调整之中。未来随着全球化和社会经济的不断发展，健康治理将面临更加复杂和多样的挑战和机遇。因此需要不断

---

① 任雅婷，刘乐平，师津. 日本医疗照护合作：运行机制、模式特点及启示 [J]. 天津行政学院学报，2021（4）：87-95.

② 徐永俊，富贵，石莹，等. 韩国《环境健康法》及对我国相关立法工作的启示 [J]. 环境与健康杂志，2016（2）：169-171.

③ 任文. 健康中国建设：成效、困难与国外经验借鉴 [J]. 创新，2023，17（4）：78-86.

加强理论研究和实践探索，推动健康治理的不断创新和发展。

## 四、中国健康治理的实践

中国对健康治理的实践探索早于健康治理概念的提出。

### (一) 中国健康治理的历程

丁忠毅和谭雅丹[①]按卫生政策范式的不同，将新中国成立后的健康治理分为三个阶段。①福利化政策范式阶段（1949—1984 年）。这一阶段的主要政策问题是旧中国卫生体系的弊端以及当时缺医少药的国情。在平均主义及城乡二元的政策理念下，中国在城市逐步构建起公费医疗制度，在农村建立以合作医疗制度为核心的卫生政策体系。②市场化政策范式阶段（1985—2002 年）。改革开放后，市场逻辑进入卫生事业发展领域。为解决医疗卫生领域效率低下和政府财政负担过重的问题，"效率优先，兼顾公平"成为主导政策理念，采取"运用经济手段管理卫生事业"的手段开启了医药体制改革。虽然"市场化"卫生政策范式增加了医疗卫生服务供给，提高了服务效率，但也使"看病难，看病贵"问题凸显。③健康中国政策范式阶段（2003 年至今）。2003 年"非典"事件促使政府反思医疗卫生领域过度市场化的弊端，"基本医疗服务均等化""城乡一体化"等逐渐成为主导政策理念。建立和完善中国特色基本医疗卫生制度、人人享有基本医疗卫生服务、实现健康公平，逐步成为重要的政策目标。2016 年发布的《"健康中国 2030"规划纲要》标志着建设"健康中国"成为国家的发展战略。在党的十九大报告中，习近平总书记再次阐释了健康中国建设的战略意义、基本要求和具体措施，这标志着以健康中国建设为核心的新时期卫生政策范式的定型。

陈兴怡和翟绍果[②]对我国健康治理阶段的划分有所不同，主要是对 2003 年之后的健康治理历程进行了细分。具体分为五个阶段。①初建阶段（1949—1978 年）：计划经济时期的人民卫生保障。该阶段国家卫生工作的原则是面向工农兵、以预防为主、中西医结合、卫生工作与群众运动相结合，致力于解决制

---

① 丁忠毅，谭雅丹. 中国医疗卫生政策转型新趋势与政府的角色担当 [J]. 晋阳学刊，2019 (5)：84-91.

② 陈兴怡，翟绍果. 中国共产党百年卫生健康治理的历史变迁、政策逻辑与路径方向 [J]. 西北大学学报 (哲学社会科学版)，2021，51 (4)：86-94.

约生产发展的劳动力健康问题。除初步建立城乡二元的医疗保障制度外，还推进了以"两管五改"（管水、管粪，改水井、改厕所、改畜圈、改炉灶、改造环境）为主要内容的爱国卫生运动；形成了由市、区两级医院和街道门诊部（所）组成的三级医疗服务及卫生防疫体系。②提效阶段（1978—2003年）：市场经济时期的卫生健康社会化。该阶段市场机制被引入卫生服务供给领域。1985年发布的《关于卫生工作改革若干政策问题的报告》标志着我国开启了第一次医疗体制改革。提高效率、促进医疗卫生多元格局是改革的两大主题。③转型阶段（2003—2009年）："非典"之后的公共卫生建设。"非典"纠正了公共卫生改革方向，推动了公共卫生体系的重构与大规模建设，倒逼国家完善应对突发重大公共卫生事件的组织、协调机制，加强常规医疗卫生和应急医疗卫生的均衡与结合，重视发挥社区在基层防治和公共卫生中的重要作用。④改革阶段（2009—2020年）：新医改以来的卫生健康制度建设。2009年《中共中央　国务院关于深化医药卫生体制改革的意见》的出台标志着"新医改"的开始。"新医改"明确了要坚持公立医院的公益性质和政府的主导地位，强调效率目标和公平目标的均衡。逐步完善覆盖城乡居民的公共卫生服务体系、医疗服务体系、医疗保障体系、药品供应保障体系，形成"四位一体"的基本医疗卫生制度。⑤高质量发展阶段（2020年至今）：此阶段是以建设健康共同体为目标，深化改革的高质量发展阶段。

笔者认为，中国健康治理分为四个发展阶段较为合适，即计划经济时期的健康治理（1949—1978年）、改革开放时期的健康治理（1979—2008年）、新医改后的健康治理（2009—2015年）和健康中国建设时期的健康治理（2016年至今）。无论阶段被如何划分，整体来说，中国的健康治理实践从抵御的健康风险看，经历了由治理烈性传染病→急/慢性疾病→慢性非传染病和新型传染病的转变；从治理目标看，经历了由追求政治效益→追求经济效益→追求社会效益的转变；从治理策略看，经历了从防范性外部影响因素→增强应对内部脆弱性的能力→提高受冲击后的复原韧性的转变；从实现路径看，经历了从移风易俗式的卫生干预→资本提升式的保障支持→合作共享式的协同治理的转变①。

## (二) 健康中国建设的经验与挑战

卫生部于 2008 年就启动了健康中国战略研究。2015 年党的十八届五中全会明确提出推进健康中国建设任务。2016 年中共中央、国务院印发《"健康中国 2030"规划纲要》,提出"普及健康生活、优化健康服务、完善健康保障、建设健康环境、发展健康产业"五方面的战略任务。2017 年党的十九大报告将实施健康中国战略纳入国家发展的基本方略,把人民健康置于"民族昌盛和国家富强的重要标志"地位,要求"为人民群众提供全方位全周期健康服务"。2019 年《健康中国行动 (2019—2030 年)》公布,推出了 15 项专项行动,使得建设健康中国的路径和任务更加清晰。同年,"国家实施健康中国战略"被写入《基本医疗卫生与健康促进法》。

迄今为止,"健康中国 2030"战略已在全国范围内取得了显著的健康改善成果。主要经验在于:坚持"人民生命健康至上"的价值理念,践行"健康融入所有政策"的战略方针,实施"全方位全生命周期健康服务"的行动体系,推动构建共建共享的人类卫生健康共同体②。具体治理手段包括:通过疾病筛查预防、慢性疾病健康管理、失能照护、认知心理调适等综合健康照护计划增强健康风险应对能力;通过医疗保险、医疗救助、大病保险等多层健康保障计划减少因病致贫发生率;通过个体参与、社会帮扶、政府引导的多元健康参与计划保障健康机会和健康权益;突出对留守高龄人群健康支持、残疾残障人群健康援助、失能失智人群健康照护、慢性疾患者群健康管理等重点人群和关键病种的协同治理③。

但我国的健康治理也面临诸多现实挑战。具体如下:①治理路径与共建共享偏离。健康治理主要依赖政府部门,社会主体对健康治理的主动参与意愿较弱。企业倾向于投入能够赚钱的健康产业,对难以盈利的健康产品和公

---

① 王家合,赵喆,和经纬. 中国医疗卫生政策变迁的过程、逻辑与走向——基于 1949~2019 年政策文本的分析 [J]. 经济社会体制比较,2020 (5):110-120.

② 庄琦. 始终把人民健康放在优先发展的战略地位——党的十八大以来健康中国行动的成就与经验 [J]. 管理世界,2022,38 (7):24-37.

③ 陈兴怡,翟绍果. 中国共产党百年卫生健康治理的历史变迁、政策逻辑与路径方向 [J]. 西北大学学报 (哲学社会科学版),2021,51 (4):86-94.

共服务缺乏兴趣。公众参与健康治理的意识和能力较为欠缺。②治理对象的知行分离。公众在认知层面普遍认为健康很重要，但在行动层面仍然不断忽视或消耗健康。吸烟、饮酒、熬夜、过度娱乐、暴饮暴食、久坐不动等有损健康的生活方式和行为习惯广泛存在①。③经济社会发展模式带来新的健康风险。经济社会快速发展一是延长了人均寿命，加速人口老龄化进程；二是给上班族带来越来越大的工作压力和越来越快的工作节奏，越来越多的人处于亚健康甚至非健康状态；三是全球化加剧了人口流动，增加了传染性疾病的防控难度。频繁出现的食品安全问题、时有发生的环境污染等，也都在不断威胁着人们的身心健康。④基层健康服务能力不足。中国健康服务供给侧呈现出医院强、基层弱的"倒三角"格局②，如何夯实中国医疗保健服务体系的基础，将健康服务供给格局从"倒三角"转变为"正三角"，仍是实施健康中国战略的瓶颈问题③。

### 五、健康治理的路径

健康事业如何达致善治，对任何一个国家和地区的公共治理体系现代化都是一项异常严峻的挑战。这一方面是因为健康服务本身的多样性。在健康领域，有些服务属于私人物品，有些服务属于公共物品，还有些服务属于准公共物品。不同类型的健康服务提供方式必然不同。另一方面是因为健康服务涉及领域的广泛性。健康服务包含生理、心理、精神、道德、自然和社会等方面的内容，涵盖政治、经济、社会、文化和生态多个领域。这些特点决定了健康治理必须采用多种机制，融合多重路径。

#### （一）宏观路径：三种机制的耦合

新制度经济学领军人物威廉姆森（Oliver H. Williamson）曾把人类社会经济活动的治理机制归类为三种，即等级、市场和关系型契约④。鲍尔斯（Sam-

---

① 谢熠，谢瑜. 健康中国视域下健康治理的现实挑战与对策研究［J］. 卫生经济研究，2022，39（11）：1-3，7.

② 杜创，朱恒鹏. 中国城市医疗卫生体制的演变逻辑［J］. 中国社会科学，2016（8）：66-89，205-206.

③ 顾昕. "健康中国"战略中基本卫生保健的治理创新［J］. 中国社会科学，2019，（12）：121-138，202.

④ OLIVER H W. The Mechanisms of Governance［M］. New York：Oxford University Press，1996.

uel Bowles）把这三种机制概述为行政机制、市场机制和社群机制，并揭示了与之相对应的三种治理方式——行政治理、市场治理和社群治理①。行政治理以"命令与控制"为基本特征，通过高层管理者制定计划和程序实现行动的协调，权威、服从和惩戒是最主要的治理手段。市场治理以"选择与竞争"为基本特征，其运作的核心在于价格机制和经济激励的作用。社群治理以"认诺与遵从"为基本特征，依赖成员遵守社会规范，保持信任互惠，维系长期的协商、互动和合作。行政治理对于实现某些特定的目标非常有效，但也常常受困于等级体系内部的纵向信息沟通不畅和跨部门横向协调不力。市场治理在很多情况下有效，但市场失灵也经常发生。社群治理将多层级、多方面的行动者联系起来，但受限于权责有欠明晰及制度安排的非正式性②。几乎所有事务的治理都离不开这三种治理机制各自发挥的作用，也离不开它们的互补协同作用③。

健康治理从宏观层面看，也涉及行政机制、市场机制和社群机制的组合运用。行政机制以公共健康利益为目标，关注回应公众的健康需求、公正地分配健康资源；市场机制以实现资源的优化配置为导向，通过市场交换满足民众的健康消费需求，依靠公平竞争提高效率；社群机制以公共健康互惠共享为理念，以社会动员为核心形式，关注全体社会成员的公开参与和健康集体行动④。吴素雄等⑤根据这三种机制在制度格局中所占比重的不同，将健康治理分为三种模式。具体为：①政策驱动型健康治理。以行政机制为主，市场机制和社群机制为辅。政府在健康治理中具有绝对的权威性，政策干预是该模式最显著的特征。市场机制和社群机制的嵌入可降低行政机制的交易成本。②利益驱动型健康治理。以市场机制为主，行政机制和社群机制为辅。

① Samuel Bowles. Microeconomics：Behavior, Institutions, and Evolution ［M］. Princeton：Princeton University Press, 2004.

② 顾昕. "健康中国"战略中基本卫生保健的治理创新 ［J］. 中国社会科学, 2019,（12）：121-138, 202.

③ 顾昕. 专栏导语：医疗卫生健康治理现代化的挑战与解决路径 ［J］. 公共行政评论, 2018, 11（6）：1-8.

④ 翟绍果, 王昭茜. 公共健康治理的历史逻辑、机制框架与实现策略 ［J］. 山东社会科学, 2018（7）：95-101.

⑤ 吴素雄, 张燕, 杨华. 健康治理的发展路径与驱动机制：国际比较 ［J］. 浙江社会科学, 2023（1）：86-96, 158-159.

表现为各利益相关者基于利益因素主动寻求合作的过程。行政机制和社群机制的嵌入可以起到提升合作的权威性、调动社会参与积极性的作用。③议题驱动型健康治理。以社群机制为主，行政机制和市场机制为辅。表现为多元主体回应议题需要而进行协同治理。行政机制和市场机制的嵌入可以降低执行规则的交易成本，增强合作实现的绩效。三种治理模式各有优劣，也各有适用情境。一国采用何种模式受本国政府治理策略、市场成熟度和社会发育状况共同影响。当前我国政府的成熟程度远大于市场和社会，尤其健康领域的社会组织较为稀缺，因此，健康治理体系的特征是行政机制主导、市场机制辅助、社群机制边缘①。

未来需要逐步降低行政机制的主导地位并调整行政机制运行的方式，同时增强市场机制和社群机制的作用，促使三种治理模式形成互补嵌入的新制度格局。但就现阶段而言，更关键的问题不是探讨政府是否应该主导健康治理，而是政府以何种方式主导。政府与市场的关系、国家与社会的关系，最具根本性的是政府对行政机制的运用是强化还是弱化了市场机制？是激活还是削弱了社群机制？② 正如学者郑英③所言，政府在治理中的主导作用应主要体现为赋能式制度供给而非简单地替代与放权，需构建"政府—组织—个体"的赋能传导链条，以公共权力为培育自治主体的治理能力创造环境条件和制度空间。

（二）中观路径：多元主体的参与

健康具有正外部性，而疾病具有负外部性。伴随着社会交往的不断拓展与人口流动的日益加剧，个体与全社会的健康联系更加密切④。这决定了健康治理需要多元主体参与，开展跨区域合作。参与全球健康治理，"构建人类命运共同体"是大势所趋。多方参与以治理主体之间的平等与信任、信息的公开与透明为前提，要义是汇聚多个利益相关方的健康促进作用，共同实现提

---

① 顾昕."健康中国"战略中基本卫生保健的治理创新［J］.中国社会科学，2019，（12）：121-138，202.

② 顾昕.专栏导语：医疗卫生健康治理现代化的挑战与解决路径［J］.公共行政评论，2018，11（6）：1-8.

③ 郑英.我国区域整合型医疗健康服务体系的治理逻辑与路径分析——基于多中心治理视角［J］.中国卫生政策研究，2022，15（1）：20-28.

④ 翟绍果.从病有所医到健康中国的历史逻辑、机制体系与实现路径［J］.社会保障评论，2020，4（2）：43-55.

高人口健康水平、减少疾病负担、延长人均期望寿命的健康治理目标。

（1）明确参与主体。一般而言，国家、国际组织、地方政府、社区、社会组织、企业、家庭、个人以及借助网络形成的患者群体或医生团队等都是健康治理的主体。政府在其中起着关键的作用①，不仅要引导其他利益相关方表达利益诉求，凝聚各方力量共同制定健康治理的战略规划；还要赋权个人、家庭、社区和专业机构去承担健康治理的主体角色并发挥积极作用②；更要加强对其他参与主体的监管，在主体间出现冲突与矛盾时，充分发挥调解作用③。在全球的健康治理中，非政府、非联合国系统的组织正在倡导、实施、支持和社区动员这四个方面发挥着越来越重要的作用④。

（2）分配各参与主体的权责。通过设计制度框架来规范各方在健康治理中的权利和责任。前文已对健康权问题做了分析，此处重点讨论健康责任问题。①个人层面：公民个人要发挥健康第一责任人的作用，提高个人健康素养，养成良好卫生习惯，主动践行健康生活方式，提升自主健康管理能力。我国的"三减三健"（即减盐、减油、减糖；健康口腔、健康体重、健康骨骼）专项行动就是针对个体层面采取的治理措施。②家庭层面：要提高对公共卫生的认知并采取相应健康行动，健康膳食，提高对家庭成员的照护能力。③企业层面：要承担对本企业员工的职业健康责任。还应当在健康产业发展、技术创新等方面发挥潜能，尤其是推动大数据、物联网、人工智能等与健康产业相结合，提升健康服务的科技水平。④社会组织层面：社会组织参与健康治理的领域和内容包括提供资金和资源支持、针对重点群体提供相应的服务与支持、开展政策倡导等。⑤医疗卫生机构层面：医疗卫生服务体系的资源重组与服务模式变革是关键。一方面需对碎片化的公共卫生服务、基层卫生服务、医院医疗服务、康养服务等进行系统整合，实现全生命周期服务提

---

① 张震. 新中国人口健康转变：卫生治理与健康策略协同演进的成就 [J]. 中国人口科学，2022（5）：32-47，126-127.

② 蔡媛青. 健康赋权视角下高质量公共卫生治理体系研究 [J]. 医学与社会，2023，36（1）：1-5.

③ 崔兆涵，郭冰清，王虎峰. 健康协同治理：服务提供、健康政策和社会参与 [J]. 中国医院管理，2021，41（11）：1-6.

④ 钱熠，王伟，张明吉，等. 非政府组织在全球健康治理中的作用研究 [J]. 中国卫生政策研究，2016，9（11）：5-10.

供。另一方面需前移服务重点，将基层健康服务机构作为主阵地，投入更多资源以强化预防、筛查和早诊早治工作。我国的"三师五方"（即全科医师、专科医师、健康管理师；药物处方、运动处方、营养处方、心理处方、戒烟处方）健康管理、国家慢性病综合防控示范区建设等都是针对医疗卫生服务采取的治理措施①。

（3）开展跨部门合作。包括各个政府层级之间，以及同级不同部门（卫生健康、教育、能源、农业、体育、交通运输、发展改革、环境、人力资源与社会保障、财政等部门）之间的合作。首先，各级各类政府部门要形成"以人口健康为中心"的领导组织体系和协同工作机制，将健康融入所有政策，干预并优化影响健康的环境因素和社会因素，定期监测评估人口健康状况并持续优化干预措施。其次，弥合卫生系统与非卫生系统的隔阂。卫生部门应加强和非卫生部门的沟通协作与资源共享，为其决策提供健康管理视角的理论依据和方法指导②。

（4）发挥社区作用。社区是社会治理的基本单元，也是民众生活的基本区域。很多社区组织和机构，尤其是居委会，有着强大的社会动员能力，可以联合社区内的政府机构、企业和事业单位、NGO 等力量，进行疾病防控宣传和健康知识宣讲，甚至联合政府和医药企业对社区医疗卫生人员进行培训③。要更好地发挥社区的作用，必须做好健康资源尤其是人力资源的下沉工作。除医疗服务人员外，还包括健康管理师、社会工作者、健康社群团体、志愿者团队等专项人力资源的下沉④。

（5）鼓励社会组织参与。社会组织参与健康治理受政府因素、社会因素、组织因素等多种因素共同影响。政府因素包括：政府对社会组织参与的态度、激励机制、监管措施等；社会因素包括：民众对社会组织的认知度、社会组织的公信力等；组织因素包括：社会组织的自主性、积极性、组织能力、组

---

①② 袁家琪，邓清文，乔静怡，等. 人口健康管理的理论、典型实践及对我国的启示 [J]. 中国卫生政策研究，2023，16（6）：29-36.

③ 唐贤兴，马婷. 中国健康促进中的协同治理：结构、政策与过程 [J]. 社会科学，2019（8）：3-15.

④ 袁家琪，邓清文，乔静怡，等. 人口健康管理的理论、典型实践及对我国的启示 [J]. 中国卫生政策研究，2023，16（6）：29-36.

织人才、组织理念等①。因此，社会组织的参与需要政府放松管制并给予扶持措施，也需要社会组织自身一面增强业务能力，做出亮眼成绩，一面加大宣传力度，扩大组织影响力。

（6）以信息技术为手段搭建多元主体共享的信息与服务平台。利用该平台向所有治理主体开放公共健康信息、传播健康知识、宣传健康政策、公布健康资源、营造合作空间、提供可及的健康服务等②。在信息公开透明的条件下，多元主体通过平台平等协商，做出理性选择，采取集体行动，最终实现治理目标。

爱国卫生运动是我国原创的、社会广泛参与的健康治理工作方式。它在防控传染病、改善城乡环境卫生面貌、提高人民健康水平等方面发挥了重要作用。爱国卫生运动始于1952年，是抗美援朝时期党领导人民在开展"反细菌战"斗争中开创的一种群众性卫生防疫工作模式。战争结束后，虽然"细菌战"的威胁得以消除，但鼠疫、天花、霍乱、血吸虫病等急性传染病依然严重威胁着人民的生命和健康。爱国卫生运动便将"除四害"、讲卫生、移风易俗等作为主要内容，依托强有力的政治动员和大范围的群众运动，改善了新中国的卫生健康状况，消除了人民面临的紧迫性健康威胁。改革开放后，伴随着经济水平的提升和人民对环境卫生及健康水平要求的提高，爱国卫生运动的主要任务调整为持续改善城乡卫生环境、全方位促进人民健康。在农村以"改水改厕"和环境卫生整治为重点，在城市以开展卫生城市创建工作为重点。党的十八大以来，党中央继续推动新时代爱国卫生运动的发展。习近平总书记多次在不同场合强调"要继承和发扬爱国卫生运动优良传统""广泛开展爱国卫生运动"，指出坚持爱国卫生运动应该从人居环境、饮食习惯、社会心理健康、公共卫生设施等多个方面开展工作③。虽然在不同的历史时期，爱国卫生运动的工作重点有所不同，但依靠群众力量、整合全社会广泛

---

① 赵蓝蓝，汪祥中，郑信，等. 基于扎根理论的安徽省社会组织可持续参与健康贫困治理的影响因素研究 [J]. 医学与社会，2023，36（6）：30-35.

② 李昶达，韩跃红. 参与式健康治理对健康中国建设的启示 [J]. 中国医院管理，2019，39（11）：1-4.

③ 曾鑫，高卫星. 人民中心视域下爱国卫生运动的演进逻辑、实践路径与价值意蕴 [J]. 郑州大学学报（哲学社会科学版），2023，56（1）：14-18.

参与的行动逻辑一以贯之。笔者认为，爱国卫生运动虽然成效显著，但主要是以运动形式每年集中 2~3 个月整治重点问题，容易陷入整治——复原——再整治——再复原的循环。整治效果如何长久保持？爱国卫生如何变"运动化"为"常态化"？需要我们打破思维惯性和路径依赖，进行创造性的探索和尝试。

### （三）微观路径：健康服务的整合

健康服务的本质是全人、全方位和全生命周期的关爱、关怀和照顾服务①。而要做到这"三全"，必然需要整合因专业分工而已碎片化的各类健康服务。

第二次世界大战后，现代健康服务体系在全球范围内普遍建立，服务体系从最核心的医疗服务向疾病发生之前的疾病预防服务和健康促进服务、疾病治疗之后的康复服务和宁养服务全面拓展。随着服务的专业化和社会分工的细化，各类健康服务均有专门机构各司其职，以提高服务的效率和质量。在我国，政府一方面针对公共卫生机构和医疗机构分别制定组织法，以廓清不同技术类型的健康服务机构、不同等级医疗机构的职能和业务范围，使各类各级医疗卫生机构恪守本职，不相互僭越；另一方面制定医疗服务法，保证各类各级医疗机构对服务过程中可能出现的超出其职能和业务范围的服务项目施行转诊②。期望通过组织制度和服务制度的规制，实现各级各类医疗机构职能上的静态无缝对接和服务上的动态程序衔接。然而健康服务的现实实践因种种原因并不如制度所期待的那样，反倒是出现了健康服务链的断裂和服务的原子化、碎片化，降低了健康服务系统的整体效能。

2016 年，由世界银行、世界卫生组织等联合开展的深化中国医药卫生体制改革研究提出"以人为本的整合型健康服务（People-centered integrated health care，PCIC）"模式，并将其作为实现可持续发展目标的全球卫生发展战略。WHO 将 PCIC 定义为"通过卫生体系内不同层级机构间协作，根据人们生命不同阶段的需要提供健康促进，疾病预防、诊断、治疗，疾病管理、

---

① 刘继同. 健康中国建设与重构现代健康照顾服务制度［J］. 人民论坛，2020（8）：56-59.
② 董文勇. 公医诊疗合作与我国复合转诊法制构建——健康治理现代化的训诫［J］. 河北法学，2020，38（10）：115-137.

康复和安宁疗护等连续性服务"①。

1. 健康服务整合的三个层面

（1）不同层级医疗机构之间的纵向一体化。当前中国的整合健康服务以不同等级医疗机构间的纵向整合为主。最开始是高等级医院与城乡社区医疗卫生机构之间零星的结盟行为，随后一些地方政府加以推动，形成了松散型医联体和紧密型医共体的组织模式，而后由中央政府加以推广。松散型医联体更多的是在技术和业务方面开展协作，形成了大医院主导下的协同关系，虽在一定程度上能够促进分级诊疗②，但并未改变大医院"规模导向"的发展模式以及其与基层医疗机构实质上的竞争关系，因此在提升基层能力方面作用有限③。紧密型医共体多在行政力量的推动下通过产权、法人层面的整合实现医共体内部人事、财务、物资、信息等关键资源的统一管理，引导医疗机构间的关系从以竞争为主转变为"利益共同体"，在促进分级诊疗、提升基层医疗服务能力等方面效果更为理想。

（2）不同类型的健康服务机构之间的横向整合。主要是医疗机构、公共卫生机构、养老康复照护机构等服务机构之间通过整合来达成为民众提供全疾病周期和全生命周期的健康服务的目标。其中医疗机构与公共卫生机构之间的整合，即"医防协同"，是改革的重点。

（3）不同性质的健康服务机构之间的合作。重点是公立医疗卫生机构与社会办医疗机构之间的协同。社会办医疗机构在提供特定健康服务方面具有其独特优势，可以与公立医疗机构形成较好的互补关系。虽然在当前的实践中这方面的合作较为罕见，但在条件适宜的前提下可探索将社会办医疗机构纳入医联体中，在医联体框架下实现服务提供中的协同④。

当前我国的健康服务整合尚处于着力推动不同层级医疗机构之间的纵向

---

① 顾雪非，张美丽，刘小青，等. 整合型医疗卫生服务体系的构建与治理 [J]. 社会治理，2018（1）：47-55.

② 张国华，王富珍，张沛刚. 基于 DRGs 的松散型医联体运行效果评价 [J]. 卫生软科学，2020，34（3）：14-18.

③ 刘庆，王清亮，费剑春，等. 我国医疗联合体主要运行模式及存在的问题 [J]. 中国医院管理，2017，37（9）：33-35.

④ 崔兆涵，郭冰清，王虎峰. 健康协同治理：服务提供、健康政策和社会参与 [J]. 中国医院管理，2021，41（11）：1-6.

一体化这一层面。但无论是分级诊疗制度的执行，还是医联体/医共体的实际效果，大多差强人意。

2. 健康服务整合的困境

（1）转诊制度不完善。虽然我国有关医疗卫生和医疗保障的规范性文件规定了转诊制度，但这一制度至今仍不完善。通常我们提及的转诊是指"双向转诊"，但目前有法可依的只有向上转诊，关于向下转诊的规定基本缺失。即使是向上转诊，在制度层面也缺乏足够的约束和激励，实际上患者不履行转诊手续并不妨碍其直接到上一级医疗机构就诊。董文勇[①]认为，如果着眼于医疗卫生机构资源和其他卫生资源的充分整合利用，那么转诊制度还应包含同等级医疗卫生机构之间以及医疗机构与其他卫生机构之间的横向转诊。如果要完全贯彻转诊制度的内在价值，那么转诊制度不仅应包括全部转诊，还应包括部分转诊。他提出，完整的转诊制度应当是复合转诊，即基于诊疗需要，全部或部分地在基层医疗机构与高等级医疗机构之间纵向转移诊疗服务以及在综合性医疗机构与专科医疗机构之间、西医医疗机构与中医（民族医）医疗机构之间、医疗机构与其他卫生机构之间、医疗机构与医学检验机构之间横向转移诊疗服务的制度。

（2）分级诊疗执行难。分级诊疗制度也叫"社区首诊双向转诊制度"，就是要按照疾病的轻、重、缓、急及治疗的难易程度进行分级，让不同程度的疾病由不同级别的医疗机构承担，做到基层首诊、双向转诊、急慢分治及上下联动，实现对医疗卫生资源的有效配置。是以社区卫生服务中心为载体、依托全科医生为社区成员提供安全有效、便捷适宜的基本医疗卫生服务的制度。分级诊疗制度执行难主要是因为制度没有很好地适应国人的就医心理及就医习惯，没有妥善解决好上级医院与基层医疗机构的责、权、利关系。医疗机构之间存在职能级差和服务能差的客观现实，会直接影响患者的就医选择行为。根据一项对江苏、湖北、云南三省农村居民的调查结果显示，农村居民对不同层级医疗机构提供的服务质量存在认知差异，约30%的受访者认为村卫生室提供的服务质量差或非常差，10%~20%的受访者认为乡镇卫生院

---

① 董文勇. 公医诊疗合作与我国复合转诊法制构建——健康治理现代化的训诫 [J]. 河北法学，2020，38（10）：115-137.

提供的服务质量差或非常差，认为县医院提供的服务质量差或非常差的受访者不到5%①。在这种情况下，如果允许患者自由就诊，那么只要经济条件允许，患者往往倾向于选择服务能力更强的高级别医疗机构。如果同时允许医疗机构自由接诊，受经济利益的驱使，高级别医疗机构将突破职能分工的限制，将服务范围向基本医疗服务扩展；而基层医疗机构受卫生资源和服务能力的限制，业务范围无法向高端医疗服务扩展。由于基层医疗机构主要只能使用基本药物，更加激励基层患者直接外出就医。结果是数量较少的高级别医疗机构患者云集，医疗资源严重供不应求；而大量低级别医疗机构门庭冷落，医疗资源长期闲置浪费。这种无序诊疗不仅不利于医疗卫生资源的充分利用，还加重了患者的经济负担，也会引发公共医疗服务体系的公益性和战略性目标异化②。

（3）部分医联体"联而不动"。医联体是当前我国整合服务的主要载体，但一些区域的医联体是政府行政部门"拉郎配"的结果，医联体本身并没有形成自主经营管理的运行体系。各组成机构之间缺乏信任和理解，较少通过自主协商形成集体行动，理事会等议事协调机构也形同虚设。此外，机构间缺少共同的组织文化和价值观以及互联互通的信息系统，也导致整合的意识、动力和能力均不足，有时形式上的整合反而加剧了大型公立医院对基层医疗机构的挤压③。

3. 破解健康服务整合困境的思路

（1）采取综合手段引导患者转变就医观念。实际上患者对基层医疗卫生机构的服务质量的怀疑态度并非总是与实际基层服务质量相关④。政府及社会各界要做好分级诊疗政策的宣传，加强对群众在基层就医的教育与引导。医疗行为毕竟不是单纯的经济行为，除了提高在基层就医的医保报销比例这一

① 赵黎. 新医改与中国农村医疗卫生事业的发展——十年经验、现实困境及善治推动 [J]. 中国农村经济, 2019 (9): 48-69.

② 董文勇. 公医诊疗合作与我国复合转诊法制构建——健康治理现代化的训诫 [J]. 河北法学, 2020, 38 (10): 115-137.

③ 郑英. 我国区域整合型医疗健康服务体系的治理逻辑与路径分析——基于多中心治理视角 [J]. 中国卫生政策研究, 2022, 15 (1): 20-28.

④ YANG M. Demand for Social Health Insurance: Evidence from the Chinese New Rural Cooperative Medical Scheme [J]. China Economic Review, 2018, 52 (c): 126-135.

经济手段，还需综合运用政治、社会以及文化等手段引导患者到基层医疗机构首诊。

（2）切实提升基层医疗机构的服务能力和水平。中国推行分级诊疗制度是在大医院与基层医疗机构存在着资源与能力严重不平衡的状态下进行的。不提升基层医疗机构的服务能力和水平，就无法真正说服民众转变就医观念和行为，也无法在整合健康服务的过程中摆脱高级别医疗机构，尤其是三级医院的虹吸效应。有学者建议采用上级医院全面托管基层医疗机构的模式以提升后者的服务能力。一是托管基层医疗机构的日常医疗行为，用上级医院的标准规范基层医疗机构对常见病、慢性疾病等疾病的治疗流程、治疗标准及药用要求；二是托管基层医疗机构的业务能力，上级医院采取导师制、实行一对一以及小组讨论式的业务指导，提升基层医疗机构医生的业务水平；三是托管基层医疗机构的检验检测，提高各类检验项目的便捷性与准确率，培训基层医疗机构的医生正确分析检测报告；四是托管基层医疗机构的药物，采取与基层医疗机构药房相互调剂药物乃至同城药物集中配送等方法让患者在基层就诊也能方便用药[1]。也有学者认为，加大各级政府对基层卫生的财政投入力度，不断完善基层医疗机构的医疗设备、基本药物种类等硬件设施，同时提高基层医务人员的薪资待遇，着力改善基层医疗卫生的软环境，吸引更多优秀的医护人才去就业[2]，才是提升基层医疗机构服务能力的要义。

（3）适度限制高级别医疗机构在规模、服务等方面不断扩展的趋势。有学者建议政府逐步取消三级医院普通门诊，只保留急诊及特色专科门诊，同时大幅度提高三级医院门诊、急诊挂号费及医保自负的比例[3]。如此可使患者被动地到基层医疗机构首诊。但笔者认为这一做法需以提升基层医疗机构的服务能力为前提，否则就可能付出降低医疗服务质量、牺牲患者健康权益的代价，背离健康治理维护民众健康权、提高健康水平的初衷。同时也不符合放松行政管制，增强市场机制和社群机制作用的宏观路径走向。应对三级医院向内吸纳资源和患者的虹吸效应，不宜堵，而应疏，即在不损害三级医院

---

①　高和荣. 健康治理与中国分级诊疗制度 [J]. 公共管理学报, 2017, 14 (2): 139-144, 159.

②　丁忠毅, 谭雅丹. 中国医疗卫生政策转型新趋势与政府的角色担当 [J]. 晋阳学刊, 2019 (5): 84-91.

③　高和荣. 健康治理与中国分级诊疗制度 [J]. 公共管理学报, 2017, 14 (2): 139-144, 159.

利益的前提下，引导其向外释放自身的资源和能量。

（4）利用数字技术加强各健康服务机构之间的联系。数字技术的发展为各部门数据和信息交换汇集提供了技术基础，数据的开放共享大大降低了健康服务中的信息不对称，有利于各服务机构增强互动，以实现同一健康目标为导向，在同一体系下交汇和合作①，最终促进各类健康服务的网络化集成和全链条整合。通过数字化诊疗技术实现远程医疗服务，也是在不改变现有医疗资源配置的情形下，提高基层医疗机构服务能力的一条现实路径。人工智能所特有的信息采集与匹配、自动识别以及智能决策，将带来健康治理领域的重大变革，尤其是在辅助临床诊断、监测个人健康数据、管控疾病风险、提升全民健康水平等方面将发挥重大作用②。

## 六、健康不平等的治理

健康不平等表现为不同社会群体健康状况的系统性差异。保障健康公平、缩小健康差距，是健康治理的主要目标之一。为缓解健康不平等，世界各国在卫生资源领域进行了大量的投入，投入后社会整体的健康状况有所改善，但这些改善有时并没有减少健康不平等，反而加剧了这种不平等。因为相对于弱势群体，优势群体从中获益更多③。要让增加的卫生投入达成减少健康不平等的目标，首先需要厘清健康不平等的成因。

### （一）健康何以不平等

健康不平等由某种形式的不公平或不公正造成，包括选择权剥夺导致的健康损害、生活或工作环境暴露、医疗卫生服务可达性不足、与健康有关的社会流动等④。

---

① 申曙光，吴庆艳. 健康治理视角下的数字健康：内涵、价值及应用 [J]. 改革，2020（12）：132-144.

② 王晓斐. 人工智能视域下的健康治理：技术进步与治理困境 [J]. 中国科技论坛，2019（9）：7-9.

③ 谢治菊. 健康中国战略下脱贫户健康扶贫质量及其治理 [J]. 云南大学学报（社会科学版），2022，21（3）：85-97.

④ WHITEHEAD M. The Concepts and Principles of Equity in Health [J]. International Journal of Health Services，1992（3）：429-445.

1. 经济因素与健康不平等

经济与资源的不平等是造成健康不平等的主要原因。经济因素中讨论得最多的是家庭收入的影响。收入是通过影响人们在自身健康上的可支配状况进而影响人们的健康水平，这一效应被称为"收入的健康效应"；反过来，健康状况又通过影响人们的工作效率和工作能力来决定收入状况，这是"健康的收入效应"①。这两种效应叠加在一起，便形成了通常见到的"贫病交加"现象。学界对健康不平等的早期研究大多也聚焦于收入对健康的促进效应②，证实了"健康的收入梯度假设"，即收入水平越高的居民健康状况越好，但随着收入的增加，其健康促进效果逐渐减弱甚至消失。从经济学的视角看，健康不平等的治理要靠经济的持续发展及对收入不平等的矫正。在经济学家眼中，健康是人力资本的重要组成部分③。既然收入增长对预期寿命的边际收益递减④，那么从理论上可以推导出：对低收入人口进行健康投资能带来更丰厚的人力资本回报。

2. 权力关系与健康不平等

学者张维、陈琴⑤认为权力关系是造成健康不平等的原因。把健康不平等归因于经济和资源结构问题，因为没有触碰隐藏在经济关系背后的权力关系，没有追问不平等的形成机制，仅仅试图依靠有限的再分配政策来矫正不平等，所以政策效果有限。他们主张采用马克思主义的视角，将劳动者在政治、经济、文化等维度遭受的结构性剥削看作产生健康不平等的根源。基于这一视角，健康不平等的治理应致力于调整人与人之间的社会关系，特别是生产领域的劳资关系，具体包括调整影响就业数量的产业政策、影响就业质量的劳动法规、影响再分配的福利政策、针对跨国企业和私人资本的税收政策等。亦即将健康融入所有政策，从而纠正社会的结构性问题，重塑影响健康的权

---

① 翟绍果. 健康贫困的协同治理：逻辑、经验与路径 [J]. 治理研究，2018（5）：53-60.

② LEIBENSTEIN H. A Theory of Economic-Demographic Development [M]. Princeton：Princeton University Press，1954.

③ SCHULTZ T W. Investment in Human Capital [J]. American Economic Review，1961（3）：1-17.

④ 张震. 新中国人口健康转变：卫生治理与健康策略协同演进的成就 [J]. 中国人口科学，2022（5）：32-47，126-127.

⑤ 张维，陈琴. 政治经济学视角下"将健康融入所有政策"的当代实践：国际经验及启示 [J]. 政治经济学季刊，2023，2（4）：141-159.

力关系。

### 3. 可行能力与健康不平等

经济学家阿马蒂亚·森[①]认为，贫困（包括健康贫困）的根源在于人的基本可行能力被剥夺，"一个人的生活由一系列功能构成。功能即能做什么和怎样生活，包括营养良好、身体健康、避免疾病等基本要素""能力是使功能得以发挥的力量，体现了个人过某种生活或实现合理目标的自由""贫困不单是由低收入造成的，很大程度上是因为可行能力缺失所致"。可行能力指的是一个人将社会资源转化为功能性活动的能力。一个人处于健康贫困状况是因为他（她）参与医疗保障、卫生保健和享受基本医疗与公共卫生服务的机会丧失，从而带来收入减少和贫困发生。"真正的权利平等必须通过能力的平等才能实现。"徐小言和钟仁耀[②]从阿马蒂亚·森的可行能力概念出发，把健康可行能力的剥夺分为自然剥夺和社会剥夺。自然剥夺有两种，第一种是由于不同的健康禀赋导致每个人的初始健康资本不同；第二种是自然环境，如空气、饮水、土壤等导致个人的健康剥夺。社会剥夺也有两种，第一种是由个人的饮食结构和恶劣的卫生环境状况所导致的健康剥夺；第二种是由社会因素所导致的健康剥夺，如农民工从事的一些工作没有完善的安全保障，工作环境恶劣，致残致死率高。健康可行能力缺失导致个体健康易受损→个体健康受损首先导致医疗支出增加，其次是直接劳动收入减少→收入减少使家庭面临两难选择，放弃治疗可能带来劳动力的永久性损伤，而坚持治疗可能影响对子女的教育投资→劣势的积累最终使患者家庭因能力缺乏和权利受损陷入贫困。受阿马蒂亚·森的可行能力概念启示，治理健康不平等的关键在于提升健康贫困人口的可行能力，需要给他们增权赋能。

### 4. 社会资本与健康不平等

大量研究证明了个体社会资本和集体社会资本对健康的促进作用[③]。这种现象也符合"生物—心理—社会医学模式"对疾病与健康问题的理解。穆滢

---

① 阿马蒂亚·森. 以自由看待发展 [M]. 北京：中国人民大学出版社，2013.

② 徐小言，钟仁耀. 农村健康贫困的演变逻辑与治理路径的优化 [J]. 西南民族大学学报（人文社科版），2019，40（7）：199-206.

③ BAREFOOT J C, MAYNARD K E, BECKHAM J C, et al. Trust, Health and Longevity [J]. Journal of Behavioral Medicine, 1998, 21（6）：517-526.

潭和袁笛①的研究发现，在社会资本变量中，对健康影响最大的是社会信任，拥有较强社会信任感的居民比没有社会信任感的居民的健康水平高 8.82%；地区健康治理水平不仅对居民健康具有显著正向影响，而且对于经济社会资本与居民健康关系具有调节作用。社会支持网络理论认为，拥有强大而稳定的社会支持网络，不仅能为个体解决当前面对的问题提供支持，还能帮助他们预防潜在的问题。无论这种支持是个体意识到的，还是由社区、社会网络和亲密伙伴提供的实际的工具性或表达性的资源。这类研究启示我们，健康不平等的治理要注重发挥社会资本——这种规范、信任、社会网络资源对于居民健康的促进效用。

（二）健康不平等如何治理

找到了健康不平等的"病因"，接下来就是"对症下药"，整合整体政府与整个社会的力量，对贫困、受教育难、失业、无家可归、居住条件不佳、社区关系紧张等问题进行治理，提升健康公平水平②。有学者提出我国应建立起一套包括健康风险预防机制、健康能力提升机制和健康贫困救助机制在内的因病致贫、返贫的治理机制③。三种机制分别作用于健康贫困发生前、发生后和传导过程中，从而从整体上实现对健康贫困的源头治理、过程治理和结果治理。

1. 健康风险防范策略

健康风险指的是因负性健康风险事件而造成的经济损失及非经济损失的可能性。这里的负性健康事件不仅指疾病伤害和失能，也指基本公共卫生服务的缺乏④。不同群体和个体面临的健康风险不同是诱发健康不平等的逻辑起点，此策略是针对健康不平等的源头进行治理的。

健康风险的产生有外因也有内因。内因指个体对健康风险的判断和抉择，

---

① 穆滢潭，袁笛. 医疗治理体系、经济社会资本与居民健康——基于 CGSS2013 数据的实证研究 [J]. 公共行政评论，2018，11（4）：29-51，178-179.

② 李昶达，韩跃红. 参与式健康治理对健康中国建设的启示 [J]. 中国医院管理，2019，39（11）：1-4.

③ 庄琦. 始终把人民健康放在优先发展的战略地位——党的十八大以来健康中国行动的成就与经验 [J]. 管理世界，2022，38（7）：24-37.

④ 马敬东，张亮. 农村贫困家庭健康风险及其干预策略 [J]. 中国初级卫生保健，2005（5）：35-36.

以及由此产生的行为①。个体对风险的认知是影响健康行为的关键因素，而个体的风险偏好也会影响其健康决策。风险厌恶者和中性者会主动采取措施或者被动防范健康风险，具体措施如购买医疗保险、获取更多健康信息等；而风险爱好者倾向于尽量减少成本花费，抱着侥幸的心理面对客观存在的风险。有学者从个体对健康风险的认知和偏好这一角度出发，根据健康风险认知和风险偏好的特征组合，提出健康不平等的四条治理路径。具体如下：①信息成本路径。包括改变个体的知识结构，提升健康意识和对健康风险的认知；为个体提供免费或者低成本的健康信息，降低其信息获取成本等。②预防干预路径。包括宣传疾病预防知识，使人们懂得如何选择健康的行为和主动预防疾病；提供健康体检服务，做到疾病的早发现、早诊断、早治疗等。③健康信念传播路径。包括传播健康信念，鼓励个体坚持治疗，提高其在诊疗过程中的依从性等。④参保意愿提升路径。包括通过提高个体风险意识、了解社会保险和商业保险，提升自身保障意愿；政府以补贴的方式降低个体的保险购买成本等②。

也有学者针对农村家庭的健康脆弱性、经济脆弱性和社会脆弱性分别提出治理逻辑。健康脆弱性是指由于城乡医疗卫生资源分布不均衡，导致农村居民面临健康风险冲击的概率更大，大病、重病更多发；经济脆弱性是指农村居民一般经济收入较低且不稳定，应对疾病的经济负担能力弱，容易形成灾难性医疗支出；社会脆弱性是指农村居民由于社会因素导致其获取健康资源的成本较大。据此，健康不平等的治理逻辑是：均衡医疗卫生资源的公平配置，提升农村居民的健康能力，降低其健康脆弱性；发挥医疗保险、医疗救助与大病保险等多种健康保障制度的叠加作用，增强农村居民患病后的经济负担能力，降低其经济脆弱性；引导社会组织参与健康不平等的治理，为农村居民链接更多健康资源，扩展患病居民的社会支持网络，降低其社会脆

① 石智雷，吴志明. 早年不幸对健康不平等的长远影响：生命历程与双重累积劣势 [J]. 社会学研究，2018，33（3）：166-192.

② 王海漪，杜婷. 风险理论视角下健康贫困治理模式与路径探索——基于山西省"三区"项目的案例分析 [J]. 中国卫生政策研究，2021，14（1）：2-9.

弱性①。

防范健康风险与预防疾病的理路相似，无非是从"固本培元"增强自身抗风险能力和"抵御外邪"防范外来风险侵害两个方面入手。换句话说，应从风险产生的内因和外因两手抓。针对内因，通过健康教育、健康锻炼、增强保险意识等措施夯实自身的抗风险素养；针对外因，通过环境改善、政策重塑、优化资源配置等方式减少外部环境因素对人造成的能力剥夺和健康损害。

### 2. 政府治理能力提升策略

政府在我国健康不平等的治理中一直扮演着主导性角色。因此，提升政府的治理能力对矫正健康不平等十分关键。

有学者基于公平与效率两大治理理念和资源汲取能力、制度建设能力、服务递送能力三类治理能力，梳理了中国健康不平等治理的四个时期。①从新中国成立到1984年医疗卫生体制改革启动之前。这段时期政府的资源汲取能力虽弱，但医疗卫生制度建设能力和社会动员能力较强；在治理理念上坚持公平取向，以较低的卫生投入实现了较高的健康产出。医疗卫生政策对减少贫困发挥了积极的促进作用。②从1984年医疗卫生体制改革启动后到20世纪末。这段时期政府的资源汲取能力因财政分权化而进一步被削弱，同时因将卫生保健筹资和服务供给的责任推给市场，医疗卫生的制度建设能力和社会动员能力也很低，国家治理能力薄弱；在治理理念上转为效率优先，采取单一的市场化手段，导致因病致贫、返贫问题愈演愈烈。③从进入21世纪到2015年中共中央、国务院发布《关于打赢脱贫攻坚战的决定》之前。这段时期政府的政策导向发生了巨大转变。健康政策和反贫困政策制度化地结合在一起，开始把医疗保障纳入农村扶贫开发事业之中，主要依靠建立和巩固新型农村合作医疗、医疗救助制度等来化解医疗卫生的"支出性贫困"；公平的治理理念重新确立，国家治理能力不断增强。④从2015年到现在的这段时期，国家将"开展医疗保险和医疗救助脱贫"作为主要举措，实施健康扶贫工程，保障贫困人口享有基本的医疗卫生服务，努力防止因病致贫、返贫。公平治理理念愈加巩固；国家治理能力显著增强，无论是财政汲取能力，还

---

① 翟绍果，严锦航. 健康扶贫的治理逻辑、现实挑战与路径优化 [J]. 西北大学学报（哲学社会科学版），2018，48（3）：56-63.

是制度建设能力、服务递送能力都不断提升①。

我国健康不平等治理的演化轨迹表明，虽然治理在一定程度上受到治理能力的制约，但治理理念才是最根本的影响因素。矫正健康不平等，政府必须坚持公平优先的政策价值取向，同时通过提升制度建设能力来培育社会资源，之后才是汲取社会资源、整合社会力量开展健康服务递送，打通健康服务的"最后一公里"。

3. 个体健康能力提升策略

徐小言和钟仁耀②从人与环境的相互作用这一视角提出个人健康能力的提升策略。①在健康教育方面，既要帮助患者尽快适应疾病，在与疾病共处的过程中不放弃追求自己的人生价值和幸福生活；也要在整个社会传播如何与患者和谐相处，促进患者与社会环境的融合与协调。②在健康服务领域，健康服务工作者通过指导患者改变生活方式、改善所处环境等来达到自我健康管理；在面对无法治疗的疾病或无法康复的失能状态时，要帮助患者发展在其健康状态无法改变的情况下的个人能力，助其获得较为正常的生活和工作状态。③在健康服务管理领域，健康服务管理的目标应该致力于协助患者发展自我管理和适应环境的能力，相配套的政策以及评价体系都应该有所拓展和补充，相关保险制度也应该有不同程度的创新和推进。在个体患病之后，其与环境之间旧有的平衡关系即被打破。此时提升健康能力，一方面是改变个体对疾病、对生活、对社会环境的认知和态度，进而改变自身行为，以适应环境；另一方面是改变环境对个体的挤压、剥夺、排斥，营造对患者友好的新环境，以接纳和帮助处于弱势的个体，最终重获人与环境之间的平衡。

鞠牛和梁玉成③认为健康休闲消费有利于提升个体的健康能力。健康支出包含医疗支出和健康休闲消费支出两个部分。医疗支出主要用于治疗疾病，从而避免健康状况恶化并恢复健康；健康休闲消费是养护、锻炼和旅游等方

① 张奎力，李晓丽. 我国健康反贫困的政策演进及治理逻辑 [J]. 中南民族大学学报（人文社会科学版），2021，41（7）：27-37.

② 徐小言，钟仁耀. 农村健康贫困的演变逻辑与治理路径的优化 [J]. 西南民族大学学报（人文社科版），2019，40（7）：199-206.

③ 鞠牛，梁玉成. 健康不平等产生机制及其治理途径探析——健康消费分层的视角 [J]. 公共行政评论，2022，15（6）：154-172，200.

面的费用，主要用于维持和促进健康状态。他们认为医疗支出可能是不同阶层都必须的刚性支出，而健康休闲消费则有显著的阶层差异。中上阶层更可能通过健康休闲消费来维持较高的健康水平，换句话说，中上阶层通过健康休闲消费强化了其健康优势。无论是出于消费意愿还是能力，低阶层都更易出现健康休闲消费不足的状况而减少提高健康水平的机会。这也使得健康不平等无法仅通过医疗领域的政策来缓解。据此，健康不平等治理的又一策略在于，社会要为低阶层的健康休闲行为提供更多的公共资源。健康休闲消费比医疗支出更可能成为促进健康的有效途径。

个体的健康可行能力可分为健康参与能力、疾病应对能力和健康保障能力，无论哪种能力都无法仅凭个体自身的努力提升。如果说，个体是自身健康的第一责任人，那么，弥合健康不平等则是整个社会的责任。

### 4. 健康扶贫实践策略

在推进健康扶贫的实践中，我国主要围绕"看得起病""看得好病""看得上病""少生病"四个目标展开治理。①"看得起病"重点关注为贫困患者减轻经济负担。具体措施包括：扩大医疗救助的覆盖范围和提高救助水平、建立贫困患者就医的绿色通道、鼓励慈善救助活动等。②"看得好病"主要指满足贫困患者对福利性高质量医疗服务的合理期望。具体措施包括："医联体+对口帮扶"策略、实施大病集中救治工程以及基层医疗平台服务能力提升工程。③"看得上病"指保证贫困患者获得医疗服务的公平性和可及性。具体措施包括：为建档立卡贫困人群免费提供健康管理和家庭医生签约服务，做好贫困人群的初级医疗保健，将医养结合融入健康扶贫项目等①。④"少生病"是健康扶贫的优先策略。具体措施包括：开展义诊和巡诊活动；强化家庭医生的"健康守门人"的角色，完善居民健康档案以及加强慢性疾病筛查与管理工作；组织贫困人口定期体检；实施健康教育与健康促进行动等。主要是通过增加人、财、物的投入，在健康贫困人群中贯彻落实三级预防措施，做好"未病先防""已病防变""病后防复"。

---

① 张敏，张淑娥，贺景平，等. 我国健康扶贫治理评述：实践、逻辑及原则 [J]. 华西医学，2019，34（12）：1340-1347.

# 我国医务社会工作发展概况

　　我国医务社会工作实践始于北京协和医院。1921年，由美国石油钢铁大王洛克菲勒设立的基金会全额投资成立了北平协和医院。同年，基金会派浦爱德（Ida Pruitt）女士到协和医院指导成立了社会服务部，在中国最早开展了医务社会工作服务。社会服务部的工作人员大多是大学社会学系的本科毕业生，工作期间享受跟医生同等的待遇。到1935年，协和医院社会服务部有15位社工、6位督导、1位社工主任和3位主任助理。他们的工作任务包括：帮助患者与医生合作，接受医嘱和治疗方案；减免经济困难患者的医疗费用或提供其他社会福利；开展个案调查，对患者家庭进行访视，为医生提供治疗和科研帮助；负责门诊台、分科处、住院处的咨询、分诊等工作；建立职工社会服务部、怀幼会、救济部、调养院等①。在协和医院的影响下，20世纪30年代，其他一些医院也设立了社会服务部，如南京鼓楼医院、上海红十字会医院、重庆仁济医院等。这些医疗机构的社会服务部一方面协助医生护士开展各种病患的家庭探访、社会心理评估及住院照顾服务，另一方面协助政府开展难民救济、难民医疗、空袭救济等特种救济活动。可以说在20世纪初，我国医务社会工作的发展与英美几乎是同步的，而且从一开始就非常强调服务的专业化和职业化。

　　在中断了近70年后，在2000年前后，内地个别医院开始探索重启医务社会工作，这其中最具代表性的是上海东方医院和北京朝阳医院。此后，北京、深圳的一些公立医院开始跟进。医院希望通过引入社会工作，建立一种

---

　　① 讴歌. 协和医事［M］. 北京：生活·读书·新知三联书店，2007：10.

矛盾化解机制，缓和医患关系。2006年党的十六届六中全会提出"建立宏大的社会工作人才队伍"，并对我国的社会工作发展做出总体设计，社会工作国家层面的政策窗口正式开启。卫生部于2007年对全国卫生系统社会工作与医务社会工作人才队伍建设和岗位设置状况进行了调研，为医务社会工作政策窗口的开启做准备。调研发现：全国各地医疗机构大多是自主、自愿、由下而上设置社会工作部，开展医务社会工作；医疗机构开展医务社会工作的主要动机是预防、减少、调节医疗纠纷，改善就医环境，构建和谐的医患关系；全国医务社会工作制度建设在不同的地区、领域，医疗机构间存在巨大差距；各地普遍根据医院的实际情况和自身理解来界定医务社会工作者的职责范围；社会工作者的职责范围与护士的职责范围、服务内容边界存在一定交叉；在已开展医务社会工作服务的机构中，有些提供的并不是真正、标准的医务社会工作服务，有些提供的服务尚停留在志愿服务的层面；绝大多数在岗医务社会工作者的工作方法比较简单，缺乏社会工作专业特色，难以充分发挥社会工作解决问题和服务患者的应有功能。① 2009年中共中央、国务院发布的《关于深化医药卫生体制改革的意见》明确提出"要构建健康和谐的医患关系，开展医务社会工作，完善医疗纠纷处理机制，增进医患沟通"，针对医务社会工作发展的国家层面政策窗口正式开启。此后，学术界加大了探索有中国特色的医务社会工作理论体系和制度建设的力度，实务界致力于推动医务社会工作在医院、社区等场域的普及。

2012年《卫生部关于在全国医疗卫生系统开展"三好一满意"活动的通知》强调要"探索设立医院社会工作者，逐步完善志愿服务的管理制度和工作机制……将社会工作和志愿服务纳入医疗机构"。医务社会工作成为现代健康照护体系中的重要组成部分。2016年国家卫计委将"注重医学人文关怀，促进社工志愿服务"纳入《改善医疗服务十大计划》中，强调要加强医院社工和志愿者队伍专业化建设，充分发挥社工在医患沟通中的桥梁和纽带作用。这两项政策一方面有力地推动了医院社会工作的开展，另一方面也造成一些医疗机构将医务社会工作与志愿服务混为一谈。

---

① 卫生部人事司. 中国医院社会工作制度建设现状与政策开发研究报告（摘要）[J]. 中国医院管理, 2007, 27 (11)：1-3.

国家卫计委在《进一步改善医疗服务行动计划（2018—2020年)》中指出，"要在医疗机构设立医务社工岗位"，并将医务社工制度纳入考核指标。医务社工制度作为一级指标，下设"医务社工配备情况"和"志愿者服务时长"两个二级指标。在"人文服务"这个一级指标下的"患者心理疏导""医务人员心理疏导"等次级指标，理论上也属于医务社会工作的服务内容。如果说之前国家层面开启的是指导性政策窗口的话，那么，自这一政策出台起，国家层面就开启了强制性政策窗口。于是，广东、湖南等的地方性政策窗口陆续打开。地方性政策按照惯例，在国家指标的基础上进行了具体化。如广东省的《进一步改善医疗服务行动计划实施方案（2018—2020年)》规定，"到2020年底，全省至少90%的三级医院设立医务社工岗位，30%的三级医院设立医务社工部门，配备专职医务社工"。

## 一、我国医务社会工作实务模式的划分

医务社会工作实务模式是医务社会工作者在医疗机构和医疗照顾情境中开展社会服务形成的一套相对规范化的专业服务流程和工作方法。我国医务社会工作重启以来，各地方、各机构进行了百花齐放式的积极尝试，学术界也及时对已有实务模式进行了总结。

在2007年卫生系统开展的"社会工作和社会工作人才队伍建设现状调查和岗位设置政策研究"中，研究团队依据介入方式的不同，将当时国内医务社会工作实务归纳为六种基本模式：①青年志愿者服务。通过团中央系统开展的青年志愿服务将医务社会工作引入医疗机构。②国外介绍和引进。医院院长通过在国外进行的医疗机构参访，认识并接纳医务社会工作的理念，进而主动引进医务社会工作。③医院自行设立社会工作部。医院为了重塑社会形象或预防、减少医疗纠纷而自主成立社会工作部，开展医务社会工作服务。④专业实习介入。高校社会工作专业学生进入医院开展专业实习和服务，在此过程中打动院方，实习生日后被院方正式聘用。⑤综合模式。医务社会工作的开展是制度环境、社会工作教育、开拓型医务社会工作领袖人物和制度创新等多种因素有机结合的产物。⑥无意识模式。医院虽然对医务社会工作

不了解，但实际上已在不知不觉中开展了部分医务社会工作服务。[1] 这六种模式在服务内容上有明显差异。青年志愿者服务模式的服务内容主要限于门诊导引和病房陪伴等非专业服务，医务社会工作的专业性明显不足；国外介绍和引进模式在一开始就注重社会工作的专业化特征，服务内容较为全面；医院自行设立社会工作部模式服务的侧重点在于缓解医患纠纷，内容面也较为狭窄；专业实习介入模式能提供的服务内容则取决于实习生的实务能力，由于学生实习时间的限制，无法保证服务的连续性；综合模式的服务内容一般呈渐进发展状态，随着制度支撑体系的健全和实务经验的累积，不断拓展新的服务领域和内容；无意识模式的服务内容则往往与医院行政性事务交织在一起，难以区分社会工作的专业边界。

刘岚和孟群[2]总结出了五种实务模式：①历史渊源模式。以北京协和医院和上海儿童医学中心为典型。这类医院的建立或发展历史多与西方教会、慈善基金会等有着密切关联，受西方医务社会工作理念的影响较大，因此较多地借鉴了西方模式，开展的社会工作服务内容较为全面。②社会工作推进模式。以上海东方医院为典型。这类医院注重工作人员的专业资质，工作内容由易到难，从健康教育、志愿者服务，到小组工作、个案工作，再到实习带教和科学研究，逐步推进专业服务的发展。③公共关系管理模式。以北京大学深圳医院为典型。这类医院社工部的前身为公共关系科，主要负责对医院公共关系进行集中管理，通过协调处理医疗投诉和医疗纠纷、监管医疗服务程序、收集社会对医疗服务的意见和建议等，树立医院良好的公众形象，营造和谐的工作环境。④医患纠纷处理模式。以北京朝阳医院为典型。这类医院社工部的主要职责是化解医患矛盾、减少医疗纠纷。工作内容包括规范医疗投诉接待和处理流程、开展患者满意度调查、开展职工法律法规培训、将医疗质量和安全管理中发现的问题及时反馈给相关部门等。⑤康复医学模式。以中国康复研究中心（首都医科大学附属博爱医院）为代表。将医务社会工作与残障社会工作结合，由经过社会工作专业培训的医护人员为残疾人提供

---

[1] 卫生部人事司. 中国医院社会工作制度建设现状与政策开发研究报告（摘要）[J]. 中国医院管理，2007, 27（11）：1-3.

[2] 刘岚，孟群. 当前我国几种医务社会工作实务模式比较 [J]. 医学与社会，2010, 23（2）：36-38.

社会康复服务，包括门诊法律政策咨询、社区康复辅导、残障者居室的无障碍改造、特殊用品用具配置等。这种实务模式的划分以医务社会工作的缘起和主要服务内容为依据。虽然这些都还不是成熟的医务社会工作实务模式，与西方发达国家医务社会工作的专业化和标准化水平还有较大差距，却是在中国宏观社会环境、历史文化传统、社会结构、制度体系下的本土化探索，为建立有中国特色的医务社会工作理论知识和实务模式积累了经验。

刘继同[①]在《改革开放 30 年以来中国医务社会工作的历史回顾、现状与前瞻》一文中，将中国医务社会工作实务和制度建设的发展模式概括为九种："不知不觉"和"实际上"从事社工服务的模式，医院中"非专业社会服务部"发展模式，社工院校将医院作为医务社工的实习基地模式，社工组织与医疗机构签订社工服务类协议模式，民政部"社工人才队伍建设试点"模式，医院医务社会工作部（社会服务部）模式，政府购买服务模式，专职岗位社工模式，地方性、制度化设计和医务社会工作专业人才队伍建设模式。这种模式的概括虽然全面，但略显粗糙，较难辨别模式的划分依据及模式之间的本质区别。

目前全国开展医务社会工作服务的医疗机构主要集中在东部发达地区，其中上海和深圳两地由于地方政府的推动力度大、民间力量的发育程度高，医务社会工作发展速度快、专业化水平高，并形成了两种不同的本土化发展路径。而西部地区的医务社会工作则普遍推行速度较为迟缓，唯有成都市在汶川地震后，在外部力量的推动和帮助下开始了本土实践，并得到了地方政府的支持，目前在西部地区可谓一枝独秀。而重庆的医务社会工作与西部大部分地区一样，整体而言仍处于以志愿服务为主的萌芽阶段。

## 二、上海模式

### （一）上海医务社会工作的发端

上海东方医院于 2000 年 5 月成立了社工部。社工部作为医院的一级科室，直接由分管院长管辖，与院办、党办、医务部等行政职能部门不存在隶

---

① 刘继同. 改革开放 30 年以来中国医务社会工作的历史回顾、现状与前瞻 [J]. 社会工作，2012（1~7 期连载）.

属关系；同时作为院内服务的提供主体之一，接受医院服务管理委员会领导①。其业务则受浦东社会工作协会指导。在社工部组建初期，其职能为协调患者的社会心理问题和拓展医院的服务范围与功能。社工部虽是行政部门，但基本上不参与医院的行政操作和过程管理，而是以为患者提供各类人文服务为主。社工部设立的专职工作人员是从医疗、护理岗位上抽调而来，并经浦东社工协会专门培训并考核合格后再开展工作的。这一直接把医院员工作为社会工作服务实施者的模式后来被逐渐推广至上海市其他医院。

社工部成立后，把社区工作作为主体工作之一，为社区开展大型义诊、提供上门服务等。2000 年底，社工部与浦东梅园街道社区签订了社区居民健康教育项目共建协议，定期为社区居民开设专业病种的健康教育课堂，派资深医师为居民讲解疾病知识和保健常识。还从病友互助小组中挑选成员组成病友宣讲团，走进社区分享战胜疾病的成功经验。2001 年推出了门诊护送、病房探访和病友互助参与这三种"义工服务"。门诊护送服务包括就诊指引，医院环境介绍，代为挂号、付款、取药，就诊全程陪同等。病房探访服务包括对住院患者的看望，陪同患者进行简单游戏，为儿科患者辅导功课，曾身患重病的义工走进病房讲授自己战胜疾病的经验等。病友互助参与服务主要是一些有医学背景的义工参与到病友互助小组活动的策划、指导和统筹工作中。社工部还开展了个案工作、病友互助小组、为患者寻求社会资源等工作。个案工作主要借助于华东理工大学等高校社工系的学生来开展，通过与患者进行一对一的接触，了解患者的基本情况，解决患者对疾病的心理恐惧、自信心下降等问题。病友互助小组主要是"糖友乐"糖尿病患者互助小组和"爱康乐"乳癌患者互助小组。社工部除了提供医务人员讲课、资料片观看等传统服务外，还让患者根据活动主题，自行设计活动过程，在活动过程中获取与疾病相关的知识。遇到一些患者因家境等原因得不到基本的医疗服务或在得到医疗服务后无力支付巨额医疗费用的情况，社工部通过在病区设立爱心捐款箱和吸引社会捐款等方式链接社会资源，为患者解决经济困境。② 可

---

① 张一奇. 上海市综合性医院医务社会工作模式的建立与评价——以同济大学附属东方医院为例 [J]. 现代医院管理，2010，8（2）：9-11.

② 张一奇，黄庆恒，王志文，等. 在现代化医院中开展医务社会工作的探讨 [J]. 中华医院管理杂志，2003，19（2）：84-86.

见，该院的医务社会工作是从社区健康教育和志愿者活动开始，逐步扩展到对专业技能要求更高的个案工作和小组工作，体现出循序渐进的发展特征。

（二）上海医务社会工作的发展

如果把2000年东方医院成立社工部这一事件看作上海医务社会工作的发端，那么可以把上海医务社会工作的发展分为四个时期：萌芽期（2000—2008年）、探索期（2009—2011年）、推广期（2012—2015年）和规范期（2016年至今）。①

2003年"医务社会工作高级研讨班"在上海召开，提出将着手把医务社会工作纳入医疗工作领域，成为卫生领域继医生、护士、医技之后的第四种职业。这一发展思路具有突出的前瞻性，为社会工作顺利进入医疗场域，融入医疗服务团队奠定了思想基础。

2009年上海市民政局对医务社会工作情况展开调研。2010年上海市卫生局对医院社会工作情况展开调研。2011年上海市医学会医务社会工作专科分会成立。

2012年，上海市卫生局、民政局、教委、人社局联合下发了《关于印发〈关于推进医务社会工作人才队伍建设的实施意见（试行）〉的通知》，要求上海市所有三级甲等医院必须设立社工部，普通医疗机构每300～500张床位配1名医务社工，肿瘤、儿科、精神科等特殊医疗领域每100张床位配1名医务社工。2013年，上海将是否开展社工服务纳入医院评价体系中（不设立者扣分）。到2015年底，上海已经有152家医疗机构试点开展医务社工服务，包括35家三级医院、77家二级医院、40家社区卫生服务中心。

在中共中央、国务院2016年制定《"健康中国2030"规划纲要》后，上海市政府于2017年出台了《"健康上海2030"规划纲要》（征求意见稿）。2017年，在国家卫计委印发《进一步改善医疗服务行动计划（2018—2020年）》后，上海市于2018年制定了《上海市进一步改善医疗服务行动计划实施方案（2018—2020年）》，2019年将医务社会工作纳入医学人才培养计划。

从政策出台的时间特征看，上海医务社会工作地方政府政策的出台滞后

---

① 内容来源于"2019年中国社会工作教育协会医务社会工作专业委员会高峰论坛：健康中国格局下的标准化与可持续发展"上季庆英的报告"上海市医务社会工作标准化建设介绍"。

于医疗机构的实践探索。上海第一个与医务社会工作相关的政策文件的出台时间（2012 年的《关于推进医务社会工作人才队伍建设的实施意见（试行）》）较医疗机构的第一个医务社会工作实践探索（2000 年东方医院社工部成立）滞后了 12 年。地方政策对中央政策主要采取了紧跟策略。中央宏观政策开启窗口后（2009 年中共中央、国务院印发《关于深化医院卫生体制改革的意见》，2011 年中央组织部、中央政法委、民政部等 18 个部门联合印发《加强社会工作专业人才队伍建设的意见》），地方加大了实践探索力度，随即开启了地方具体政策的窗口（2012 年《关于推进医务社会工作人才队伍建设的实施意见（试行）》发布）。

上海各医疗机构医务社会工作的服务内容各有重点、各具特色。如上海儿童医学中心主要开展七个方面的工作：①处理患儿及其家属的社会问题；②增强患儿及其家属对医院环境的适应性；③处理患儿及其家属与医疗单位的关系；④融合社会工作理念，提供员工继续教育培训方案；⑤参与推进社区健康教育；⑥充分运用社会资源，积极筹集慈善基金，救助困难儿童；⑦接收社工专业学生实习，开展实习带教及督导。① 服务涵盖的范围比较全面。上海长征医院形成了以五大优先工作体系为内容，以"医社护志"四方联动为架构，以医务社会工作专业理念为支撑的医务社会工作实务发展模式。其五大优先工作体系分别是：志愿者管理、健康社区建设、病患服务、医护人员减压、学术研究与发展②。徐汇区中心医院的服务涵盖个案工作、小组工作、社区工作、志愿者服务、公益慈善、教育科研等方面。浦东人民医院则以志愿者服务和公益慈善服务为主。

经过 20 年的探索，上海市医务社会工作已经逐步走上"专精化"发展道路，凝练出六大专科品牌，分别为：慢病社会工作——全程精细管理；精神健康社会工作——社区复原模式；儿科医务社会工作——以儿童为中心；老年健康社会工作——老年友好环境；口腔医务社会工作——聚焦专科特色；急诊创伤社会工作——从防治到康复。致力于引领中国高水平的医务社会工

① 刘岚，孟群. 当前我国几种医务社会工作实务模式比较［J］. 医学与社会，2010，23（2）：36-38.

② 郑兴东，柴双，代文瑶. 综合性医院医务社会工作实务模式探索——以上海长征医院的社会工作实践为例［J］. 中国社会工作，2017（18）：24-29.

作服务。[①]

### (三) 上海模式的特征

上海医务社会工作发展模式呈现出四个方面的突出特征。

(1) 从政策窗口的开启方式上看,上海模式是在"由下而上实践倒推+由上而下政策引领"的双重作用下,地方政策窗口得以顺利开启。地方政策窗口一经开启后,便对医务社会工作实践起到了重大的推动作用。

(2) 从医务社会工作的发展路径上看,上海模式从一开始就注重走专业化道路。无论是东方医院、上海儿童医学中心还是徐汇区中心医院都是如此。其走专业化道路的保障一是紧抓专业人才的培养,二是注重从制度上进行顶层设计。这与其他省市所走的从非专业化到半专业化再逐步走向专业化的路径明显不同。

(3) 从医务社会工作的发展策略上看,上海模式强调稳步推进,全盘布局。上海发展医务社会工作的轨迹并没有显示出在某个阶段"大干快上"的节奏,而是稳扎稳打,逐步推进。且全市动作比较整齐,医务社会工作已遍及市内各个行政区域,实现了从三级甲等医院到社区卫生服务中心的广泛覆盖。这与其他省市至今仍停留在个别医疗机构医务社会工作"一马当先"的局面明显不同。

(4) 从医务社会工作的运行机制上看,上海模式强调在医院内设置社工部,招募专业社会工作者成为医院职工,并由此开展相应的专业服务。

### 三、深圳模式

#### (一) 深圳医务社会工作的发端

深圳市社会工作通过"政府推动,民间运作"的模式创建。2007年,深圳市在广东省率先开启了社会工作的政策窗口,制定《关于加强社会工作人才队伍建设推进社会工作发展的意见》,并同时颁发了7个配套文件,拉开了以"岗位购买"方式发展的社会工作服务的序幕。"1+7"政策提出要按一定

---

① 内容来源于"2019年中国社会工作教育协会医务社会工作专业委员会高峰论坛:健康中国格局下的标准化与可持续发展"中季庆英的报告"上海市医务社会工作标准化建设介绍"。

的比例，在社会福利与社会救助机构、学校、医院等设置社工岗位，并提出"一院一社工"的医务社会工作发展目标。在该政策的指导下，深圳市民政局和深圳市卫计委于2008年10月通过政府购买第三方服务的形式，为6家医院配备了8名岗位医务社会工作者，开启了由政府推动的医务社会工作发展的大门。2009年开始在各区推广，派驻社会工作者到各家医院开展专业服务。医务社会工作者在香港督导的指导下，建立了包含专业工作流程、工作表格、服务标准、岗位职责等在内的工作体系，确保了专业工作系统的有效运行。2010年深圳市医务社会工作联合会成立，制定了定期召开会议的制度，加强机构间的联系和学习，集中探讨医务社会工作发展问题的解决方案，并开展医务社会工作培训。①

（二）深圳医务社会工作的发展

从实施购买服务的"独立岗位社工+项目化岗位社工"的个别试点，到实行"一院一社工"政策，再到研发医务社会工作服务项目竞投服务，方法的不断创新使深圳医务社会工作得到了较大的发展空间。

深圳医务社会工作主要围绕患者服务、医护人员关爱、医患共融活动、社区健康教育与促进4个方面展开。具体服务内容包括：为病患及其家属提供心理支持、情绪疏导和经济援助，加强慢病患者的自我管理和互助关爱；协助医院妥善安置"压床"患者，规范"三无"病患安置流程；开展医护人员职业技能培训和压力管理；协助调解医患纠纷，提升卫生领域人性化服务水平等。社会工作机构研发了大量医疗领域的服务项目，如"医路相伴"医患援助服务项目、"晴朗天空"医护人员关爱计划项目、"七彩阳光"长期病患贫困人群社会工作服务项目、"幸福蒲公英"关爱育龄女性和失独家庭服务项目等。

2014年7月，龙岗区卫生与计划生育局和龙岗区民政局联合印发了《深圳市龙岗区医务社工管理办法》（以下简称《办法》），对医务社工的服务范围、待遇保障、考核管理、招标采购等做了明确规定。《办法》的出台，标志着龙岗区初步形成了医务社会工作管理机制和医务社会工作的统一格局。

到2015年，有8家社工服务机构的130多名社会工作者，在深圳市儿童

---

① 关冬生. 创新与未来——前行中的广东省医务社会工作 [M]. 广州：中山大学出版社，2016：7-8，25-31.

医院、深圳市人民医院等 57 家医院开展服务。到 2019 年，有 24 家社工服务机构的 300 多名社会工作者为龙岗、福田、罗湖等 10 个行政区的医疗机构提供了医务社会工作服务。在门诊，他们提供预约、接诊、医院宣传等服务；在病房，他们对患者进行社会心理状况评估、参与病房巡诊、参与复杂病例个案处理、组织患者或家属的小组工作、制订出院计划；在院外，他们辅导家属照顾患者、协助家属与患者一起设计跟进服务方案、连接家庭和社区卫生服务、寻求社会资源减轻家属压力。

　　深圳市儿童医院的"政府+医院+社会"多元复合型医务社会工作服务有较大知名度。2013 年 4 月，该院正式成立社工部，负责全面统筹医院的医务社会工作与慈善公益工作。在社工部的 17 名工作人员中，有 4 名是由医院自聘的、2 名是由政府"购买"的、11 名是由社会募集的。2014 年医院和深圳市关爱行动组委会办公室（以下简称"深圳市关爱办"）共同打造了"Vcare 关爱空间"。该项目的目标一是通过开展各类活动打造医院的压力舒缓中心；二是通过活动和救助信息带动社会各界的参与，打造全国首家以医院为载体的公益服务体验岗和儿童医疗救助的公益信息岗。项目采取"1+1+N"的运作模式，第一个"1"指由一个爱心冠名企业负责资助一个关爱空间的运营经费，第二个"1"指由一个专职社工负责空间的日常运营和管理服务，"N"指依托空间吸纳社会各界公益力量共同参与。关爱空间分布在住院楼的 9 个楼层，由腾讯、中兴、顺风、万科等知名企业冠名。项目以社会工作者和志愿者为专业团队，开展空间运营管理、空间常规服务、空间特色主题服务三大主体服务。每个空间的专职社工根据所在病区患儿的需求策划活动，主要包括各类康娱活动、医疗游戏等患儿及家长的压力舒缓服务和健康小课堂、节假日医患感恩活动等医患互动服务。项目社工还协助深圳市关爱办和医院开展就医患儿救助信息对接管理工作，及时收集整理患儿及家长的各类救助需求信息，并将信息及时对外发布，搭建救助需求与爱心救助对接平台。2017 年深圳市儿童医院和深圳市关爱办及九三学社、中华慈善总会首彩爱心基金共同发起医院"爱医吧"医护人员减压服务项目，服务内容包括：职业教育和人文课堂等发展性服务；自助休闲和压力舒缓等预防性服务；心理辅导、音乐治疗、园艺治疗、叙事治疗等补救性服务。[①]

经过十余年的发展，深圳逐步建立了社会工作者注册、督导培育、继续教育、第三方评估等工作制度。医务社会工作者在开展服务的过程中，除了坚守社会工作价值观，运用个案、小组、社区等社会工作方法外，也注重将实务经验进行不同维度的提炼和转化。如龙岗区春暖社工服务中心在 2011 年就编制完成了内部培训教材"医务社工实务指引手册系列丛书"，2015 年又联合民政主管部门、香港督导、本地督导团队筹建了深圳医务社会工作服务标准建设委员会，制定《深圳市医务社会工作服务和作业流程标准体系》，在医务社会工作标准化、教程化和程序化方面起到了引领作用。[②]

**（三）深圳模式的特征**

深圳医务社会工作发展模式与上海有明显不同，其"政府购买服务、医院使用社工、机构提供社工、香港督导指导"的方式综合发挥了各方面的力量。

（1）政府主导。深圳市政府在发展医务社会工作的过程中起着重要的主导作用，在政策制定、制度保障、经费投入、服务监管等方面都扮演了重要角色。深圳医务社会工作的地方政策窗口开启时间早于国家政策窗口。其第一个与医务社会工作相关的政策文件（《关于加强社会工作人才队伍建设推进社会工作发展的意见》）的出台时间是 2007 年，早于相应的国家政策（2011 年中央组织部、中央政法委、民政部等 18 个部门出台的《加强社会工作专业人才队伍建设的意见》）。体现出深圳地方政府作为改革开放的桥头堡，具有敢于先行先试的创新精神。至今，深圳模式仍以政府购买服务为主，以医院内设社工部门，"自聘社工+购买服务"为辅。

（2）借助香港督导的力量。由于其毗邻香港的地理位置优势，深圳在开展社会工作的过程中引入了香港专业督导的力量，使得其医务社会工作一经启动就按照专业流程运作。

（3）民间力量广泛参与。广东是一个有着慈善文化底蕴的地方，民间公益氛围浓厚，社会组织成长迅速。深圳更是于 1989 年率先在全国探索志愿服

---

①　内容来源于吴文湄在 2020 年全国医务社会工作巡讲第三场中的报告"儿童健康社会工作：儿童医院关爱空间的搭建与运作"。

②　张卓华，林莲英，陈晓微. 专业引领，协同发展——深圳医务社会工作 10 年本土实践［J］. 中国社会工作，2017（18）：20-23.

务工作，致力于建设"志愿者之城"。2017 年，深圳提出要全面推进志愿服务社会化、制度化、专业化、生活化。截至 2018 年，深圳已有注册志愿者158 万人。将社会工作者与志愿者紧密联系在一起，在医疗等领域，以社工带义工（志愿者），可各展所长，优势互补。社会工作者发挥其在组建团队、规范服务、拓展项目、培训策划等方面的专业优势。志愿者发挥人数众多、时间灵活的优势。两者结合，既拓展了服务领域，又保障了服务质量。

（4）探索资源投入的新模式。向民间社工机构购买岗位服务是深圳政府扶持社会工作的早期形态，而资助公益项目，岗位社工和项目社工齐头并进，是试点后期的主要方式。采用"公益创投模式"创新资源投入，拉动社会工作机构扎根社区需求研发服务项目等举措，使得深圳医务社会工作在服务机构数量、服务专业化水平上一直保持较为领先的地位。

### 四、成都的探索

成都市医务社会工作目前处于自下而上推动发展的状态，大多是以第三方机构和公益慈善机构推动为主，政府部门虽然表示支持，但较少将支持落实到政策层面，更多的是一种象征性支持。整体上，成都市社会工作在医疗卫生领域的推进进程相对于其他领域较为缓慢，目前仍局限在少数医院试点阶段。

#### （一）发端：对地震伤员的跨专业服务

2008 年四川汶川地震发生后，全国各地社会工作专家、社会工作者相继赴川开展社会工作服务，四川本土的医务社会工作也开始萌芽。前期开展的医务社会工作主要是为地震伤员开展多元化的服务，由专家带领开展个案工作、小组工作、社区工作以及行政工作。除了实务以外，这期间也有很多不同的理论和实务培训，为之后成都本土医务社会工作的发展奠定了基础。成都市第二人民医院是成都市最早开展医务社会工作的医疗单位。在 2008—2009 年，广东省、香港地区等地的多个专业团队为四川灾区伤员提供服务期间，成都市第二人民医院培养了自己的跨专业团队（医生+治疗师+社会工作者），与香港复康会、香港红十字会以项目合作的形式为地震伤员以及工伤伤员开展"一站式"跨专业服务。社会工作者在其中主要是和医疗团队一起为新伤员进行社会康复评定，根据评估结果制订跟进计划并定期跟进患者；同时为伤员复工、回归社会和家庭、伤残适应、未来生活和生计开展小组工作；并联合医疗团队对伤员进行社区、家庭和工厂探访。2013 年，由香港红十字会支持，香港资深医务社会工作专家陈志英女士成为成都市第二人民医院医务社会工作的专业督导。2014 年，香港红十字会、香港复康会、成都市第二人民医院合作举办了"在医院及灾难事故中社工的意义及角色"研讨会，推进了医务社会工作及灾难社会工作的发展。

### （二）发展：本土医务社会工作实务模式的多样化探索

2014 年 8 月，成都市新都区红十字会以项目形式在新都区中医院开展了首个区级医务社会工作试点服务项目。由此，成都本土医务社会工作在项目实施的基础上逐渐成长起来。2015 年 5 月，四川省医院协会医院社会工作暨志愿服务工作委员会成立。医务社会工作行业体系的搭建有力地推动了医务社会工作在医疗场域的整体发展。同年，成都市慈善事业发展办公室与成都云公益发展促进会联合向成都市民政局申请了一年期的"成都市医务社会工作人才实务培训项目"，针对川内的社会工作服务机构、社会工作者开展了一系列专业医务社会工作培训，为四川省培养了一批紧缺的专业医务社会工作人才。

成都市医务社会工作尚处于探索阶段，其发展模式主要有五种：①非政府组织申请社会服务项目带入医院。服务经费由机构自带。成都市第二人民医院、四川大学华西医院、四川省人民医院、四川省八一康复中心等医院均属此类。②政府试点项目。由卫计委、民政局、残联、红十字会等公共组织与医院协调后在医院开展医务社会工作服务。新都区五家医院的医务社会工作服务是以投标的方式由成都市本土社会组织竞标，中标后开展的。③医院主动购买社会工作服务项目。有的医院因认识到社会工作的重要性，医院领导班子决定自行出资购买社会组织的服务在个别科室进行试点。四川省人民医院、锦江区妇幼保健院为个中代表。④医院招聘社会工作者在院内开展服务。这种模式区别于其他模式之处在于社会工作者不再是进驻医院提供服务的第三方，以成都市第二人民医院和金堂县第一人民医院为代表，两家医院各有 1 名医务社会工作者。⑤医院内社会工作者引进社会组织的服务项目。由于医院聘请的社会工作者较少，需要开展的服务众多，因此医院内的社会工作者经过严格筛选和管控后引进了一些社会组织的服务项目，为患者服务。① 一些医院组合采用了以上五种模式中的若干种，如四川省人民医院就同时采用了①、③两种模式。

成都市医务社会工作的推进得益于政府部门、社会组织、医疗机构三方的协同。

首先是政府相关部门和慈善救助类社会团体的支持。2015 年，在成都市民政局和成都市慈善总会的支持下，四川大学华西医院和四川省人民医院分别开启了为期五年的医务社会工作项目服务，以驻科开展重症患儿救助、志愿者服务为主。2015—2016 年，成都市卫计委对医务社会工作发展现状进行调研后，在新都区卫计局和新都区红十字会的支持下，新都区的五家医院开始以项目形式购买医务社工服务，每家医院配备两名社会工作者。

其次是医疗机构的响应。各医疗机构根据自身的诊疗特色和患者的独特需要推出了特色服务项目。如 2016 年成都市金堂县第一人民医院康复医学科招聘了一名社会工作专业背景的医务社会工作者，为病患开展院内康复社会工作试点工作；成都市锦江区妇幼保健院出资购买社会工作项目，为孕产妇及儿童提供服务；新都区的五家医院的医务社会工作服务也各有特色，包括长者慢病康复、骨科专项服务、妇儿保健服务、全院个案转介服务等。

最后是社会组织的积极参与。除慈善总会及红十字会积极出资对医务社会工作项目予以支持外，许多社会工作机构也及时推出了医务社会工作服务内容，承接政府和红十字会等的招标项目。成都市目前开展医务社会工作的单位以购买第三方社会工作服务机构项目为主，以医院直接聘用社会工作者为辅。

(三) 典型的本土医务社会工作实践

四川大学华西第二医院和四川省人民医院的医疗救助模式。2011 年，在四川大学华西第二医院从事儿童血液肿瘤性疾病临床诊治工作的周晨燕医生开始和一些大型基金会合作，专门针对白血病患儿进行救助。2016 年周晨燕调入四川省人民医院，任儿科副主任、医院慈善管理办公室主任。开展医疗救助一是让更多的白血病患儿有钱继续治疗，二是满足那些生命已进入倒计

---

① 刘枭，张涛. 四川省成都市医务社会工作行业发展状况及路径探索 [J]. 中国社会工作，2017 (36)：22-26.

时的患儿的临终愿望。开展医疗救助时主要考虑 4 个因素：①案主是否需要和值得救助？即对救助对象的确定；②案主需要多大数额的救助？即对救助程度的评估；③案主的治疗效果将如何？即对救助效果的预判；④选择何种救助方式？即对救助平台的选择。医务社会工作者首先了解案主的医疗保险状态，如有无医疗社会保险和商业保险、案主所患病种在不同保险中的报销政策、案主所在地区的报销比例及有无支持政策等。如果考虑完这些之后费用上还有缺口，就开始寻求社会救助。一般首先考虑是否有相应的基金会项目，其次考虑自筹。医务社会工作者应用合适的筹款技巧、选择合适的筹款时机、在合适的筹款平台（如腾讯公益、阿里云公益等网站）上进行筹款。除了社会救助外，医务社会工作者还组织患儿家长成立互助支持小组，开展互帮互助。如对接爱心企业成立"小白妈咪互助团"，分享看护患儿的经验、为患儿做各种美食；成立"小白爸爸抗污战队"，让患儿爸爸从事家庭装修后的甲醛治理工作，一方面可以挣钱补贴家用，另一方面帮助新装修了房屋的家庭减少因装修引起的污染，减少儿童白血病的患病风险。[1]

成都市新都区中医院的项目合作模式。针对患者因种种原因滞留医院的问题，成都市新都区中医院医务社会工作者根据案主的情况和预估结果，扮演好资源链接者、协调者、使能者的角色，通过"社会工作者+医院+N"的联动模式，为案主链接红十字会、救助站等资源，与社区取得联系，协助案主了解民政局、人力资源和社会保障局、住房和城乡建设局等部门的相关救助政策，通过各种途径联系患者家人，不断发掘和提升患者自身的资源，增强其自助自救的能力和信心，协助案主回归社会。[2] 近几年，该院逐步探索出以项目为载体、以合同为依据、以督导评估为保证的医务社工服务"1+2+3+4"模式。"1"为 1 支队伍，即引进一支能够熟练运用社会工作专业知识和技能开展医务社会工作服务的专业队伍。该院先后由众翼社工服务中心、金东公益服务中心两家社工机构提供专业的医务社会工作服务。"2"为 2 方参与，即政府力量和社会力量相辅相成、共建共管。政府力量主要来自新都区人民

---

① 内容来源于 2019 年周晨燕在"助力医务，展翅翱翔"西南地区医务社工培训发展项目的线上公开课"探索医疗救助与医学人文"。

② 范斌. 增能与重构：医务社会公共案例研究 [M]. 上海：华东理工大学出版社，2017：77-83.

政府和新都区卫健局，负责政策引导和资金保障工作。社会力量主要来自高校和社会团体。西南石油大学为项目开展提供学科支持、人员培训和专业督导。红十字会购买服务主体、链接政府资源、监督服务和评估项目。"3"为3个理念，即专业化、组织化、人性化的服务理念。"4"为4项机制，即资金保障机制、多方评价机制、专业督导机制和研究培养机制。社工机构与新都区红十字会、新都区卫健局、新都区中医院签订四方服务协议，规定服务内容及要求、经费使用原则及支付方式、项目绩效评估等事项。① 该院医务社工的服务内容为政策咨询、个案服务、群体康乐活动、健康宣教活动、链接社会资源、医护关怀，同时协助医院招募、培训、管理志愿者。

## 五、重庆的探索

社会工作专业化服务是由民政系统首先推动发展起来的，重庆的医务社会工作也是从民政系统下属的医院开始的。而卫生系统的医院则与全国绝大多数地区一样，是从志愿服务起步的。

### (一) 重庆市第十一人民医院的"康复+社工"团队联动模式

重庆市第十一人民医院（原重庆市精神病院）创建于1954年，是重庆市民政局直属的一家三级精神病专科医院。该院提出了"以医疗康复为基础、社会服务为支撑、慈善救助为补充"的"全人医疗照顾"模式，建立了精神科医师、护士、临床心理治疗师、社会工作者等专业队伍，致力于发挥三级精神病专科医院服务在大众精神健康领域的积极作用。医院现有开放床位1000张，专职社会工作者3人。引入医务社会工作的主要目的，是在临床药物和物理治疗的基础上，通过医务社工和康复治疗的整合，促进精神障碍患者的治疗和康复，帮助患者早日回归家庭和社会。2009年该院被重庆市民政局定为"重庆市社会工作人才实习基地"，2010年被民政部确定为"全国社会工作试点示范单位"。

该院早期主要是购买重庆市冬青社工服务中心（以下简称"冬青"）提供的精神康复领域的社工服务。"冬青"是重庆市第一家以改善精神疾病患者

---

① 内容来源于陈玉琼在"健康中国格局下的标准化与可持续发展——中国社工教育协会医务社工专委会2019高峰论坛"中的报告"成都'1234'医务社工模式构建和谐医患关系的探索与实践"。

生活质量、提高精神卫生服务质量、促进公众精神健康为宗旨的专业社会工作服务机构。彼时，为提高服务效率，"冬青"与医院社会工作科实行的是"一套班子、两块牌子"的运作方式，以"1+7"（即1个患者有1个精神科医生+1个心理治疗师+1个社工+1个护士+1个护工+1个康复师+1个义工）的工作模式开展精神与心理健康评估、认知行为治疗、残障康复、能力提升、庇护性劳动、就业培训等多项专业服务。"冬青"还积极尝试在社区层面开展精神卫生社会工作项目，加强机构和社区之间的联系，让更多的精神障碍患者能在社区层面得到照料。2012年"冬青"将服务重心转移到社区，并撤离了重庆市第十一人民医院。[①]

之后，重庆市第十一人民医院社工科经历了与医保办合署办公，最终落到新成立的康复科。现在，其社会工作的开展方式除了独立承接市级政府购买的社工服务项目外，主要是将医务社会工作服务整合到康复科的精神康复治疗项目当中，如精神障碍作业疗法训练、康复综合评定、职业康复训练等。社会工作者与康复医生、康复护士、心理治疗师等专业技术人员一起，参与康复治疗活动。一些治疗项目，如康复综合评定，还被列入了医保服务项目，为社会工作资金的来源开辟了新渠道，在医院社会工作的可持续发展上探索出了一条新路径。

康复科针对精神障碍患者在康复阶段常常出现的懒散、冷漠、缺乏生活热情等情况，依托社工项目，开展了丰富多彩的治疗活动，如生活技能训练、社交技能训练、体感运动训练、艺术治疗、心理治疗等。为改善患者的情绪状态和生活质量，医院每天组织患者在操场进行慢跑、做广播体操等晨间锻炼活动，对患者进行行为矫正，帮助患者养成规律作息；组织患者在室内操练"八段锦""五禽戏"等治疗操，在促进精神康复的同时提高患者的身体健康水平；组织患者在医院的室外园艺坊进行系统性的绘画治疗，通过绘画过程，让患者将潜意识内压抑的感情与冲突呈现出来，并获得纾解与满足；组织患者开展以"魔法花园"艺术治疗为主题的绘本上色活动，激发患者的想象力、创造力和动手能力，锻炼了患者的注意力和耐力。"淘乐汇"系列活

---

① 邓明国. 重庆"冬青"：社工机构创办和转型的一个样本 [J]. 中国社会工作, 2014 (15)：19-20.

动是康复科自创的康复项目，该活动将代币兑换、才艺展示、集体生日会、趣味游戏、优秀康复患者颁奖等内容有机结合，以代币治疗为载体，提升患者参与康复治疗的主观能动性和积极性，增强患者的团结合作意识和集体荣誉感，取得了较好的康复成效。

**（二）石柱县人民医院的"医志社"三位一体服务模式①**

石柱县人民医院创建于 1945 年，是一家二级甲等综合医院。2015 年医院整体搬迁，虽然医疗资源得到整体优化，但规模加大、科室细分、流程严密等变化也让很多患者一时无法适应。在此情形下，医院联合民革石柱县支委，建立"积善之家"志愿服务中心，通过县人民医院官网、微信公众平台、石柱县电视台、石柱报等媒体向全社会招募志愿者，开展关爱病患志愿服务。2016 年 6 月，"积善之家"志愿者服务中心正式成立。

为支持"积善之家"志愿者服务中心的运作，医院将其所需经费纳入医院预算，以确保服务中心有效运行；为中心配备了 1 间办公室、1 间培训会议室、2 间更衣室、1 间休息室作为活动阵地；在全院设置了 13 个服务站点，配备血压计、轮椅、雨伞、体重秤、复印机等常用物品。为确保志愿服务活动规范开展，中心制定了《"积善之家"志愿者服务中心职责》《志愿者招募与管理实施细则》《志愿者服务工作内容与细则》《志愿者服务须知及考核》《志愿者权益及奖励办法》等规章制度。为提高志愿服务质量，中心在招募志愿者的时候由专人负责把关，对报名者进行面试，在志愿者上岗前，进行岗前培训，提升服务能力。培训内容包括志愿服务及医疗基本常识、举止礼仪、沟通技巧、团队精神等。在培训结束后进行考核测试，根据个人特点安排服务岗位，确保人岗相适。在志愿者队伍中开展传帮带活动，让本单位志愿者、工作出色的社会志愿者与新进志愿者结对，带领新手尽快熟悉业务，提高服务效率。

"积善之家"志愿者服务中心成立后即发起了"三心关爱志愿服务"项目。一"心"是"热心服务在门诊"，即志愿者在门诊区为患者提供咨询、方向指引、陪同就医检查、轮椅借用、复印、协助使用挂号缴费及检查报告

---

① 本部分内容根据人民网、华龙网、重庆日报数字报等媒体上关于石柱县人民医院"积善之家"的相关报道整理而成。

打印自助机等服务；二"心"是"贴心服务在病房"，即建立患者服务呼叫中心，根据需求为住院部患者提供"爱心义剪"、协助出入院办理、心理疏导、代购、临时陪伴、生活照顾、政策咨询、意见建议收集及反馈等服务；三"心"是"爱心涌动在社会"，即组织医务志愿者和大学生志愿者到乡镇、社区、学校、敬老院及企事业单位开展义诊、助残、急救和健康知识宣教等系列服务。

"积善之家"志愿者服务中心以"医务人员+志愿者+医务社工"三位一体的"医志社"模式开展服务。对内充分发挥医务人员的专业优势和医务社工的组织协调作用，对外链接共青团石柱县委、县司法局、县妇女联合会、阳光琴行、胡然商贸有限公司、县针织厂等组织，构建爱心大联盟，整合公益资源。经常开展的志愿服务项目有四项：①"三心关爱志愿服务"项目。②"守护青春一路同行 ASE（青少年 Adolescent、安全 Safety、教育 Education）志愿服务"项目。该项目于 2016 年 8 月发起，整合民革石柱支部、县人民医院、县卫健委、县司法局、团县委等单位志愿者资源，组建了集医务人员、心理咨询师、法治科普者、医务社工为一体的专业志愿者团队，走进学校，深入村社，开展青少年安全教育进校园、进社区主题活动，编制适用于不同年龄段孩子的教育课件，解决青少年身心安全问题，协助维权。③"贴心服务·从头开始志愿服务"项目。该项目亦是于 2016 年 8 月发起，由医务社工链接爱心义剪企业，组织义剪志愿者，为住院病患开展义剪活动。④"健康乡村行·助残助贫志愿服务"项目。该项目是 2018 年 11 月以开展"新时代文明实践活动"为契机发起的。志愿者深入偏远乡村、困境群众家庭，开展健康扶贫政策、健康生活宣教，同时联系山东省淄博市第一医院、陆军军医大学第一附属医院、重庆医科大学第二附属医院等医疗专家团队，为贫困人员现场诊疗。

通过广泛开展的志愿服务活动，石柱县人民医院患者的就医获得感、满意度越来越高，群众对志愿者的评价越来越好，愿意加入志愿服务的爱心人士也越来越多。2017 年 11 月，重庆市卫计委召集全市 50 余家医院在该院召开"重庆市推进医院社工和志愿者服务工作会"，来自全市各公立医院机构的500 余人参观了"积善之家"志愿者服务中心。2017 年"积善之家"志愿者服务中心获"首届重庆市志愿服务项目大赛银奖"；2018 年获"全国卫生行业首届青年志愿服务大赛"重庆赛区银奖；还被国家卫健委评为"2015—2017改善医疗服务行动加强人文关怀示范科室"。

2020年1月24日，石柱县西沱镇发现首例新冠肺炎确诊病例。"积善之家"志愿者服务中心的广大志愿者积极投身战"疫"第一线，开展守护一线医护人员及家庭、为医护人员提供爱心义剪和爱心专车、为全县慢特病患者送医送药上门、为因疫情产生不良情绪的市民提供心理疏导等服务。2020年6月"积善之家"志愿者服务中心被评为"重庆市新冠肺炎疫情防控最佳志愿服务组织"。

### (三) 重庆医科大学附属儿童医院的"医校社"合作服务模式

重庆医科大学附属儿童医院（以下简称"重庆儿医"）是集医、教、研为一体的三级甲等儿童专科医院，是国家儿童健康与疾病临床医学研究中心、国家儿童区域医疗中心（西南）。医院加入了中国医院协会医院社会工作暨志愿服务工作委员会、国家儿童医学中心医务社会工作与公益慈善联盟。

早在2009年医院就设立了"希望工程+小天使基金"，并通过大型公益活动筹集善款救助患儿。2014年，引入山城志愿服务中心，在血液科、肿瘤科实施"医院重症住院儿童支持计划"公益项目。2016年重庆市渝中区少儿关爱服务中心（以下简称"奇恩"）开始为该院肿瘤科患儿及其家庭提供关怀、陪伴等志愿服务。2017年和2018年分别设立了两个奇恩小家，全年为重庆主城以外初来重庆儿医肿瘤外科求医或正在肿瘤外科治疗的家庭（主要是贫困家庭、病情严重的患儿家庭）提供短期免费住宿。奇恩主要是通过招募志愿者的方式在重庆儿医院内为肿瘤外科和血液科患儿提供服务。常规性活动的内容有每月爱心义剪、课业辅导、周六下午主题活动、护理小课堂、每月生日会等。通过这些活动丰富患儿在医院的生活，并在活动中学会乐观、坚强、积极、感恩。为了帮助患儿妈妈缓解内心的压力和苦闷，奇恩成立了"妈妈小组"。在小组内，志愿者进行陪伴、沟通、交流，协助解决问题，妈妈们彼此鼓励，在战胜疾病的路上携手同行。渝善社会工作服务中心也在重庆儿医风湿免疫病房为患儿提供服务。

随着《进一步改善医疗服务行动计划（2018—2020年）》政策落地，重庆儿医于2018年12月在重庆地区三甲医院中率先成立社工部，完善医疗

"全人服务"体系，增加医学人文关怀，促进医患关系和谐发展。社工部隶属于医院党办，设专职社会工作者2名。因医务社工岗位的设置数量无法满足医院医务社会工作发展的需要，社工部提交了《关于设置医务社工助理岗位的提案》，希望以医务社工助理为桥梁，促进社工部与临床的有效对接，及时发现临床需求，更好地推广医务社会工作理念，推进医院医务社会工作的开展。院长办公会通过该提案后，社工部面向全院公开招募选拔了15人成为首批医务社会工作助理，2人担任医务社会工作顾问。经岗前培训后，2019年9月医务社工顾问和助理正式上岗。助理们作为专业医务社工的助手，扎根临床科室，在个案转介、公益项目实施、慈善资源链接、志愿团体管理等方面发挥着积极作用。

2020年6月重庆儿医与西南大学国家治理学院签订《西南大学社会工作实习实践基地》《创新创业实践基地》《重医附属儿童医院医务社会工作人才培养基地》等合作共建协议。根据协议内容，双方将在学生实习实践、社会工作项目服务、人才培养、科学研究等方面开展全面深入的合作。7月，西南大学第一批社会工作专业硕士实习生到医院门诊部、肾脏内科病房和社工部，为患儿及其家属提供专业的社会工作服务。医院为各岗位实习生配备了带教老师，并由社工部定期开展团体督导。

除为有需要的患者提供医疗救助、在各临床科室开展个案服务外，社工部还实施了一系列医务社会工作项目和公益慈善活动。如2020年3—4月开展的"一起来战疫　社工齐助力——关爱医务人员家庭服务"项目，2020年7—9月开展的"独立生活计划"肾脏内科患儿支持项目。在血液科、肿瘤外科开展"帮困送福"公益活动，组织"天使汇爱心　情满书香韵"捐书活动。开展国际志愿者日公益活动，传播公益慈善理念等。

2020年10月，作为中国宋庆龄基金会——迪士尼儿童医院专项基金的项目之一，迪士尼欢乐屋正式在重庆儿医两江院区落成并启动。这一公益空间的打造是贯彻"以患者为中心"的医院文化，实施"医务社工+志愿服务"公益发展模式的一次实践。医院将该项目纳入"医务社工和志愿服务示范基地"示范点建设，实施专人管理，结合患儿及家长的需求，定期开放、组织主题游戏及各类活动，旨在将迪士尼欢乐屋打造成集心理支持、人文关怀、健康促进"三位一体"的品牌公益项目。西南大学国家治理学院社会工作专业的学生以过程实习的形式参与了公益空间项目活动。

**（四）重庆医务社会工作开展整体状况**

除上述三家医院外，重庆还有一些机构开展了医务社会工作。

2017年10月巴南区人民医院团委在巴南区民政局的批准下，利用上级补助的资金，开展了"医路相伴"医务社会工作服务项目。该项目的内容包括对服务对象的心理支持和关怀、情绪疏导，以及帮助服务对象提升自我认知能力与解决生活、家庭问题等。

2018年10月重庆医科大学附属第二医院引入驻点社工，以缓解病患和家属的心理压力，联系相关渠道为患者减轻经济压力。该院与重庆师范大学共同建立的宽仁医务社工实训基地，是重庆地区首个医务社会工作者培训基地。①

重庆市中西医结合康复医院设置了专职社工岗位开展医务社会工作服务。服务开展之初，通过举办医务社会工作知识讲座的方式，提高全院职工对医务社会工作及医务社会工作者的认知。

2019年11月，重庆大学附属肿瘤医院和重庆大学公共管理学院共建医务社会工作实践研究基地，共同探索"专职社工+志愿服务"的公益模式，推动社工研究和实践相互融合，不断完善医院服务体系，为肿瘤患者提供更加全面、更有温度的服务。②

2017年渝中区民政局与民悦社会工作服务中心就开始共同推进贫困老年人慢病自我管理与服务社会工作项目。乐至社工服务中心先后与重庆市中医骨科医院、重庆医科大学附属康复医院等合作开展主题小组活动，服务内容包括健康教育、情绪疏导、医疗保险制度解读等。这些服务都是以政府购买社工服务的形式开展的。

整体而言，重庆市医务社会工作的推进速度比较缓慢。原因主要有三个。

（1）地方政策窗口迟迟未开启，尤其是卫生系统的政策窗口未开启。缺少主管部门的推动，使得重庆大部分医院目前都没有成立社工部（科）。少数

---

① 顾小娟. 重庆首家重医附二院引入驻点医务社工［EB/OL］.（2018-10-29）［2022-08-10］. https://baijiahao.baidu.com/s?id=1614798078346410361&wfr=spider&for=pc.

② 阳杭玲，程风敏. 重庆首个肿瘤领域医务社会工作实践研究基地落户重庆大学附属肿瘤医院［EB/OL］.（2019-11-20）［2022-08-10］. http://news.cqu.edu.cn/newsv2/show-14-20619-1.html.

医院开展的服务目前也主要局限于熟悉医院环境、经济援助、患者及家属心理辅导、住院康娱活动方面。且基本都处于个别科室试点阶段，医务社会工作服务尚未在医院内全面铺开。

（2）混淆医务社会工作与志愿服务。在重庆，无论是内生的医院社工部开展的服务，还是嵌入的社工机构开展的服务，在很大程度上都依托志愿者服务展开，体现出明显的"医务社工+志愿服务"模式。当然，从全国绝大多数地区医务社会工作的发展经验来看，医务社会工作的起步基本都是从志愿服务开始的——从志愿服务中获取公益服务的经验，再上升到科学助人的实践。从积极的层面看，这一整合模式有效地解决了在医院或机构人员编制紧张，专职医务社会工作者数量不足的状况下，医务社会工作的开展问题。从消极的层面看，这一整合模式也造成了社会对医务社会工作的认知缺乏，把社会工作者与志愿者混为一谈，质疑医务社会工作的专业性等弊病。

（3）医务社会工作的开展缺乏统一规范。各医疗机构均是结合自身特点和可用资源，按照各自对社会工作的理解开展医务社会工作，提供的服务内容各具特色。重庆市第十一人民医院开展医务社会工作的方式是与医疗团队通力合作，辅助精神障碍患者的康复治疗；石柱县人民医院将医务社会工作与志愿服务协同发展，服务于院内外多种人群；重庆儿医的发展路径则是整合和开发院内、院外多种资源，探索以专业服务为主、公益服务为辅的服务模式。虽然我们赞成当前中国医务社会工作应走本土化、特色化的发展道路，但如果在"开展医务社会工作对医疗机构有何价值？""医务社会工作者在医疗机构中到底应该做什么？"等基本问题上缺乏共识，则医务社会工作在医疗机构中始终只能徘徊在可有可无的边缘地位，本身的专业性无法体现，也难以在健康治理体系中发挥应有的作用。

# 第四章

# 健康治理视角下的医务社工服务需求调查
## ——门诊患者调查

全球治理委员会把治理看作各种公共的或私人的个人和机构管理其共同事务的诸多方式的总和,是一个各方为实现共同目标而持续互动的过程。健康治理是以人群的健康问题为导向的多方协商、资源依赖、持续互动的问题解决过程。有效的健康治理首先需要厘清健康服务领域有哪些广泛存在、尚未得到满足、且密切关乎人民健康福祉的需求,围绕这些需求确定治理目标。

刘继同①认为,社会工作者提供服务的基本原则是按照需要(need)的原则,而不是需求(demand)的原则提供,这是社会福利服务、社会工作专业服务与商业服务最本质的区别。他所指的"需要"与"需求"的区别主要在于,前者对应于服务对象生存和发展中的不足状态,而后者对应于服务对象的收入水平和付费能力。作为一种福利性服务,医务社会工作者应按照服务对象的实际需要和困难程度提供相应的服务。因日常生活中人们通常对这两个概念不加区分,替代使用,本书亦不对这两个概念进行区分,统一使用"需求"这一说法,所指"需求"均与服务对象的支付能力无关,而是对应服务对象生存和发展中的不足状态。

医务社会工作以需求为导向开展。我们在确立医务社会工作服务项目和内容之前,需要先框定服务对象,并对其需求展开系统调查。在本书第一章梳理我国医务社会工作的本土化发展历程和研究成果时,我们发现,我国医务社会工作重启的背景是改革开放以后医患关系的结构性紧张状态。这种紧

---

① 刘继同. 美国医院社会工作的历史发展过程与历史经验 [J]. 中国医院管理, 2007, 27 (11): 36-38.

张状态的成因既有宏观层面的环境性、结构性、制度性因素，也有微观层面导致医疗纠纷和医疗事故发生的非医疗和非技术性因素。重启医务社会工作的初始目标是通过发挥医务社会工作者在健康照顾与医疗服务中的积极作用，满足患者的多种需求，加强医患沟通，改善医患关系①。我国医务社会工作发展到现在，其服务领域已非常广泛，覆盖疾病预防、卫生保健、医院临床治疗、康复治疗、出院计划、社区服务和健康促进等方面，但其核心工作仍是调整医患关系。可见，医务社会工作的服务对象应包括医方（医院及医护人员）和患方（患者及其家属）两个方面。不同医院的医患双方对社会工作服务的需求可能不尽相同。在本书第四章到第六章，我们以重庆医科大学附属儿童医院为例，分别通过问卷调查和现场访谈，描述和分析门诊患者及家属，病房患者及家属，以及医务人员对社工服务的需求。本章描述和分析门诊患者及家属在就医过程中经常遇到的非治疗性问题，这些尚未得到解决的心理和社会问题即为门诊患者在就医过程中的不足状态，构成对医务社会工作服务的具体需求。

## 一、调查对象基本情况

重庆医科大学附属儿童医院（以下简称"重庆儿医"）有临床科室 28 个，2019 年门急诊量达 337.24 万人次。门诊部患者的问卷调查采取在各临床科室门诊配额抽样的方式。共发放问卷 400 份，回收问卷 397 份。

### （一）家属基本情况分析

从性别特征看，调查对象中女性占比 67%（见表 4-1），其中孩子的妈妈占比约 61%（见表 4-2），可见女性在家庭育儿中承担了大部分责任。近 84% 的家庭有两个或两个以上的家属陪同就诊（见表 4-3），多人陪同就诊一方面分担了妈妈的照护压力，另一方面也加剧了医院门诊人满为患的环境状况。约 90% 的患儿由其父或其母陪同就诊（见表 4-2）。从年龄分布（见表 4-4）看，调查对象中 21~40 岁的约占 86%。从儿童的年龄界定（0~18 岁）可以推断，患儿父母大部分应处于这个年龄区间，这个结果印证了患儿大多由父母带领就诊。

---

① 刘继同. 构建和谐的医患关系：医务社会工作的专业使命 [J]. 中国医院，2005（11）：12-16.

表4-1　调查对象的性别统计

| 性别 | 频次 | 占比（%） |
|------|------|----------|
| 女 | 266 | 67 |
| 男 | 131 | 33 |
| 合计 | 397 | 100 |

表4-2　调查对象与患儿的关系统计

| 与患儿的关系 | 频次 | 占比（%） |
|-------------|------|----------|
| 妈妈 | 244 | 61.46 |
| 爸爸 | 114 | 28.72 |
| 爷爷或奶奶 | 16 | 4.03 |
| 外公或外婆 | 11 | 2.77 |
| 其他 | 12 | 3.02 |
| 合计 | 397 | 100.00 |

表4-3　陪同家属的数量统计

| 陪同家属的数量 | 频次 | 占比（%） |
|---------------|------|----------|
| 1个 | 62 | 15.66 |
| 2个 | 264 | 66.67 |
| 3个 | 68 | 17.17 |
| 4个以上 | 2 | 0.51 |
| 合计 | 396① | 100.00 |

表4-4　调查对象的年龄分布统计

| 年龄 | 频次 | 占比（%） |
|------|------|----------|
| 20岁及以下 | 4 | 1.01 |
| 21~30岁 | 156 | 39.29 |
| 31~40岁 | 186 | 46.85 |
| 41~50岁 | 26 | 6.55 |
| 51~60岁 | 20 | 5.04 |
| 60岁以上 | 5 | 1.26 |
| 合计 | 397 | 100.00 |

从学历特征看，调查对象中有大学以上学历的占比约59%（见表4-5）。根据2021年发布的第七次人口普查数据，重庆拥有大专以上学历的人口仅占总人口的15.41%。调查对象中高学历者占比与普查结果的差异很大，原因可能有3个：①调查对象较年轻（见表4-4），该年龄层次的人口受教育程度较高；②为保证问卷的回收率，门诊调查人员选择了较年轻的家属发放问卷；③受教育程度较高的家庭的孩子就医行为较频繁。

将拥有大学和研究生学历的调查对象合并，可发现门诊就诊患儿的数量与主要照顾者的受教育程度成正比，即学历越高家庭的孩子在重庆儿医门诊就诊患儿中的占比越高。是什么原因导致了这一结果呢？

---

① 回收的问卷中存在部分数据缺失的情形，因此在统计时只计算了实际填写的数据。

表4-5　调查对象的学历分布统计

| 受教育程度 | 频次 | 占比（%） |
|---|---|---|
| 小学 | 15 | 3.78 |
| 初中 | 47 | 11.84 |
| 高中 | 100 | 25.19 |
| 大学 | 213 | 53.65 |
| 研究生 | 22 | 5.54 |
| 合计 | 397 | 100.00 |

假设1：高学历家庭的孩子体质更弱，容易生病；

假设2：受教育程度较高的父母对孩子的健康问题较为敏感，就医行为较频繁；

假设3：受教育程度高的父母更偏好选择"三甲"医院就诊。

假设1与国内外学者的研究结果不符，先行排除。我们对假设2和假设3进行检验。首先对家属受教育程度与"患儿是否第一次来本院就诊"之间的关系进行检验（见表4-6），发现 $P$ 值小于0.05，即学历越高的家庭的患儿越有可能是儿童医院的"老病号"。也就是说，高学历的父母对高水平医院有明显偏好，假设3成立。如果受教育程度对就医及时性没有影响，而高学历家庭明显偏好高水平医院，那么低学历家庭来重庆儿医之前在其他医院就诊过本次所患疾病者的比例应明显高于高学历家庭。于是我们又对家属受教育程度与"患儿的本次疾病是否在其他医院就诊过"这两者之间的关系进行了检验，结果是 $P$ 值大于0.05（见表4-7），表明不同受教育程度之间的差异并不显著。也就是说，高学历家庭和低学历家庭之间的转诊经历差异并不显著。因此得出结论，不同受教育程度家庭患儿的就医及时性差异显著，低学历家庭患儿就医及时性不如高学历家庭患儿，假设2成立。

表 4-6　家属受教育程度与
患儿就诊次数列联表

| 家属受教育程度 | 患儿是否第一次来本院就诊 | | |
|---|---|---|---|
| | 否 | 是 | 合计 |
| 小学 | 9<br>60.00% | 6<br>40.00% | 15<br>100.00% |
| 初中 | 32<br>68.09% | 15<br>31.91% | 47<br>100.00% |
| 高中 | 74<br>74.75% | 25<br>25.25% | 99<br>100.00% |
| 大学 | 176<br>82.63% | 37<br>17.37% | 213<br>100.00% |
| 硕士 | 20<br>90.91% | 2<br>9.09% | 22<br>100.00% |
| 合计 | 311<br>78.54% | 85<br>21.46% | 396<br>100.00% |

Pearson chi2（4）= 11.0603　　Pr = 0.026

表 4-7　家属受教育程度与
患儿转诊行为列联表

| 家属受教育程度 | 患儿的本次疾病是否在其他医院就诊过 | | |
|---|---|---|---|
| | 否 | 是 | 合计 |
| 小学 | 7<br>46.67% | 8<br>53.33% | 15<br>100.00% |
| 初中 | 20<br>42.55% | 27<br>57.45% | 47<br>100.00% |
| 高中 | 36<br>36.36% | 63<br>63.64% | 99<br>100.00% |
| 大学 | 110<br>51.64% | 103<br>48.36% | 213<br>100.00% |
| 硕士 | 13<br>59.09% | 9<br>40.91% | 22<br>100.00% |
| 合计 | 186<br>46.97% | 210<br>53.03% | 396<br>100.00% |

Pearson chi2（4）= 8.0050　　　　Pr = 0.091

注：表格第一行数字为频数，第二行数字为百分比。

从家庭收入看，人均收入 5 万 ~ 10 万元的中高收入家庭患儿占比最高，占据了门诊患儿的近 1/3（见表 4-8），其次是家庭人均收入超过 10 万元的高收入家庭。考虑到我国的金字塔形社会结构，高收入家庭本身在全社会的占比应该最少，表 4-8 的数据我们理解为：随着家庭收入的提高，来自该类家庭的患儿在重庆儿医门诊患儿中的占比呈上升趋势。

根据医学社会学的研究，在世界上任何地方，社会经济地位都是一个人健康最有力和最一致的预测器[①]。那么，家庭收入越低，儿童的健康状况应当越差，患病率应该越高。但本次调查并没有发现门诊低收入家庭患儿占比高于高收入家庭患儿。关于其中的原因我们有两个假设。

假设 1：低收入家庭患儿更多地遵循了三级转诊的要求，门诊选择在一、二级医院就诊；

---

① 威廉·考克汉姆. 医学社会学（第 11 版）［M］. 高永平，杨渤彦，译. 北京：中国人民大学出版社，2012：32.

假设2：部分低收入家庭患儿未就诊。

表4-8　患儿家庭收入状况统计

| 患儿所在家庭人均年收入 | 频次 | 占比（%） |
|---|---|---|
| 1万元以下 | 43 | 10.94 |
| 1万~2万元 | 57 | 14.50 |
| 2万~5万元 | 73 | 18.58 |
| 5万~10万元 | 120 | 30.53 |
| 10万元以上 | 100 | 25.45 |
| 合计 | 393 | 100.00 |

为检验假设1是否为真，我们首先对家庭收入与"患儿是否第一次来本院就诊"之间的关系进行了检验（见表4-9），结果发现 $P$ 值大于0.05，故此判断二者之间不存在明显相关关系，即家庭收入对就医医院的选择偏好没有明显影响，各收入水平的家庭都有明显的"三甲偏好"。然后对家庭收入与"患儿的本次疾病是否在其他医院就诊过"两者之间的关系进行了检验，结果是 $P$ 值大于0.05（见表4-10），两者之间的关系也不显著，也就是说低收入家庭的患儿并没有更多地按三级转诊的要求，先在基层医疗机构就诊。这两个结果共同推翻了假设1。而关于假设2，本次院内调查无法获取相关数据进行检验，暂时保留这一假设的可能性。也就是说，低收入家庭的患儿在门诊的占比较少，可能是因为部分患儿该就诊而未就诊。低收入家庭可能存在"大病小治"或者"小病不治"的情形。

表4-9　患儿家庭人均年收入与
就诊次数列联表

| 患儿家庭人均年收入 | 患儿是否第一次来本院就诊 | | |
|---|---|---|---|
| | 否 | 是 | 合计 |
| 1万元以下 | 29 67.44% | 14 32.56% | 43 100.00% |
| 1万~2万元 | 43 75.44% | 14 24.56% | 57 100.00% |

表4-10　患儿家庭人均年收入与
转诊行为列联表

| 患儿家庭人均年收入 | 患儿的本次疾病是否在其他医院就诊过 | | |
|---|---|---|---|
| | 否 | 是 | 合计 |
| 1万元以下 | 20 46.51% | 23 53.49% | 43 100.00% |
| 1万~2万元 | 27 47.37% | 30 52.63% | 57 100.00% |

续表

| 患儿家庭人均年收入 | 患儿是否第一次来本院就诊 | | |
|---|---|---|---|
| | 否 | 是 | 合计 |
| 2 万~5 万元 | 54 73.97% | 19 26.03% | 73 100.00% |
| 5 万~10 万元 | 97 80.83% | 23 19.17% | 120 100.00% |
| 10 万元以上 | 85 85.00% | 15 15.00% | 100 100.00% |
| 合计 | 308 78.37% | 85 21.63% | 393 100.00% |

Pearson chi2 (4) = 7.1741    Pr=0.127

续表

| 患儿家庭人均年收入 | 患儿的本次疾病是否在其他医院就诊过 | | |
|---|---|---|---|
| | 否 | 是 | 合计 |
| 2 万~5 万元 | 28 38.36% | 45 61.64% | 73 100.00% |
| 5 万~10 万元 | 58 48.33% | 62 51.67% | 120 100.00% |
| 10 万元以上 | 52 52.00% | 48 48.00% | 100 100.00% |
| 合计 | 185 47.07% | 208 52.93% | 393 100.00% |

Pearson chi2 (4) = 3.2846    Pr=0.511

## (二) 患儿基本情况分析

按照联合国《儿童权利公约》，儿童指的是年龄在 0~18 岁的任何人。中国《未成年人保护法》等法律对儿童年龄的规定也是 0~18 岁。但医学界一般以 0~14 岁的儿童为儿科的主要研究对象。从表 4-11 可见，重庆儿医的门诊患儿中 0~6 岁的低龄儿童占了近 83%，其中 1~3 岁患者的占比最高。这也在一定程度上证明健康的危险因素多发生于生命周期的早期，随着年龄增长，儿童患病率明显下降。

表 4-11　患儿的年龄分布统计

| 年龄 | 频次 | 占比（%） |
|---|---|---|
| 不到 1 岁（婴儿） | 81 | 20.40 |
| 1~3 岁（幼儿） | 144 | 36.27 |
| 4~6 岁（学龄前儿童） | 103 | 25.94 |
| 7~11 岁（学龄儿童） | 60 | 15.11 |
| 12 岁以上（青春期儿童） | 9 | 2.27 |
| 合计 | 397 | 100.00 |

接近 80% 的门诊患儿是重庆儿医的"老病号"（见表 4-12），对医院环境不至于非常陌生。就本次看诊的疾病而言，53% 的患儿是在其他医院就诊后再来该院就诊，未按三级转诊要求就诊者高达 47%，这部分患者直接把三甲

医院作为首诊医院（见表4-13）。可见，大量家庭"小病大治"是该院门诊一号难求的重要原因。

表4-12　患儿是否为新患者统计

| 患儿是否第一次来本医院就诊 | 频次 | 占比（%） |
|---|---|---|
| 是 | 85 | 21.46 |
| 否 | 311 | 78.54 |
| 合计 | 396 | 100.00 |

表4-13　患儿是否曾在其他医院就诊统计

| 患儿是否在其他医院就诊过 | 频次 | 占比（%） |
|---|---|---|
| 是 | 210 | 53.03 |
| 否 | 186 | 46.97 |
| 合计 | 396 | 100.00 |

门诊患儿大部分来自重庆主城九区（见表4-14），接近90%的主城患儿之前有过在重庆儿医的就诊经历，是该院的"老病号"（见表4-15）。主城患儿家庭超过半数直接把儿童医院作为就诊的首诊医院（见表4-16）。可见，不遵守三级转诊要求的主要是主城家庭。这主要是因为重庆儿医的两个院区分别位于主城的渝中区和两江新区，主城患者至该院就诊较方便。

表4-14　患儿的家庭住址分布统计

| 常住地 | 频次 | 占比（%） |
|---|---|---|
| 重庆主城九区 | 262 | 65.99 |
| 重庆其他区县 | 68 | 17.13 |
| 其他省份 | 67 | 16.87 |
| 合计 | 397 | 100.00 |

表4-15　患儿家庭住址与医院选择列联表

| 患儿经常居住地 | 患儿是否第一次来本医院就诊 | | |
|---|---|---|---|
| | 否 | 是 | 合计 |
| 其他省份 | 35<br>53.03% | 31<br>46.97% | 66<br>100.00% |
| 重庆主城九区 | 233<br>88.93% | 29<br>11.07% | 262<br>100.00% |
| 重庆其他区县 | 43<br>63.24% | 25<br>36.76% | 68<br>100.00% |

表4-16　患儿家庭住址与转诊行为列联表

| 患儿经常居住地 | 患儿的本次疾病是否在其他医院就诊过 | | |
|---|---|---|---|
| | 否 | 是 | 合计 |
| 其他省份 | 17<br>25.76% | 49<br>74.24% | 66<br>100.00% |
| 重庆主城九区 | 144<br>54.96% | 118<br>45.04% | 262<br>100.00% |
| 重庆其他区县 | 25<br>36.76% | 43<br>63.24% | 68<br>100.00% |

续表

| 患儿<br>经常居住地 | 患儿是否第一次<br>来本医院就诊 | | |
|---|---|---|---|
| | 否 | 是 | 合计 |
| 合计 | 311<br>78.54% | 85<br>21.46% | 396<br>100.00% |

Pearson chi2（2）= 51.7090　　Pr=0

续表

| 患儿<br>经常居住地 | 患儿的本次疾病是否在<br>其他医院就诊过 | | |
|---|---|---|---|
| | 否 | 是 | 合计 |
| 合计 | 186<br>46.97% | 210<br>53.03% | 396<br>100.00% |

Pearson chi2（2）= 21.4844　　Pr=0

根据《重庆统计年鉴》，2019 年重庆农村户籍人口占总人口的比例为 33%，调查的门诊患儿中有近 36% 的为农村户籍（见表 4-17），稍高于人口占比。国内有研究证明，农村儿童的健康水平低于城市儿童，这一研究结论可以在一定程度上解释本调查的结果。因农村儿童的健康水平较低，患病风险较高，故门诊农村户籍的患儿占比高于人口占比。通常我们认为农村户籍人口由于受教育程度与收入水平较低（见表 4-18、见表 4-19），对医院的选择偏好，特别是"三甲偏好"应当不如城镇人口突出，但表 4-20 的结果推翻了这一假设。户籍这一变量对患者的医院选择偏好没有明显影响。

表 4-17　患儿的户籍统计

| 户籍 | 频次 | 占比（%） |
|---|---|---|
| 非农 | 256 | 64.48 |
| 农村 | 141 | 35.52 |
| 合计 | 397 | 100.00 |

表 4-18　患儿户籍与家属受教育程度列联表

| 患儿户籍 | 家属受教育程度 | | | | | |
|---|---|---|---|---|---|---|
| | 小学 | 初中 | 高中 | 大学 | 硕士 | 合计 |
| 非农 | 5<br>1.95% | 17<br>6.64% | 46<br>17.97% | 168<br>65.63% | 20<br>7.81% | 256<br>100.00% |
| 农村 | 10<br>7.09% | 30<br>21.28% | 54<br>38.30% | 45<br>31.91% | 2<br>1.42% | 141<br>100.00% |
| 合计 | 15<br>3.78% | 47<br>11.84% | 100<br>25.19% | 213<br>53.65% | 22<br>5.54% | 397<br>100.00% |

Pearson chi2（4）= 63.6897　　Pr=0

表4-19　患儿户籍与家庭人均年收入列联表

| 患儿户籍 | 患儿家庭人均年收入 | | | | | |
|---|---|---|---|---|---|---|
| | 1万元以下 | 1万~2万元 | 2万~5万元 | 5万~10万元 | 10万元以上 | 合计 |
| 非农 | 16<br>6.27% | 29<br>11.37% | 45<br>17.65% | 80<br>31.37% | 85<br>33.33% | 255<br>100.00% |
| 农村 | 27<br>19.57% | 28<br>20.29% | 28<br>20.29% | 40<br>28.99% | 15<br>10.87% | 138<br>100.00% |
| 合计 | 43<br>10.94% | 57<br>14.50% | 73<br>18.58% | 120<br>30.53% | 100<br>25.45% | 393<br>100.00% |

Pearson chi2 (4) = 37.6266　　Pr = 0

表4-20　患儿户籍与转诊经历列联表

| 患儿户籍 | 患儿是否在其他医院就诊过 | | |
|---|---|---|---|
| | 否 | 是 | 合计 |
| 非农 | 128<br>50.00% | 128<br>50.00% | 256<br>100.00% |
| 农村 | 58<br>41.43% | 82<br>58.57% | 140<br>100.00% |
| 合计 | 186<br>46.97% | 210<br>53.03% | 396<br>100.00% |

Pearson chi2 (1) = 2.6695　　Pr = 0.102

　　门诊患儿大部分参加了城乡居民合作医疗保险，但仍然有5.55%的患儿没有任何医疗保险（见表4-21）。由于重庆市城乡居民合作医疗保险的保障水平有限，部分患儿同时拥有多种医疗保险。重庆市自2011年开始开展城乡居民合作医疗保险市级统筹，新生儿可随参保的母亲享受居民医保待遇，也可独立参保。参保人员的普通门诊实行定额报销，定额报销资金为居民医保基金的组成部分。以2020年为例，重庆城乡居民参保的个人缴费标准为：一档250元/（人·年）、二档625元/（人·年）。对大部分患儿来说，参保后门诊定额报销的资金可能不足以支付一次门诊的医疗费用，显然参保与否不会影响患儿的就医行为。

表 4-21　患儿购买医疗保险情况

| 患儿购买医疗保险情况 | 频次 | 占比（%） |
|---|---|---|
| 城乡居民医疗保险 | 262 | 65.99 |
| 商业医疗保险 | 21 | 5.29 |
| 同时有多种医疗保险 | 92 | 23.17 |
| 没有任何保险 | 22 | 5.55 |
| 合计 | 397 | 100.00 |

## 二、门诊患者（家属）遭遇的主要问题

我们对问卷所获信息的计分方法是："非常严重"5分，"比较严重"4分，"有一点"3分，"很少"2分，"完全没有"1分。均值越高表示该问题越严重。门诊患儿及其家属在就医过程中遭遇的主要问题分别如表4-22和表4-23所示。以此分析，门诊需要的主要是导医助医类服务，包括给等待就诊的儿童提供一些娱乐活动、陪伴活动、面向家长或儿童的健康教育活动、情绪疏导活动、就诊引导活动等。这些服务大多由志愿者提供。尽管高达90%的调查对象表达了对志愿服务的需求（见表4-24），但真正接受过门诊志愿者服务的不到一半（见表4-25）。可见，当前重庆儿医门诊志愿服务的缺口较大。

表 4-22　门诊患儿的主要问题

| 问题 | 排序 | 频次（非常严重） | 频次（比较严重） | 合计占比（%） | 均值 |
|---|---|---|---|---|---|
| 玩手机等电子产品的时间太长 | 1 | 19 | 54 | 18.48 | 2.397 |
| 不配合检查和治疗 | 2 | 10 | 27 | 9.39% | 2.360 |
| 对医院环境感到陌生和恐惧 | 3 | 8 | 20 | 7.09% | 2.177 |
| 脾气暴躁易怒 | 4 | 10 | 21 | 7.87% | 2.025 |
| 情绪低落，不愿与人交流 | 5 | 6 | 20 | 6.58% | 1.889 |

表4-23 门诊家属遭遇的主要问题

| 问题 | 排序 | 频次（非常严重） | 频次（比较严重） | 合计占比（%） | 均值 |
|---|---|---|---|---|---|
| 检查或治疗等待的时间太长 | 1 | 69 | 83 | 38.38 | 3.260 |
| 对孩子所患疾病的知识了解得很少 | 2 | 17 | 44 | 15.40 | 2.639 |
| 家人没有足够的精力和时间来照顾和陪伴孩子 | 3 | 21 | 63 | 21.21 | 2.619 |
| 不熟悉科室的地理位置 | 4 | 15 | 45 | 15.15 | 2.487 |
| 不了解就医流程 | 5 | 11 | 40 | 12.88 | 2.424 |
| 家庭经济困难 | 6 | 16 | 27 | 10.86 | 2.253 |
| 不知道怎么跟医护人员有效沟通 | 7 | 10 | 27 | 9.35 | 2.215 |
| 不知道挂哪个科室的号 | 8 | 10 | 36 | 11.68 | 2.198 |
| 家长跟孩子沟通不畅 | 9 | 10 | 16 | 6.58 | 1.919 |
| 孩子行动不便，需要人帮扶 | 10 | 25 | 15 | 10.13 | 1.686 |
| 不会操作手机进行挂号或缴费 | 11 | 19 | 17 | 9.11 | 1.684 |

表4-24 志愿服务需求统计表

| 是否认为门诊需要志愿服务 | 频次 | 占比（%） |
|---|---|---|
| 是 | 363 | 91.67 |
| 否 | 33 | 8.33 |
| 合计 | 396 | 100.00 |

表4-25 接受志愿服务经历统计表

| 是否接受过门诊志愿服务 | 频次 | 占比（%） |
|---|---|---|
| 是 | 162 | 40.91 |
| 否 | 234 | 59.09 |
| 合计 | 396 | 100.00 |

（一）患者特征与其社会心理问题之间的关联

1. 患儿年龄与主要社会心理问题的关系

患儿年龄与临床依从性（Patient compliance）、玩电子产品问题有明显相关关系（表4-26、表4-27）。1~3岁的幼童不配合检查和治疗的比例最高，

12 岁以上儿童基本不存在该问题；7~11 岁的学龄儿童玩电子产品的问题最为严重，其次是 12 岁及以上的青春期儿童。

表 4-26　患儿年龄与临床依从性列联表

| 患儿年龄 | 患儿不配合检查和治疗 | | | | | |
|---|---|---|---|---|---|---|
| | 完全没有 | 很少 | 有一点 | 比较严重 | 非常严重 | 合计 |
| 不到 1 岁 | 19<br>23.46% | 24<br>29.63% | 33<br>40.74% | 4<br>4.94% | 1<br>1.23% | 81<br>100.00% |
| 1~3 岁 | 16<br>11.19% | 37<br>25.87% | 73<br>51.05% | 12<br>8.39% | 5<br>3.50% | 143<br>100.00% |
| 4~6 岁 | 24<br>23.76% | 40<br>39.60% | 27<br>26.73% | 8<br>7.92% | 2<br>1.98% | 101<br>100.00% |
| 7~11 岁 | 24<br>40.00% | 16<br>26.67% | 15<br>25.00% | 3<br>5.00% | 2<br>3.33% | 60<br>100.00% |
| 12 岁及以上 | 7<br>77.78% | 2<br>22.22% | 0<br>0 | 0<br>0 | 0<br>0 | 9<br>100.00% |
| 合计 | 90<br>22.84% | 119<br>30.20% | 148<br>37.56% | 27<br>6.85% | 10<br>2.54% | 394<br>100.00% |

Pearson chi2（16）= 52.2365　　　Pr = 0

表 4-27　患儿年龄与玩电子产品问题列联表

| 患儿年龄 | 玩手机等电子产品的时间过长 | | | | | |
|---|---|---|---|---|---|---|
| | 完全没有 | 很少 | 有一点 | 比较严重 | 非常严重 | 合计 |
| 不到 1 岁 | 59<br>72.84% | 7<br>8.64% | 6<br>7.41% | 3<br>3.70% | 6<br>7.41% | 81<br>100.00% |
| 1~3 岁 | 31<br>21.53% | 42<br>29.17% | 44<br>30.56% | 21<br>14.58% | 6<br>4.17% | 144<br>100.00% |
| 4~6 岁 | 14<br>13.86% | 33<br>32.67% | 33<br>32.67% | 17<br>16.83% | 4<br>3.96% | 101<br>100.00% |
| 7~11 岁 | 8<br>13.33% | 15<br>25.00% | 23<br>38.33% | 11<br>18.33% | 3<br>5.00% | 60<br>100.00% |
| 12 岁及以上 | 3<br>33.33% | 3<br>33.33% | 1<br>11.11% | 2<br>22.22% | 0<br>0 | 9<br>100.00% |
| 合计 | 115<br>29.11% | 100<br>25.32% | 107<br>27.09% | 54<br>13.67% | 19<br>4.81% | 395<br>100.00% |

Pearson chi2（16）= 108.4559　　　Pr = 0

2. 患儿家庭住址与主要社会心理问题的关系

患儿住址与其家属是否了解就诊流程（见表4-28）、是否面临经济困境（见表4-29）、是否缺乏对患儿所患疾病的知识了解（见表4-31）之间存在相关关系。

来自重庆其他区县的患儿家庭不了解就诊流程的问题最为严重，外省来就医的患儿家庭该问题反而不如本市区县患儿突出（见表4-28）。其原因可能是外省患者多是在其他医院反复就诊过的重症或慢病患者，有较多的就医经验，故对医院的工作流程较为熟悉。

表4-28　患儿家庭住址与就诊流程问题列联表

| 患儿经常居住地 | 不了解就诊流程 | | | | | |
| --- | --- | --- | --- | --- | --- | --- |
| | 完全没有 | 很少 | 有一点 | 比较严重 | 非常严重 | 合计 |
| —* | 0<br>0 | 0<br>0 | 0<br>0 | 1<br>100.00% | 0<br>0 | 1<br>100.00% |
| 其他省份 | 7<br>10.77% | 16<br>24.62% | 34<br>52.31% | 8<br>12.31% | 0<br>0 | 65<br>100.00% |
| 重庆主城九区 | 65<br>24.81% | 75<br>28.63% | 91<br>34.73% | 22<br>8.40% | 9<br>3.44% | 262<br>100.00% |
| 重庆其他区县 | 18<br>26.47% | 19<br>27.94% | 20<br>29.41% | 9<br>13.24% | 2<br>2.94% | 68<br>100.00% |
| 合计 | 90<br>22.73% | 110<br>27.78% | 145<br>36.62% | 40<br>10.10% | 11<br>2.78% | 396<br>100.00% |

Pearson chi2 （12） = 23.7472　　Pr = 0.022

* 表行中 "—" 表示该问题未作答，但回答了其他问题的调查问卷的数据。下文表中同类情况皆同。

来自重庆其他区县的患儿家庭存在经济困境的比例最高，外省患儿家庭存在经济困难的比例最低（见表4-29）。区县患儿家庭存在经济困境的比例高，可以用区县家庭人均年收入低于主城人口予以解释（见表4-30）。外省来重庆就医的家庭虽然人均年收入并非最高，但因患儿所患疾病较复杂或严重，家属带其来就诊之前多通过各种途径筹措了一定的医疗准备金，故医疗费用的困境反而不突出。

表4-29　患儿家庭住址与经济问题列联表

| 患儿经常居住地 | 家庭经济困难 | | | | | | |
|---|---|---|---|---|---|---|---|
| | 完全没有 | 很少 | 有一点 | 比较严重 | 非常严重 | 23* | 合计 |
| 一 | 0 | 0 | 0 | 0 | 1 | 0 | 1 |
| | 0 | 0 | 0 | 0 | 100.00% | 0 | 100.00% |
| 其他省份 | 19 | 21 | 20 | 5 | 0 | 0 | 65 |
| | 29.23% | 32.31% | 30.77% | 7.69% | 0 | 0 | 100.00% |
| 重庆主城九区 | 86 | 94 | 55 | 15 | 11 | 1 | 262 |
| | 32.82% | 35.88% | 20.99% | 5.73% | 4.20% | 0.38% | 100.00% |
| 重庆其他区县 | 16 | 18 | 23 | 7 | 4 | 0 | 68 |
| | 23.53% | 26.47% | 33.82% | 10.29% | 5.88% | 0 | 100.00% |
| 合计 | 121 | 133 | 98 | 27 | 16 | 1 | 396 |
| | 30.56% | 33.59% | 24.75% | 6.82% | 4.04% | 0.25% | 100.00% |

Pearson chi2 （15） = 36.9618　　　Pr=0.001

* 表列中"23"表示该问题未作答，但回答了其他问题的调查问卷的数据。下文表中同类情况皆同。

表4-30　患儿家庭住址与家庭收入列联表

| 患儿经常居住地 | 患儿家庭人均年收入 | | | | | |
|---|---|---|---|---|---|---|
| | 1万元以下 | 1万~2万元 | 2万~5万元 | 5万~10万元 | 10万元以上 | 合计 |
| 其他省份 | 8 | 12 | 15 | 20 | 10 | 65 |
| | 12.31% | 18.46% | 23.08% | 30.77% | 15.38% | 100.00% |
| 重庆主城九区 | 22 | 30 | 47 | 80 | 82 | 261 |
| | 8.43% | 11.49% | 18.01% | 30.65% | 31.42% | 100.00% |
| 重庆其他区县 | 13 | 15 | 11 | 20 | 8 | 67 |
| | 19.40% | 22.39% | 16.42% | 29.85% | 11.94% | 100.00% |
| 合计 | 43 | 57 | 73 | 120 | 100 | 393 |
| | 10.94% | 14.50% | 18.58% | 30.53% | 25.45% | 100.00% |

Pearson chi2 （8） = 23.1857　　　Pr=0.003

　　来自重庆其他区县的患儿家属对孩子所患疾病知识缺乏了解的比例最高，外省患儿家属对孩子所患疾病知识缺乏了解的比例最低（见表4-31）。前者可以用区县常住人口平均受教育程度较低予以解释（见表4-32）。后者可能是因为外省来的"患儿多久病，家属成良医"。

表4-31　患儿家庭住址与疾病知识问题列联表

| 患儿经常居住地 | 对患儿所患疾病的知识了解得很少 | | | | | |
|---|---|---|---|---|---|---|
| | 完全没有 | 很少 | 有一点 | 比较严重 | 非常严重 | 合计 |
| — | 0 | 0 | 0 | 1 | 0 | 1 |
| | 0 | 0 | 0 | 100.00% | 0 | 100.00% |
| 其他省份 | 10 | 17 | 31 | 2 | 5 | 65 |
| | 15.38% | 26.15% | 47.69% | 3.08% | 7.69% | 100.00% |
| 重庆主城九区 | 48 | 60 | 113 | 34 | 7 | 262 |
| | 18.32% | 22.90% | 43.13% | 12.98% | 2.67% | 100.00% |
| 重庆其他区县 | 10 | 8 | 38 | 7 | 5 | 68 |
| | 14.71% | 11.76% | 55.88% | 10.29% | 7.35% | 100.00% |
| 合计 | 68 | 85 | 182 | 44 | 17 | 396 |
| | 17.17% | 21.46% | 45.96% | 11.11% | 4.29% | 100.00% |

Pearson chi2（12）= 23.8920　　Pr=0.021

表4-32　患儿家庭住址与家属受教育程度列联表

| 患儿经常居住地 | 家属受教育程度 | | | | | |
|---|---|---|---|---|---|---|
| | 小学 | 初中 | 高中 | 大学 | 硕士 | 合计 |
| — | 0 | 0 | 1 | 0 | 0 | 1 |
| | 0 | 0 | 100.00% | 0 | 0 | 100.00% |
| 其他省份 | 2 | 9 | 22 | 31 | 2 | 66 |
| | 3.03% | 13.64% | 33.33% | 46.97% | 3.03% | 100.00% |
| 重庆主城九区 | 8 | 27 | 53 | 155 | 19 | 262 |
| | 3.05% | 10.31% | 20.23% | 59.16% | 7.25% | 100.00% |
| 重庆其他区县 | 5 | 11 | 24 | 27 | 1 | 68 |
| | 7.35% | 16.18% | 35.29% | 39.71% | 1.47% | 100.00% |
| 合计 | 15 | 47 | 100 | 213 | 22 | 397 |
| | 3.78% | 11.84% | 25.19% | 53.65% | 5.54% | 100.00% |

Pearson chi2（12）= 23.2304　　Pr=0.026

3. 患儿购买医疗保险情况与主要社会心理问题的关系

只购买了城乡居民医疗保险的患儿家庭面临经济困境的比例最高（见表4-33），但大部分患儿都是参与的城乡居民医疗保险；同时拥有多种医疗保险的患儿家庭面临经济困境的比例最低。这在一定程度上说明了选择组合式医疗保障模式的必要性。

表 4-33　患儿购买保险类型与经济问题列联表

| 患儿的医疗保险类型 | 家庭经济困难程度 | | | | | | |
|---|---|---|---|---|---|---|---|
| | 完全没有 | 很少 | 有一点 | 比较严重 | 非常严重 | 23 | 合计 |
| — | 0<br>0 | 0<br>0 | 0<br>0 | 0<br>0 | 1<br>100.00% | 0<br>0 | 1<br>100.00% |
| 同时有多种医疗保险 | 35<br>38.46% | 36<br>39.56% | 15<br>16.48% | 1<br>1.10% | 3<br>3.30% | 1<br>1.10% | 91<br>100.00% |
| 商业医疗保险 | 9<br>42.86% | 5<br>23.81% | 5<br>23.81% | 2<br>9.52% | 0<br>0 | 0<br>0 | 21<br>100.00% |
| 城乡居民医疗保险 | 69<br>26.34% | 85<br>32.44% | 74<br>28.24% | 22<br>8.40% | 12<br>4.58% | 0<br>0 | 262<br>100.00% |
| 没有任何保险 | 8<br>38.10% | 7<br>33.33% | 4<br>19.05% | 2<br>9.52% | 0<br>0 | 0<br>0 | 21<br>100.00% |
| 合计 | 121<br>30.56% | 133<br>33.59% | 98<br>24.75% | 27<br>6.82% | 16<br>4.04% | 1<br>0.25% | 396<br>100.00% |

Pearson chi2（20）= 45.4590　　　　Pr = 0.001

4. 患儿就诊经历与主要社会心理问题的关系

之前在重庆儿医有过就诊经历的"老病号"对医院环境感到陌生和恐惧的比例要高于没有来此就诊经历的"新病号"（见表 4-34）。这一结果似乎与常识不符。原因可能是就诊经历常会带来恐惧、紧张等消极情绪体验，"老病号"多次不愉快的就诊经历加剧了其对医院和治疗的恐惧。这可能也是该院患者满意度较低的一个原因。

"老病号"玩手机等电子产品的时间过长的问题较之"新患者"也更突出（见表 4-35）。这可能是因为"老病号"及其家属对医院就诊及做检查等流程较为熟悉，知道就诊过程中会有大量时间用于等待，便准备了电子产品以打发时间。

"新病号"不了解就诊流程的问题较"老病号"突出（见表 4-36）。有过就诊经历的一般对就医流程较为熟悉。

"新病号"的家属对患儿所患疾病知识缺乏了解的多于"老病号"（见表 4-37）。这应当是因为"老病号"多次患病，身体状况引起了家属的警觉，家属通过在医院就诊或其他渠道主动或被动地习得了一些疾病和患儿日常照护知识。

表4-34　患儿就诊经历与环境适应问题列联表

| 患儿是否第一次来本医院就诊 | 对医院环境感到陌生和恐惧 | | | | | |
|---|---|---|---|---|---|---|
| | 完全没有 | 很少 | 有一点 | 比较严重 | 非常严重 | 合计 |
| 否 | 95<br>30.55% | 97<br>31.19% | 92<br>29.58% | 19<br>6.11% | 8<br>2.57% | 311<br>100.00% |
| 是 | 30<br>35.71% | 14<br>16.67% | 39<br>46.43% | 1<br>1.19% | 0<br>0 | 84<br>100.00% |
| 合计 | 125<br>31.65% | 111<br>28.10% | 131<br>33.16% | 20<br>5.06% | 8<br>2.03% | 395<br>100.00% |

Pearson chi2（4）= 16.5029　　Pr = 0.002

表4-35　患儿就诊经历与玩电子产品问题列联表

| 患儿是否第一次来本医院就诊 | 玩手机等电子产品的时间过长 | | | | | |
|---|---|---|---|---|---|---|
| | 完全没有 | 很少 | 有一点 | 比较严重 | 非常严重 | 合计 |
| 否 | 72<br>23.15% | 89<br>28.62% | 87<br>27.97% | 47<br>15.11% | 16<br>5.14% | 311<br>100.00% |
| 是 | 43<br>51.19% | 11<br>13.10% | 20<br>23.81% | 7<br>8.33% | 3<br>3.57% | 84<br>100.00% |
| 合计 | 115<br>29.11% | 100<br>25.32% | 107<br>27.09% | 54<br>13.67% | 19<br>4.81% | 395<br>100.00% |

Pearson chi2（4）= 27.1412　　Pr = 0

表4-36　患儿就诊经历与就诊流程问题列联表

| 患儿是否第一次来本医院就诊 | 不了解就诊流程 | | | | | |
|---|---|---|---|---|---|---|
| | 完全没有 | 很少 | 有一点 | 比较严重 | 非常严重 | 合计 |
| 否 | 80<br>25.72% | 92<br>29.58% | 102<br>32.80% | 28<br>9.00% | 9<br>2.89% | 311<br>100.00% |
| 是 | 10<br>11.90% | 18<br>21.43% | 43<br>51.19% | 11<br>13.10% | 2<br>2.38% | 84<br>100.00% |
| 合计 | 90<br>22.78% | 110<br>27.85% | 145<br>36.71% | 39<br>9.87% | 11<br>2.78% | 395<br>100.00% |

Pearson chi2（4）= 14.4008　　Pr = 0.006

表 4-37  患儿就诊经历与疾病知识问题列联表

| 患儿是否第一次来本医院就诊 | 对患儿所患疾病的知识了解得很少 | | | | | |
|---|---|---|---|---|---|---|
| | 完全没有 | 很少 | 有一点 | 比较严重 | 非常严重 | 合计 |
| 否 | 61<br>19.61% | 61<br>19.61% | 145<br>46.62% | 33<br>10.61% | 11<br>3.54% | 311<br>100.00% |
| 是 | 7<br>8.33% | 24<br>28.57% | 37<br>44.05% | 10<br>11.90% | 6<br>7.14% | 84<br>100.00% |
| 合计 | 68<br>17.22% | 85<br>21.52% | 182<br>46.08% | 43<br>10.89% | 17<br>4.30% | 395<br>100.00% |

Pearson chi2 (4) = 9.5498　　　Pr = 0.049

相对于转诊而来的患者，选择重庆儿医作为本次所患疾病首诊医院的患儿更容易对医院的环境感到陌生和恐惧（见表 4-38）。可见，儿童医院的环境可能缺乏儿童友好特征。选择重庆儿医作为本次所患疾病首诊医院的患儿家属较之转诊来的家属不了解就诊流程（见表 4-39）、对患儿所患疾病的知识缺乏了解（见表 4-40）等问题也更为突出。

表 4-38  患儿转诊与否与环境适应问题列联表

| 患儿是否在其他医院就诊过 | 患儿对医院环境感到陌生和恐惧 | | | | | |
|---|---|---|---|---|---|---|
| | 完全没有 | 很少 | 有一点 | 比较严重 | 非常严重 | 合计 |
| 否 | 58<br>31.18% | 59<br>31.72% | 50<br>26.88% | 14<br>7.53% | 5<br>2.69% | 186<br>100.00% |
| 是 | 67<br>32.06% | 52<br>24.88% | 81<br>38.76% | 6<br>2.87% | 3<br>1.44% | 209<br>100.00% |
| 合计 | 125<br>31.65% | 111<br>28.10% | 131<br>33.16% | 20<br>5.06% | 8<br>2.03% | 395<br>100.00% |

Pearson chi2 (4) = 10.8228　　　Pr = 0.029

表 4-39  患儿转诊与否与就诊流程问题列联表

| 患儿是否在其他医院就诊过 | 不了解就诊流程 | | | | | |
|---|---|---|---|---|---|---|
| | 完全没有 | 很少 | 有一点 | 比较严重 | 非常严重 | 合计 |
| 否 | 50<br>26.88% | 50<br>26.88% | 60<br>32.26% | 17<br>9.14% | 9<br>4.84% | 186<br>100.00% |

续表

| 患儿是否在其他医院就诊过 | 不了解就诊流程 | | | | | |
|---|---|---|---|---|---|---|
| | 完全没有 | 很少 | 有一点 | 比较严重 | 非常严重 | 合计 |
| 是 | 40<br>19.14% | 60<br>28.71% | 85<br>40.67% | 22<br>10.53% | 2<br>0.96% | 209<br>100.00% |
| 合计 | 90<br>22.78% | 110<br>27.85% | 145<br>36.71% | 39<br>9.87% | 11<br>2.78% | 395<br>100.00% |

Pearson chi2 (4) = 10.1212　　Pr = 0.038

表4-40　患儿转诊与否与疾病知识问题列联表

| 患儿是否在其他医院就诊过 | 对患儿所患疾病的知识了解很少 | | | | | |
|---|---|---|---|---|---|---|
| | 完全没有 | 很少 | 有一点 | 比较严重 | 非常严重 | 合计 |
| 否 | 43<br>23.12% | 33<br>17.74% | 80<br>43.01% | 24<br>12.90% | 6<br>3.23% | 186<br>100.00% |
| 是 | 25<br>11.96% | 52<br>24.88% | 102<br>48.80% | 19<br>9.09% | 11<br>5.26% | 209<br>100.00% |
| 合计 | 68<br>17.22% | 85<br>21.52% | 182<br>46.08% | 43<br>10.89% | 17<br>4.30% | 395<br>100.00% |

Pearson chi2 (4) = 12.4260　　Pr = 0.014

（二）家属特征与主要社会心理问题之间的关联

1. 家属性别与患儿主要社会心理问题的关系

由男性家属（主要是患儿父亲）带领就医的，患儿出现"不配合检查和治疗"问题的比例显著高于由女性家属（主要是患儿母亲）带领就医的（见表4-41）。这可能是因为男性照顾者大多不如女性照顾者耐心细致，当患儿出现恐惧、紧张等情绪时，更多的是采取强迫、训斥等简单粗暴的办法逼迫患儿就范，较少与患儿进行有效沟通（见表4-42），此举却可能激发患儿的排斥和抗拒。

表4-41　家属性别与患儿临床依从性列联表

| 家属性别 | 不配合检查和治疗 | | | | | |
|---|---|---|---|---|---|---|
| | 完全没有 | 很少 | 有一点 | 比较严重 | 非常严重 | 合计 |
| 女 | 59<br>22.26% | 91<br>34.34% | 94<br>35.47% | 13<br>4.91% | 8<br>3.02% | 265<br>100.00% |

续表

| 家属性别 | 不配合检查和治疗 | | | | | |
|---|---|---|---|---|---|---|
| | 完全没有 | 很少 | 有一点 | 比较严重 | 非常严重 | 合计 |
| 男 | 31 | 28 | 54 | 14 | 2 | 129 |
| | 24.03% | 21.71% | 41.86% | 10.85% | 1.55% | 100.00% |
| 合计 | 90 | 119 | 148 | 27 | 10 | 394 |
| | 22.84% | 30.20% | 37.56% | 6.85% | 2.54% | 100.00% |

Pearson chi2 (4) = 10.8619    Pr = 0.028

表 4-42　家属性别与亲子沟通状况列联表

| 家属性别 | 家长跟患儿沟通不畅 | | | | | |
|---|---|---|---|---|---|---|
| | 完全没有 | 很少 | 有一点 | 比较严重 | 非常严重 | 合计 |
| 女 | 118 | 96 | 37 | 7 | 6 | 264 |
| | 44.70% | 36.36% | 14.02% | 2.65% | 2.27% | 100.00% |
| 男 | 46 | 39 | 33 | 9 | 4 | 131 |
| | 35.11% | 29.77% | 25.19% | 6.87% | 3.05% | 100.00% |
| 合计 | 164 | 135 | 70 | 16 | 10 | 395 |
| | 41.52% | 34.18% | 17.72% | 4.05% | 2.53% | 100.00% |

Pearson chi2 (4) = 13.2781    Pr = 0.010

男性家属出现"不知道挂哪个科室的号"的问题的情况也更普遍（见表 4-43）。这可能是因为男性家属平时较少参与照顾孩子，对孩子的病因和症状缺乏足够的了解。

表 4-43　家属性别与挂号问题列联表

| 家属性别 | 不知道挂哪个科室的号 | | | | | |
|---|---|---|---|---|---|---|
| | 完全没有 | 很少 | 有一点 | 比较严重 | 非常严重 | 合计 |
| 女 | 89 | 84 | 70 | 16 | 6 | 265 |
| | 33.58% | 31.70% | 26.42% | 6.04% | 2.26% | 100.00% |
| 男 | 38 | 34 | 33 | 20 | 4 | 129 |
| | 29.46% | 26.36% | 25.58% | 15.50% | 3.10% | 100.00% |
| 合计 | 127 | 118 | 103 | 36 | 10 | 394 |
| | 32.23% | 29.95% | 26.14% | 9.14% | 2.54% | 100.00% |

Pearson chi2 (4) = 10.0565    Pr = 0.039

男性家属中不会操作手机进行挂号或缴费的比例也明显高于女性家属

（见表4-44）。这一结果乍看令人费解，但考虑到一些研究发现"家庭中照顾患者的任务大多是由女性承担的"，便不难理解。这不是因为男性不擅长操作手机，而是因为男性不熟悉医院，不熟悉就诊程序。

**表4-44　家属性别与手机操作问题列联表**

| 家属性别 | 不会操作手机进行挂号或缴费 | | | | | |
|---|---|---|---|---|---|---|
| | 完全没有 | 很少 | 有一点 | 比较严重 | 非常严重 | 合计 |
| 女 | 172<br>65.40% | 54<br>20.53% | 22<br>8.37% | 4<br>1.52% | 11<br>4.18% | 263<br>100.00% |
| 男 | 73<br>56.15% | 28<br>21.54% | 8<br>6.15% | 13<br>10.00% | 8<br>6.15% | 130<br>100.00% |
| 合计 | 245<br>62.34% | 82<br>20.87% | 30<br>7.63% | 17<br>4.33% | 19<br>4.83% | 393<br>100.00% |

Pearson chi2 （4） = 16.9509　　Pr = 0.002

**2. 家属身份与患儿主要社会心理问题的关系**

爷爷奶奶照顾患儿时，患儿出现临床依从性问题的比例最高，其次是外公外婆照顾的，最少发生该问题的是患儿由妈妈照顾的情形（见表4-45）。这可能是因为"隔代亲"导致患儿在被宠溺的环境下更易任性妄为，也说明了由父母带领患儿就医（见表4-2）的必要性和合理性。

**表4-45　家属身份与患儿临床依从性列联表**

| 与患儿关系 | 不配合检查和治疗 | | | | | |
|---|---|---|---|---|---|---|
| | 完全没有 | 很少 | 有一点 | 比较严重 | 非常严重 | 合计 |
| 其他 | 2<br>18.18% | 5<br>45.45% | 2<br>18.18% | 1<br>9.09% | 1<br>9.09% | 11<br>100.00% |
| 外公/外婆 | 3<br>27.27% | 1<br>9.09% | 5<br>45.45% | 2<br>18.18% | 0<br>0 | 11<br>100.00% |
| 妈妈 | 53<br>21.72% | 84<br>34.43% | 89<br>36.48% | 10<br>4.10% | 8<br>3.28% | 244<br>100.00% |
| 爷爷/奶奶 | 3<br>18.75% | 4<br>25.00% | 5<br>31.25% | 4<br>25.00% | 0<br>0 | 16<br>100.00% |
| 爸爸 | 29<br>25.89% | 25<br>22.32% | 47<br>41.96% | 10<br>8.93% | 1<br>0.89% | 112<br>100.00% |

| 与患儿关系 | 不配合检查和治疗 | | | | | |
|---|---|---|---|---|---|---|
| | 完全没有 | 很少 | 有一点 | 比较严重 | 非常严重 | 合计 |
| 合计 | 90 | 119 | 148 | 27 | 10 | 394 |
| | 22.84% | 30.20% | 37.56% | 6.85% | 2.54% | 100.00% |

Pearson chi2（16）= 26.8751     Pr = 0.043

老人带患儿就诊，也更容易出现"不了解就诊流程"（见表4-46）、"不会操作手机进行挂号或缴费"（见表4-47）、"不知道怎么跟医护人员有效沟通"（见表4-48）、"跟患儿沟通不畅"（见表4-49）等问题。可见，由老人带领就诊的患儿应作为社会工作者和志愿者服务的主要对象。

表4-46　家属身份与就医流程问题列联表

| 与患儿关系 | 不了解就诊流程 | | | | | |
|---|---|---|---|---|---|---|
| | 完全没有 | 很少 | 有一点 | 比较严重 | 非常严重 | 合计 |
| 其他 | 1 | 1 | 6 | 3 | 0 | 11 |
| | 9.09% | 9.09% | 54.55% | 27.27% | 0 | 100.00% |
| 外公/外婆 | 3 | 4 | 1 | 3 | 0 | 11 |
| | 27.27% | 36.36% | 9.09% | 27.27% | 0 | 100.00% |
| 妈妈 | 62 | 69 | 91 | 16 | 6 | 244 |
| | 25.41% | 28.28% | 37.30% | 6.56% | 2.46% | 100.00% |
| 爷爷/奶奶 | 3 | 3 | 5 | 5 | 0 | 16 |
| | 18.75% | 18.75% | 31.25% | 31.25% | 0 | 100.00% |
| 爸爸 | 21 | 33 | 42 | 13 | 5 | 114 |
| | 18.42% | 28.95% | 36.84% | 11.40% | 4.39% | 100.00% |
| 合计 | 90 | 110 | 145 | 40 | 11 | 396 |
| | 22.73% | 27.78% | 36.62% | 10.10% | 2.78% | 100.00% |

Pearson chi2（16）= 27.3745     Pr = 0.038

表4-47　家属身份与手机操作问题列联表

| 与患儿关系 | 不会操作手机进行挂号或缴费 | | | | | |
|---|---|---|---|---|---|---|
| | 完全没有 | 很少 | 有一点 | 比较严重 | 非常严重 | 合计 |
| 其他 | 1 | 6 | 1 | 2 | 1 | 11 |
| | 9.09% | 54.55% | 9.09% | 18.18% | 9.09% | 100.00% |

续表

| 与患儿关系 | 不会操作手机进行挂号或缴费 | | | | | |
|---|---|---|---|---|---|---|
| | 完全没有 | 很少 | 有一点 | 比较严重 | 非常严重 | 合计 |
| 外公/外婆 | 6 | 0 | 2 | 2 | 1 | 11 |
| | 54.55% | 0 | 18.18% | 18.18% | 9.09% | 100.00% |
| 妈妈 | 163 | 51 | 17 | 3 | 8 | 242 |
| | 67.36% | 21.07% | 7.02% | 1.24% | 3.31% | 100.00% |
| 爷爷/奶奶 | 4 | 1 | 5 | 4 | 2 | 16 |
| | 25.00% | 6.25% | 31.25% | 25.00% | 12.50% | 100.00% |
| 爸爸 | 71 | 24 | 5 | 6 | 7 | 113 |
| | 62.83% | 21.24% | 4.42% | 5.31% | 6.19% | 100.00% |
| 合计 | 245 | 82 | 30 | 17 | 19 | 393 |
| | 62.34% | 20.87% | 7.63% | 4.33% | 4.83% | 100.00% |

Pearson chi2 （16） = 70.0879    Pr = 0

表 4-48  家属身份与医患沟通问题列联表

| 与患儿关系 | 不知道怎么跟医护人员有效沟通 | | | | | |
|---|---|---|---|---|---|---|
| | 完全没有 | 很少 | 有一点 | 比较严重 | 非常严重 | 合计 |
| 其他 | 0 | 5 | 4 | 1 | 1 | 11 |
| | 0 | 45.45% | 36.36% | 9.09% | 9.09% | 100.00% |
| 外公/外婆 | 4 | 4 | 2 | 0 | 1 | 11 |
| | 36.36% | 36.36% | 18.18% | 0 | 9.09% | 100.00% |
| 妈妈 | 74 | 88 | 61 | 17 | 3 | 243 |
| | 30.45% | 36.21% | 25.10% | 7.00% | 1.23% | 100.00% |
| 爷爷/奶奶 | 1 | 6 | 4 | 4 | 1 | 16 |
| | 6.25% | 37.50% | 25.00% | 25.00% | 6.25% | 100.00% |
| 爸爸 | 29 | 38 | 38 | 5 | 4 | 114 |
| | 25.44% | 33.33% | 33.33% | 4.39% | 3.51% | 100.00% |
| 合计 | 108 | 141 | 109 | 27 | 10 | 395 |
| | 27.34% | 35.70% | 27.59% | 6.84% | 2.53% | 100.00% |

Pearson chi2 （16） = 26.2857    Pr = 0.050

表 4-49　家属身份与亲子沟通问题列联表

| 与患儿关系 | 家长跟患儿沟通不畅 | | | | | |
|---|---|---|---|---|---|---|
| | 完全没有 | 很少 | 有一点 | 比较严重 | 非常严重 | 合计 |
| 其他 | 0<br>0 | 5<br>45.45% | 4<br>36.36% | 1<br>9.09% | 1<br>9.09% | 11<br>100.00% |
| 外公/外婆 | 3<br>30.00% | 5<br>50.00% | 0<br>0 | 2<br>20.00% | 0<br>0 | 10<br>100.00% |
| 妈妈 | 114<br>46.72% | 83<br>34.02% | 37<br>15.16% | 6<br>2.46% | 4<br>1.64% | 244<br>100.00% |
| 爷爷/奶奶 | 1<br>6.25% | 9<br>56.25% | 3<br>18.75% | 3<br>18.75% | 0<br>0 | 16<br>100.00% |
| 爸爸 | 46<br>40.35% | 33<br>28.95% | 26<br>22.81% | 4<br>3.51% | 5<br>4.39% | 114<br>100.00% |
| 合计 | 164<br>41.52% | 135<br>34.18% | 70<br>17.72% | 16<br>4.05% | 10<br>2.53% | 395<br>100.00% |

Pearson chi2（16）= 44.1050　　　Pr＝0

3. 家属年龄与患儿主要社会心理问题的关系

带领患儿就诊的家属的年龄与"患儿不配合检查和治疗"之间有明显的相关关系。家属年龄高于 50 岁的，患儿更容易不配合检查和治疗（见表 4-50）。而 50 岁以上的照顾者大都为患儿的祖辈，这一结果与上文中的结果相同。

表 4-50　家属年龄与患儿临床依从性列联表

| 家属年龄 | 患儿不配合检查和治疗 | | | | | |
|---|---|---|---|---|---|---|
| | 完全没有 | 很少 | 有一点 | 比较严重 | 非常严重 | 合计 |
| 20 岁及以下 | 2<br>50.00% | 2<br>50.00% | 0<br>0 | 0<br>0 | 0<br>0 | 4<br>100.00% |
| 21~30 岁 | 19<br>12.18% | 54<br>34.62% | 68<br>43.59% | 9<br>5.77% | 6<br>3.85% | 156<br>100.00% |
| 31~40 岁 | 54<br>29.35% | 53<br>28.80% | 62<br>33.70% | 11<br>5.98% | 4<br>2.17% | 184<br>100.00% |
| 41~50 岁 | 9<br>36.00% | 6<br>24.00% | 9<br>36.00% | 1<br>4.00% | 0<br>0 | 25<br>100.00% |

续表

| 家属年龄 | 患儿不配合检查和治疗 | | | | | |
|---|---|---|---|---|---|---|
| | 完全没有 | 很少 | 有一点 | 比较严重 | 非常严重 | 合计 |
| 51~60岁 | 5<br>25.00% | 3<br>15.00% | 9<br>45.00% | 3<br>15.00% | 0<br>0 | 20<br>100.00% |
| 60岁以上 | 1<br>20.00% | 1<br>20.00% | 0<br>0 | 3<br>60.00% | 0<br>0 | 5<br>100.00% |
| 合计 | 90<br>22.84% | 119<br>30.20% | 148<br>37.56% | 27<br>6.85% | 10<br>2.54% | 394<br>100.00% |

Pearson chi2 （20）= 50.1246　　Pr=0

家属年龄与其"不会操作手机进行挂号或缴费"之间也有明显相关关系。50岁以上的家属中出现不会操作手机进行挂号或缴费的较多（见表4-51）。这一结果也与上文相同。

**表4-51　家属年龄与手机操作问题列联表**

| 家属年龄 | 不会操作手机进行挂号或缴费 | | | | | |
|---|---|---|---|---|---|---|
| | 完全没有 | 很少 | 有一点 | 比较严重 | 非常严重 | 合计 |
| 20岁及以下 | 2<br>50.00% | 1<br>25.00% | 1<br>25.00% | 0<br>0 | 0<br>0 | 4<br>100.00% |
| 21~30岁 | 99<br>63.87% | 34<br>21.94% | 10<br>6.45% | 6<br>3.87% | 6<br>3.87% | 155<br>100.00% |
| 31~40岁 | 117<br>63.93% | 42<br>22.95% | 9<br>4.92% | 5<br>2.73% | 10<br>5.46% | 183<br>100.00% |
| 41~50岁 | 20<br>76.92% | 4<br>15.38% | 2<br>7.69% | 0<br>0 | 0<br>0 | 26<br>100.00% |
| 51~60岁 | 4<br>20.00% | 1<br>5.00% | 7<br>35.00% | 5<br>25.00% | 3<br>15.00% | 20<br>100.00% |
| 60岁以上 | 3<br>60.00% | 0<br>0 | 1<br>20.00% | 1<br>20.00% | 0<br>0 | 5<br>100.00% |
| 合计 | 245<br>62.34% | 82<br>20.87% | 30<br>7.63% | 17<br>4.33% | 19<br>4.83% | 393<br>100.00% |

Pearson chi2 （20）= 66.9209　　Pr=0

同样地，高于50岁的家属也更容易出现"不知道怎么跟医护人员有效沟通""跟患儿沟通不畅"的问题（见表4-52、表4-53）。41~50岁的照顾者却很少面临这些问题。这可能与他们为人父母十多年，已经积累了较丰富的抚育和照顾经验，且子女皆已长成认知水平较高的中学生，沟通起来较为容易有关。

表4-52 家属年龄与医患沟通问题列联表

| 家属年龄 | 不知道怎么跟医护人员有效沟通 | | | | | |
|---|---|---|---|---|---|---|
| | 完全没有 | 很少 | 有一点 | 比较严重 | 非常严重 | 合计 |
| 20岁及以下 | 0 | 3 | 1 | 0 | 0 | 4 |
| | 0 | 75.00% | 25.00% | 0 | 0 | 100.00% |
| 21~30岁 | 51 | 54 | 36 | 14 | 1 | 156 |
| | 32.69% | 34.62% | 23.08% | 8.97% | 0.64% | 100.00% |
| 31~40岁 | 45 | 70 | 55 | 7 | 7 | 184 |
| | 24.46% | 38.04% | 29.89% | 3.80% | 3.80% | 100.00% |
| 41~50岁 | 9 | 5 | 10 | 2 | 0 | 26 |
| | 34.62% | 19.23% | 38.46% | 7.69% | 0 | 100.00% |
| 51~60岁 | 1 | 8 | 7 | 3 | 1 | 20 |
| | 5.00% | 40.00% | 35.00% | 15.00% | 5.00% | 100.00% |
| 60岁以上 | 2 | 1 | 0 | 1 | 1 | 5 |
| | 40.00% | 20.00% | 0 | 20.00% | 20.00% | 100.00% |
| 合计 | 108 | 141 | 109 | 27 | 10 | 395 |
| | 27.34% | 35.70% | 27.59% | 6.84% | 2.53% | 100.00% |

Pearson chi2（20）= 34.3133    Pr = 0.024

表4-53 家属年龄与亲子沟通问题列联表

| 家属年龄 | 家长跟患儿沟通不畅 | | | | | |
|---|---|---|---|---|---|---|
| | 完全没有 | 很少 | 有一点 | 比较严重 | 非常严重 | 合计 |
| 20岁及以下 | 0 | 2 | 2 | 0 | 0 | 4 |
| | 0 | 50.00% | 50.00% | 0 | 0 | 100.00% |
| 21~30岁 | 74 | 44 | 28 | 6 | 4 | 156 |
| | 47.44% | 28.21% | 17.95% | 3.85% | 2.56% | 100.00% |
| 31~40岁 | 74 | 70 | 30 | 5 | 6 | 185 |
| | 40.00% | 37.84% | 16.22% | 2.70% | 3.24% | 100.00% |
| 41~50岁 | 14 | 5 | 7 | 0 | 0 | 26 |
| | 53.85% | 19.23% | 26.92% | 0 | 0 | 100.00% |

续表

| 家属年龄 | 家长跟患儿沟通不畅 | | | | | |
|---|---|---|---|---|---|---|
| | 完全没有 | 很少 | 有一点 | 比较严重 | 非常严重 | 合计 |
| 51~60 岁 | 1<br>5.26% | 12<br>63.16% | 3<br>15.79% | 3<br>15.79% | 0<br>0 | 19<br>100.00% |
| 60 岁以上 | 1<br>20.00% | 2<br>40.00% | 0<br>0 | 2<br>40.00% | 0<br>0 | 5<br>100.00% |
| 合计 | 164<br>41.52% | 135<br>34.18% | 70<br>17.72% | 16<br>4.05% | 10<br>2.53% | 395<br>100.00% |

Pearson chi2 (20) = 50.6443　　Pr=0

### 4. 家属学历与其主要社会心理问题的关系

家属学历与"没有足够的精力和时间照顾患儿"有相关关系。小学学历的家属中这一问题存在的比例较低，但大学特别是研究生这些高学历家属中这一问题较为普遍（见表4-54）。概因高学历者所从事的职业一般工作时间更长，责任更大，抽出时间陪孩子看病并非易事。

表4-54　家属受教育程度与患儿照顾时间问题列联表

| 家属受教育程度 | 没有足够的精力和时间照顾患儿 | | | | | |
|---|---|---|---|---|---|---|
| | 完全没有 | 很少 | 有一点 | 比较严重 | 非常严重 | 合计 |
| 小学 | 8<br>53.33% | 2<br>13.33% | 4<br>26.67% | 1<br>6.67% | 0<br>0 | 15<br>100.00% |
| 初中 | 11<br>23.40% | 9<br>19.15% | 16<br>34.04% | 9<br>19.15% | 2<br>4.26% | 47<br>100.00% |
| 高中 | 30<br>30.00% | 20<br>20.00% | 34<br>34.00% | 12<br>12.00% | 4<br>4.00% | 100<br>100.00% |
| 大学 | 37<br>17.45% | 43<br>20.28% | 86<br>40.57% | 33<br>15.57% | 13<br>6.13% | 212<br>100.00% |
| 硕士 | 2<br>9.09% | 6<br>27.27% | 4<br>18.18% | 8<br>36.36% | 2<br>9.09% | 22<br>100.00% |
| 合计 | 88<br>22.22% | 80<br>20.20% | 144<br>36.36% | 63<br>15.91% | 21<br>5.30% | 396<br>100.00% |

Pearson chi2 (16) = 27.6866　　Pr=0.034

### 三、门诊患者家属对社会工作的认知

虽然调查对象大部分都听说过社会工作者（见表4-55），但表示清楚（比较清楚和非常清楚）社会工作者工作内容的只有43.91%（见表4-56）。事实上只有不足20%的调查对象认识到社会工作是一种需要专门技能的职业，绝大部分患儿家属都将社会工作者与志愿者混为一谈（见表4-57）。该类问题的漏答率很高，原因可能也是调查对象并不清楚社会工作者到底是干什么的，不知如何作答。可见，门诊患者家属对社会工作者的认知度不足且存在明显认知偏差。

**表4-55　患者家属对社工的知晓率**

| 是否听说过社工 | 频次 | 占比（%） |
|:---:|:---:|:---:|
| 是 | 312 | 78.59 |
| 否 | 85 | 21.41 |
| 合计 | 397 | 100.00 |

**表4-56　患者家属对社工工作内容的知晓率**

| 是否知道社工是做什么的 | 频次 | 占比（%） |
|:---:|:---:|:---:|
| 完全不清楚 | 11 | 3.53 |
| 不太清楚 | 164 | 52.56 |
| 比较清楚 | 129 | 41.35 |
| 非常清楚 | 8 | 2.56 |
| 合计 | 312 | 100.00 |

**表4-57　患者家属对社工形象的认知率**

| 心目中的社工 | 频次 | 占比（%） |
|:---:|:---:|:---:|
| 学雷锋做好事的人 | 42 | 14.24 |
| 志愿者 | 178 | 60.34 |
| 在居委会工作的人 | 6 | 2.03 |
| 一种需要专门技能的职业 | 58 | 19.67 |
| 不知道 | 11 | 3.72 |
| 合计 | 295 | 100.00 |

　　家属的受教育程度与其对社会工作者的知晓度之间存在相关关系。学历高者对社会工作者的知晓率高（见表4-58）；如果把漏答该题的问卷视同选择"不知道"，然后进行数据处理，可以看到：学历越高的人群中对社会工作者形象有正确认知的也越多（见表4-59）。

表4-58　患者家属受教育程度与社工知晓度列联表

| 家属受教育程度 | 是否听说过社工 | | |
|---|---|---|---|
| | 否 | 是 | 合计 |
| 小学 | 12<br>80.00% | 3<br>20.00% | 15<br>100.00% |
| 初中 | 20<br>42.55% | 27<br>57.45% | 47<br>100.00% |
| 高中 | 23<br>23.00% | 77<br>77.00% | 100<br>100.00% |
| 大学 | 27<br>12.68% | 186<br>87.32% | 213<br>100.00% |
| 硕士 | 3<br>13.64% | 19<br>86.36% | 22<br>100.00% |
| 合计 | 85<br>21.41% | 312<br>78.59% | 397<br>100.00% |

Pearson chi2 (4) = 53.6850　　Pr=0

表4-59　患者家属受教育程度与社工形象认知度列联表[①]

| 家属受教育程度 | 对社工形象的认知度 | | | | | | | | | | |
|---|---|---|---|---|---|---|---|---|---|---|---|
| | A | AB | ABC | ABCD | ABD | B | BCD | BD | C | D | E | 合计 |
| 小学 | 0<br>0 | 0<br>0 | 0<br>0 | 0<br>0 | 0<br>0 | 3<br>100.00% | 0<br>0 | 0<br>0 | 0<br>0 | 0<br>0 | 0<br>0 | 3<br>100.00% |
| 初中 | 7<br>25.00% | 0<br>0 | 0<br>0 | 0<br>0 | 1<br>3.57% | 13<br>46.43% | 0<br>0 | 0<br>0 | 0<br>0 | 3<br>10.71% | 4<br>14.29% | 28<br>100.00% |
| 高中 | 16<br>20.78% | 0<br>0 | 2<br>2.60% | 0<br>0 | 0<br>0 | 45<br>58.44% | 0<br>0 | 0<br>0 | 2<br>2.60% | 9<br>11.69% | 3<br>3.90% | 77<br>100.00% |

----

　　① 表4-59中A为"认为社工是学雷锋做好事的人"，B为"认为社工是志愿者"，C为"认为社工是在居委会工作的人"，D为"认为社工是一种需要专门技能的职业"，E为"不知道社工是做什么的"。此表对应的问卷题目为多选题，因此选择结果有AB、ABC、ABCD等组合。

续表

| 家属受教育程度 | 对社工形象的认知度 | | | | | | | | | | |
|---|---|---|---|---|---|---|---|---|---|---|---|
| | A | AB | ABC | ABCD | ABD | B | BCD | BD | C | D | E | 合计 |
| 大学 | 18 | 1 | 2 | 1 | 1 | 108 | 1 | 5 | 4 | 40 | 4 | 185 |
| | 9.73% | 0.54% | 1.08% | 0.54% | 0.54% | 58.38% | 0.54% | 2.70% | 2.16% | 21.62% | 2.16% | 100.00% |
| 硕士 | 1 | 0 | 0 | 0 | 0 | 9 | 0 | 1 | 0 | 6 | 0 | 19 |
| | 5.26% | 0 | 0 | 0 | 0 | 47.37% | 0 | 5.26% | 0 | 31.58% | 0 | 100.00% |
| 合计 | 42 | 1 | 4 | 1 | 2 | 178 | 1 | 6 | 6 | 58 | 11 | 312 |
| | 13.46% | 0.32% | 1.28% | 0.32% | 0.64% | 57.05% | 0.32% | 1.92% | 1.92% | 18.59% | 3.53% | 100.00% |

Pearson chi2 （44） = 72.1150     Pr=0.005

## 四、门诊患者（家属）的社会心理服务需求

门诊患儿家属最需要的志愿服务类型是导医服务、自助机服务、咨询台服务（见表4-60），这三类服务都是与就诊活动直接且密切相关的。全程陪伴服务由于大部分患儿都是由年轻的父母陪同就医，且陪同人员多有两个或两个以上，故需求比例并不高。艺术陶冶活动的需求率不高可能与该院门诊采取了分段挂号、分段就诊，从而大大减少了患者等待就诊的时间有关。

表4-60  患者家属希望在门诊提供的志愿服务统计

| 志愿服务类型（多选） | 频次 | 占比（%） |
|---|---|---|
| 导医服务（帮助患者了解医院的科室分布、就诊流程、诊疗注意事项等） | 322 | 81.52 |
| 自助机服务（取号、挂号、缴费或打印协助等） | 231 | 58.48 |
| 咨询台服务（院内各个路口、关键路口的咨询服务） | 215 | 54.43 |
| 全程陪伴服务（对有特殊需要的患者及其家属提供就诊全程的帮助） | 130 | 32.91 |
| 艺术陶冶活动（音乐、绘本、绘画等服务） | 90 | 22.78 |

对社工服务需求最强烈的是协助医患沟通（见表4-61）。对比表4-60、表4-61和表4-22、表4-23，我们发现：患者反映的就诊中遭遇的主要问题与患者表达的帮扶需求之间存在一定差异。例如，医患沟通问题仅排在患者家属遭遇的问题的第7位，且仅有9%的调查对象表示该问题比较严重或非常严重，明确表示希望门诊提供医患沟通协助服务的却高达63%。再如，存在

"不熟悉科室地理位置"和"不了解就诊流程"问题的调查对象仅占12% ~ 15%，表示希望门诊提供导医服务的却高达82%。这可能是因为：①调查对象在回答就诊过程中遭遇的问题时，是站在私人事务的立场，表达自身的实际遭遇；而在回答对志愿服务和社工服务的希望时，是站在公共事务的立场，表达个人对公共需求的看法。从9%对60%、12%对82%这两对差异巨大的数据可以看出，普通民众并非"事不关己高高挂起"，缺乏参与公共问题讨论的意愿，参与公共事务也并非只有"利己"动机，而是有着显著的"利他"倾向和"公共"精神，认为有其他患者遭遇了医患沟通和就医流程方面的困境，且这些问题应得到帮助。②部分调查对象尽管不存在较严重的医患沟通和就医流程问题，但也在就诊过程中感受到医患沟通畅通程度不尽如人意，就医流程也存在一些不便捷的环节，希望通过新的公共服务改善这些影响就医体验的问题。

表4-61　患者家属对社工服务的需求统计

| 希望在门诊社工提供的服务（多选） | 频次 | 占比（%） |
|---|---|---|
| 协助进行医患沟通 | 249 | 62.72 |
| 突发事件的危机干预 | 194 | 48.87 |
| 患儿及家长情绪疏导、心理减压 | 174 | 43.83 |
| 协助进行健康教育 | 134 | 33.75 |
| 其他 | 10 | 2.53 |

## 五、结论与讨论

通过对问卷调查结果的分析，得出如下结论。

（1）大部分患儿由妈妈带领就医。这一结果可从两方面予以阐释。一是女性对健康问题更加敏感和关注。国内外很多研究都发现，女性对卫生服务的利用率远高于男性[1]，为自己，也为他人[2]。这也说明了女性在健康照护方面发挥着特殊的作用，启示我们在制定健康问题干预计划的时候，应重视发

---

① 威廉·考克汉姆. 医学社会学（第11版）[M]. 高永平，杨渤彦，译. 北京：中国人民大学出版社，2012：46.

② AUERBACH J, ANNE F. Women's health research：public policy and sociology [J]. Journal of Health and Social Behavior, 1995（9）：115-131.

挥女性力量，注重干预计划的性别敏感性。二是女性在儿童照料中承担了大部分责任。当今的性别分工遵循的仍然是"男主外，女主内"这种社会有意制造的传统规范。社会分工是工业社会的典型特征，也是提高生产效率的一个重要手段，这一家庭责任分工的不合理之处在于，社会普遍高度评价男性"主外"获取的收益，即金钱和物质财富的价值，而明显低估女性"主内"获取的收益，即整洁的家庭环境、可口营养的食物、家庭成员的照护等的价值。于是，这种分工就成了一种区分权力关系的基本方式。更为诡异的是，对劳动价值的评估有时还取决于劳动者的性别。当人们看到一位妈妈衣不解带地照料患儿时，只觉得这是位称职的母亲，孩子的父亲并未出现必定是在做更重要的事；而当人们看到照顾患儿的是爸爸时，经常对这位父亲肃然起敬，毕竟，还有什么事情比孩子的健康更重要呢？

（2）患儿家庭的教育、收入、居住地址、户籍等因素均对就医行为有一定影响。前人的研究发现，生病时个人处理方式的选择，受个人对健康与疾病的观念、医疗资源的分布、社会人口因素等许多不同因素的影响[1]。

本次调查发现，不同教育水平族群家庭患儿在儿童医院门诊的总体分布情况是：随着家长学历的提高，来自该类家庭的患儿在门诊的占比呈上升趋势。高学历父母对高水平医院有明显偏好，更倾向于把三甲医院作为孩子的首诊医院；低学历父母因为种种原因，存在没有及时带领孩子就医的情形。求医行为的启动包括觉察、分辨、归因、处理4道程序[2]。觉察是对疾病的知觉，分辨是对疾病威胁的判断，归因是对疾病起因的解释，处理是对疾病应对的决策和行动。当家属（主要是父母）觉察到孩子身体不适时，首先会根据过去的经验提供患儿症状的病因解释并判断严重性，来决定是否就医。然后综合过去的就医经验，如疗效、满意度、不良反应、花费等，决定就医场所。父母受教育程度对患儿求医情况的影响表明，教育对健康有世代累积效应。科学效能论认为，教育带来学习能力和学习习惯，造就学习如何处理健康问题的能力[3]。因此，父母受教育程度高，孩子通常健康水平也较高，患病后也能得到及时和高质量的治疗；反之，父母受教育程度低，缺乏处理健康

---

[1][2] 徐淑瑶，等. 新编医疗社会学［M］. 台中：华格那企业，2017：2-3.
[3] 徐淑瑶，等. 新编医疗社会学［M］. 台中：华格那企业，2017：4-20.

问题的能力，对孩子疾病的严重性常不能准确判断或者对疾病的病因作出错误解释，导致孩子患病后不一定能及时就医。

不同收入水平族群家庭患儿在重庆儿医门诊的总体分布情况是随着家庭收入的提高，来自该类家庭的患儿在门诊的占比呈上升趋势。虽然各收入族群家庭就医时都表现出一定程度的"三甲偏好"，但低收入家庭的孩子可能存在部分该就诊而未就诊的情况。患者对医院的选择取决于两个关键因素，一是对医疗服务品质的信任度，二是个人求医成本。普遍存在于各人群中的"三甲偏好"表明，跨级求医增加的个人求医成本，小于患者（家属）对医疗服务品质提升价值的评判。

在重庆儿医门诊患者中，来自主城区的患儿占近七成，且过半主城患儿家庭将该院作为首诊医院。个人对疾病处理方式的选择受许多不同因素的影响，其中医疗资源的分布是一个重要因素。这种现象的形成原因主要是主城患者家庭住址距离医院较近，交通便捷度较高，优质医疗资源可及性更高。因改革开放后劳动人口流动性不断提高，大量农村人口长期携家带口在主城打工，户籍对就医行为的影响反不如家庭住址明显。但农村户籍人口的受教育程度和收入水平仍明显低于城镇户籍人口。

（3）导致三甲医院门诊一号难求的重要原因是大量家庭"小病大看"，未按要求逐级转诊。调查发现接近80%的门诊患儿是医院的"老病号"，接近一半的患儿家庭直接把三甲医院作为首诊医院，并未按三级转诊要求就诊，这些家庭以居住在重庆主城的家庭为主。根据调查结果可以做出两个推断：一是高水平医疗资源的可及性是影响患者选择医院的重要因素；二是基层医疗资源存在一定的闲置和浪费。尽管近些年国家投入了大量资源用于基层医疗机构的硬件建设，优化医疗卫生资源配置，但"改头换面"后的社区卫生服务中心（站）、乡镇卫生院、村卫生室等依然门可罗雀。大量患者一方面对"三甲医院看病难"的问题心怀不满，一方面大病小病都首选三甲医院。其中的重要原因是对基层医疗机构的医疗卫生服务能力缺乏信任。"小病大看"现象通常是医疗服务制度和医疗资源配置所衍生的结构性问题。2020年6月1日开始正式实施的《基本医疗卫生与健康促进法》再次明确了"基本医疗服务实行分级诊疗制度，引导非急诊患者首先到基层医疗卫生机构就诊，实行首诊负责制和转诊审核责任制，逐步建立基层首诊、双向转诊、急慢分治、上下联动的机制"。这一制度落地的关键在于重建患者对基层医疗卫生机构的信任和各级医疗机构之间的有效联动。医联体和专科联盟的建立有助于解决这两个关键问题。医务社会工作者也可以运用个案管理、社区工作等专业社会工作方法，介入分级诊疗，整合医院资源与社区资源，构建社区"健康共同体"①，推动分级诊疗的落地。

（4）门诊患儿的主要社会心理问题是：玩电子产品的时间过长、不配合检查和治疗等；家属遭遇的主要社会心理问题是：检查或治疗等待的时间过长、对孩子所患疾病的知识了解得很少、家人没有足够的精力和时间来照顾孩子、不熟悉医院科室位置的分布、不了解就诊流程等。对应的服务主要是由志愿者提供的导医助医类服务和由社会工作者提供的改善患儿诊疗依从性的情绪抚慰服务。

但患儿家属反映的就诊中遭遇的主要问题与其感觉的帮扶需求之间存在一定差异，例如，尽管仅有9%的调查对象遭遇了较严重的医患沟通问题，但希望门诊提供医患沟通协助服务的却高达63%。结合本问卷的较高回收率和完成度，我们认为，这在一定程度上反映了患者有较强的参与医疗场域社会问题讨论协商的意愿，这为医疗卫生服务领域公共事务的"医患共同治理"打下了基础。近年来愈演愈烈的医疗纠纷、医患矛盾乃至伤医杀医事件都表明，仅靠政府行政管理和医院内部管理，很难有效缓和医患关系。作为医患关系的重要利益相关方，患者理应参与医疗场域公共问题的合作治理。

（5）与患儿临床依从性相关的因素主要有患儿年龄、家属性别、家属身份等。不配合检查和治疗的主要是1~3岁幼童、由男性家属带领就医的患儿、由祖辈带领就医的患儿。

与"玩电子产品问题"相关的因素主要是患儿年龄和就诊经历。7~11岁的学龄儿童玩电子产品的问题最为严重，有过该院就诊经历的"老病号"玩电子产品时间过多的问题较之"新患者"也更突出。

与"就诊流程问题"相关的因素主要是患儿家庭住址、就诊经历、家属身份等。不了解就诊流程的主要是来自重庆其他区县的患儿家属、第一次来

---

① 计芳，代文瑶，柴双. 医务社会工作介入"分级诊疗"模式初探［J］. 解放军医院管理杂志，2017，24（4）：317-319.

院就诊的患儿家属、带领就医者为患儿祖辈的。

就医面临经济困境的主要是：来自重庆其他区县的患儿家庭、只购买了城乡居民医疗保险的患儿家庭。

对孩子所患疾病知识缺乏了解的主要是：来自重庆其他区县的患儿家属、第一次来院就诊的患儿家属。

综上，门诊社会工作者和志愿者服务的主要对象应是：低龄儿童、由祖辈带领就医的儿童、来自重庆主城以外其他区县的儿童、初次就诊儿童及其家庭。这些信息通过现场观察和调阅网上预约挂号信息一般都可以获取。

（6）对医院环境感到恐惧的主要是之前有过该院看诊经历的"老病号"。求医行为会带来恐惧、紧张等消极情绪体验。而"老病号"多次就医体验的多次不愉快经历，令其加剧了对医院和治疗的恐惧。这也说明了医院在整体设计、布局科室、空间打造时，关注患者友好性尤其是儿童友好性的重要意义。加拿大 B+H 建筑设计事务所在设计深圳市第二儿童医院时就本着透过患儿的眼睛来体验这座建筑的理念，通过在空间的每个角落注入惊喜感，来培养孩子们独特而快乐的世界观，同时也鼓励成人保持一颗童心，用开放、轻快、协作的方式与环境保持互动①。通过对儿童行为特征、心理需求的研究，结合医院的功能形态要求，形成立体交通骨架，令医院各功能间的流线最短，避免了传统医院路线不明确、交通冗长等缺点。通过明亮的色彩，充满童趣的空间以及对儿童元素的提取，打造出亲切活泼的氛围②。

（7）门诊患者最需要的是导医助医类志愿服务，但重庆儿医当前提供的志愿服务缺口较大。根据该院社工部提供的资料，其志愿服务分为 3 种，分别是门诊常规志愿服务；科普宣传周、暑期专项志愿服务、国际志愿者日慈善活动等专项志愿服务；由奇恩青少年关爱发展中心、山城志愿者、融智特教等提供的团体志愿服务。门诊志愿者主要来自 3 所高校，学生志愿者人数虽多，但服务时间少，流动性大，远不能满足患者的需求。

---

① 加拿大 B+H 建筑设计事务所. 打造"独一无二"的医疗生态体系——深圳市儿童医院及科教综合楼设计方案［EB/OL］.（2020-06-11）［2022-08-11］. https://www. sohu. com/a/401120536_456030.

② 李丹丹. 深圳市第二儿童医院，打造极具亲切感的设计之风！［EB/OL］.（2019-02-16）［2022-08-11］. https://new. qq. com/omn/20190216/20190216A0VT49. html.

（8）门诊患者家属对社会工作的认知度不足且存在明显偏差。虽然调查对象大部分都听说过社工，但只有不足 20% 的调查对象认识到社会工作是一种需要专门技能的职业，绝大部分患儿家属都将社会工作者与志愿者混为一谈。家属的受教育水平与其对社会工作的知晓度之间存在相关关系，学历越高的人群中对社会工作者形象有正确认知的也越多。这一结果说明了当前社会工作的社会影响力不够，同时说明了加大对医务社会工作的宣传力度，尤其是在学历较低者中宣传医务社会工作的必要性。

# 第五章

# 健康治理视角下的医务社工服务需求调查

## ——住院患者调查

健康治理包括对个人的全方位关照①，医疗机构的医护人员关照的是患者生理层面的疾病诊治问题，而社会工作者关照的是其心理和社会层面的、与健康相关的非治疗性问题。健康治理包括对人群的全方位覆盖，着重要解决健康不平等问题，社会工作者主要的服务对象也是在健康资源和健康水平上处于弱势地位的人群。

患者在门诊候诊、就诊的时间总体较短。而医务社会工作者开展个案工作、小组工作等专业手段助人通常需要经历需求评估、专业关系建立、干预方案设计和实施等一系列环节，耗时较长，多不适合在普通门诊开展（急诊除外）。本书第三章中得出的结论也是"门诊患者最需要的是导医助医类志愿服务，社会工作者主要是进行志愿者招募、管理，以及提供一些改善患儿诊疗依从性的情绪抚慰服务"。医院社会工作者直接服务的主要场域是病房。

本章依然以重庆医科大学附属儿童医院为例，通过问卷调查结果描述和分析病房患者及其家属在住院期间常遇到的非治疗性问题。这些尚未得到解决的心理和社会问题即为住院患者在就医过程中的不足状态，构成了对医务社会工作服务的具体需求。

---

① 王威峰. 国家治理现代化视阈中人民健康的时代内涵、价值意蕴与实现路径——基于习近平关于人民健康的重要论述 [J]. 科学社会主义, 2020（3）：49-54.

## 一、调查对象基本情况

重庆医科大学附属儿童医院（以下简称"重庆儿医"）渝中院区和两江院区共编制床位 2480 张，平均开放 1925 张，2019 年住院量达 9.53 万人次。对住院患者的问卷调查采取分层随机抽样的方式，以科室为分层单位，按照开放床位的五分之一进行抽样。共发放问卷 342 份，回收问卷 338 份。

（一）家属基本情况分析

本研究把问卷填写者认同为患儿住院期间的主要照顾者。患儿的主要照顾者基本是患儿家属，从照顾者性别来看，女性占比约 62%（见表 5-1），从照顾者与患儿的关系来看，患儿妈妈占比约 61%（见表 5-2），从照顾者年龄来看，年龄处于 21~40 岁的约占 87%（见表 5-3）。这三个数据与门诊调查结果有些许差别，表明在患儿住院后，爸爸参与照护的比率略有提高，祖辈参与照护的比率略有降低。约 74% 的住院患儿有两个或两个以上的照顾者（见表 5-4）。这一数据小于门诊调查结果，表明部分家庭已开展照顾患儿的家庭分工合作。

表 5-1　照顾者性别统计

| 性别 | 病房频次 | 占比（%） | 门诊频次 | 占比（%） |
|------|---------|-----------|---------|-----------|
| 女 | 211 | 62.43 | 266 | 67.00 |
| 男 | 127 | 37.57 | 131 | 33.00 |
| 合计 | 338 | 100.00 | 397 | 100.00 |

表 5-2　照顾者与患儿的关系统计

| 与患儿的关系 | 病房频次 | 占比（%） | 门诊频次 | 占比（%） |
|------|---------|-----------|---------|-----------|
| 妈妈 | 207 | 61.24 | 244 | 61.46 |
| 爸爸 | 118 | 34.91 | 114 | 28.72 |
| 爷爷或奶奶 | 9 | 2.67 | 16 | 4.03 |
| 外公或外婆 | 2 | 0.59 | 11 | 2.77 |
| 其他 | 2 | 0.59 | 12 | 3.02 |
| 合计 | 338 | 100.00 | 397 | 100.00 |

表5-3  照顾者年龄统计

| 年龄 | 病房频次 | 占比（%） | 门诊频次 | 占比（%） |
|---|---|---|---|---|
| 20岁及以下 | 2 | 0.59 | 4 | 1.01 |
| 21~30岁 | 132 | 39.05 | 156 | 39.29 |
| 31~40岁 | 162 | 47.93 | 186 | 46.85 |
| 41~50岁 | 29 | 8.58 | 26 | 6.55 |
| 51~60岁 | 12 | 3.55 | 20 | 5.04 |
| 60岁以上 | 1 | 0.30 | 5 | 1.26 |
| 合计 | 338 | 100.00 | 397 | 100.00 |

表5-4  照顾者人数统计

| 照顾住院患儿的家属数量 | 频次 | 占比（%） |
|---|---|---|
| 1个 | 87 | 26.13 |
| 2个 | 216 | 64.86 |
| 3个以上 | 30 | 9.01 |
| 合计 | 333 | 100.00 |

对患儿出院后主要照顾者的调查表明（表5-5中，A表示爸爸、B表示妈妈、C表示爷爷/奶奶、D表示外公/外婆、E表示其他亲属、F表示保姆、G表示其他）：主要照顾者包括妈妈的占比约62%，包括爸爸的占比约15%，包括爷爷/奶奶的占比约30%，包括外公/外婆的占比约13%。对比患儿住院期间的主要照顾者和出院后的主要照顾者可以看出，约半数的爸爸在患儿出院后退出了照护任务，这一任务由爷爷/奶奶或外公/外婆接替；而妈妈的照护任务并未转移。患儿出院后主要照顾者的调查结果也可以看作日常照顾孩童的任务在家庭成员中的分担情形。

表5-5  患儿出院后的主要照顾者统计

| 患儿出院之后的主要照顾者 | 频数 | 百分比（%） | 累计百分比（%） |
|---|---|---|---|
| A | 15 | 4.44 | 4.44 |
| AB | 16 | 4.73 | 9.17 |
| ABC | 9 | 2.66 | 11.83 |
| ABCD | 2 | 0.59 | 12.43 |
| ABD | 3 | 0.89 | 13.31 |

| 患儿出院之后的主要照顾者 | 频数 | 百分比（%） | 累计百分比（%） |
|---|---|---|---|
| ABDE | 1 | 0.30 | 13.61 |
| AC | 1 | 0.30 | 13.91 |
| AD | 1 | 0.30 | 14.20 |
| AF | 1 | 0.30 | 14.50 |
| B | 158 | 45.75 | 61.24 |
| BC | 11 | 3.25 | 64.50 |
| BD | 6 | 1.78 | 66.27 |
| BF | 4 | 1.18 | 67.46 |
| C | 75 | 22.19 | 89.64 |
| CD | 2 | 0.59 | 90.24 |
| D | 29 | 8.58 | 98.82 |
| E | 2 | 0.59 | 99.41 |
| F | 1 | 0.30 | 99.70 |
| G | 1 | 0.30 | 100.00 |
| 合计 | 338 | 100.00 | |

患儿主要照顾者中拥有大学及大学以上学历的占比约45%（见表5-6）。这一比例虽然低于门诊患儿照顾者中的高学历者占比，但仍远高于第七次重庆人口普查的数据。原因可能是：①调查对象以中青年为主（见表5-3），该年龄层次的人口受教育程度较高；②对住院患儿采取的是分层随机抽样，比门诊的抽样误差小；③高学历者就医较偏好选择三甲医院。和门诊数据相比，住院患儿的照顾者中初中及以下学历的占比更高。这从另一个侧面证明，低学历家庭的孩子存在就医不及时、将小病拖成大病的情况。

表5-6 照顾者学历统计

| 受教育程度 | 住院频次 | 占比（%） | 门诊频次 | 占比（%） |
|---|---|---|---|---|
| 小学 | 22 | 6.51 | 15 | 3.78 |
| 初中 | 86 | 25.44 | 47 | 11.84 |
| 高中 | 79 | 23.37 | 100 | 25.19 |
| 大学 | 142 | 42.01 | 213 | 53.65 |
| 研究生 | 9 | 2.67 | 22 | 5.54 |
| 合计 | 338 | 100.00 | 397 | 100.00 |

　　住院患儿中除人均收入 10 万元以上家庭的孩子占比较少外，其他收入水平家庭的孩子占比差距不大（见表 5-7）。这与门诊患儿的家庭情况明显不同。如果把需要住院治疗当作疾病较严重的指标的话，这一结果似乎说明家庭人均年收入超过 10 万元的富裕家庭的孩子身体状况较好，较少罹患较严重的疾病。与门诊对应数据比较，家庭人均年收入在 5 万元及以下的，住院患儿占比高于门诊患儿占比；家庭人均年收入在 5 万元以上的，门诊患儿占比高于住院患儿占比。这说明，低收入家庭的患儿就诊不如中等以上收入家庭的患儿及时。

表 5-7　患儿家庭收入统计

| 家庭人均年收入 | 住院频次 | 占比（%） | 门诊频次 | 占比（%） |
| --- | --- | --- | --- | --- |
| 1 万元以下 | 74 | 21.89 | 43 | 10.94 |
| 1 万~2 万元 | 69 | 20.41 | 57 | 14.50 |
| 2 万~5 万元 | 81 | 23.96 | 73 | 18.58 |
| 5 万~10 万元 | 72 | 21.30 | 120 | 30.53 |
| 10 万元以上 | 42 | 12.43 | 100 | 25.45 |
| 合计 | 338 | 100.00 | 393 | 100.00 |

## （二）患儿基本情况分析

　　住院患儿中男孩明显多于女孩（见表 5-8）。住院患儿年龄分布以 3 岁以下的婴幼儿为主，1 岁之后，随着年龄的增长，住院率呈下降趋势（见表 5-9）。再次证明健康的危险因素多发生于生命周期的早期阶段，随着年龄的增长，儿童患严重疾病的比率下降。婴儿和 7 岁以上儿童的住院占比较门诊为高，表明婴儿和学龄后就诊儿童中罹患较严重疾病的比例较高。

表 5-8　患儿性别统计

| 性别 | 频次 | 占比（%） |
| --- | --- | --- |
| 女 | 132 | 39.05 |
| 男 | 206 | 60.95 |
| 合计 | 338 | 100.00 |

表 5-9　患儿年龄统计

| 年龄 | 病房频次 | 占比（%） | 门诊频次 | 占比（%） |
|---|---|---|---|---|
| 不到 1 岁（婴儿） | 94 | 27.81 | 81 | 20.40 |
| 1~3 岁（幼儿） | 101 | 29.88 | 144 | 36.27 |
| 4~6 岁（学龄前儿童） | 59 | 17.46 | 103 | 25.94 |
| 7~11 岁（学龄儿童） | 55 | 16.27 | 60 | 15.12 |
| 12 岁及以上（青春期儿童） | 29 | 8.58 | 9 | 2.27 |
| 合计 | 338 | 100.00 | 397 | 100.00 |

与门诊患儿大部分来自重庆主城不同，住院患儿大部分来自重庆主城之外（见表 5-10），外省患儿中来自四川、贵州等邻近省份的较多[①]。

表 5-10　患儿家庭住址统计

| 常住地 | 病房频次 | 占比（%） | 门诊频次 | 占比（%） |
|---|---|---|---|---|
| 重庆主城九区 | 118 | 34.91 | 262 | 65.99 |
| 重庆其他区县 | 102 | 30.18 | 68 | 17.13 |
| 其他省份 | 118 | 34.91 | 67 | 16.88 |
| 合计 | 338 | 100.00 | 397 | 100.00 |

住院患儿中农村户籍患儿的比例高于城镇户籍患儿（见表 5-11）。这与门诊数据明显不同，门诊患儿中城镇户籍患儿高于农村户籍患儿。

表 5-11　患儿户籍统计

| 户籍 | 病房频次 | 占比（%） | 门诊频次 | 占比（%） |
|---|---|---|---|---|
| 非农 | 139 | 41.12 | 256 | 64.48 |
| 农村 | 199 | 58.88 | 141 | 35.52 |
| 合计 | 338 | 100.00 | 397 | 100.00 |

没有任何医疗保险的住院患儿占比 4.44%（见表 5-12），低于门诊的 5.55%。绝大多数家庭给孩子买的是城乡居民医疗保险。这种社会保险的住院报销比例较低，重庆城乡居民医疗保险的住院支付标准是：三级医疗机构的起付线为 800 元/次；封顶线金额一档和二档分别为 7 万元/（人·年）和

———————

① 医院官网上给出的数据是"外埠患者比例近 40%"。

11万元/（人·年）；儿童在三级医院住院的报销比例为一档45%、二档50%。医疗费用的自付部分仍然会给贫困重症患儿家庭造成较重的经济负担。

表5-12　患儿购买医疗保险情况统计

| 患儿的医疗保险 | 病房频次 | 占比（%） | 门诊频次 | 占比（%） |
|---|---|---|---|---|
| 城乡居民医疗保险 | 284 | 84.02 | 262 | 65.99 |
| 商业医疗保险 | 5 | 1.48 | 21 | 5.29 |
| 同时有多种医疗保险 | 34 | 10.06 | 92 | 23.17 |
| 没有任何保险 | 15 | 4.44 | 22 | 5.55 |
| 合计 | 338 | 100.00 | 397 | 100.00 |

第一次来重庆儿医住院的"新病号"接近一半（见表5-13），对医院环境较陌生。而门诊患儿多数是该院的"老病号"，对医院环境相对更熟悉。

表5-13　患儿是否为新病号统计

| 是否第一次来本医院看病 | 病房频次 | 占比（%） | 门诊频次 | 占比（%） |
|---|---|---|---|---|
| 是 | 162 | 47.93 | 85 | 21.46 |
| 否 | 176 | 52.07 | 311 | 78.54 |
| 合计 | 338 | 100.00 | 396 | 100.00 |

住院患儿来重庆儿医之前在其他医院诊治过的居多，且比例高于门诊数据（见表5-14），较门诊更符合三级转诊的要求。

表5-14　患儿此次所患疾病是否曾在其他医院诊治统计

| 患儿此次所患疾病是否曾在其他医院诊治 | 住院患儿频次 | 占比（%） | 门诊患儿频次 | 占比（%） |
|---|---|---|---|---|
| 是 | 218 | 64.50 | 210 | 53.03 |
| 否 | 120 | 35.50 | 186 | 46.97 |
| 合计 | 338 | 100.00 | 396 | 100.00 |

我国从2009年制定基本公共卫生服务项目，到2011年促进基本公共卫生服务均等化的机制基本建立。从表5-15看，仍有约15%的患儿常住地2公里范围内没有医疗卫生机构，基层卫生资源配置局部不均衡的情况在少数地区仍然存在。这为出院患儿的延续治疗和护理带来了难度。

表 5-15　医疗资源可及性统计

| 常住地 2 公里范围内是否有医疗机构 | 频次 | 占比（%） |
|---|---|---|
| 有 | 262 | 77.51 |
| 无 | 52 | 15.38 |
| 不知道 | 24 | 7.11 |
| 合计 | 338 | 100.00 |

## 二、住院患者（家属）遭遇的主要问题

住院患儿及其家属在就医过程中遭遇的主要社会心理问题如表 5-16、表 5-17 所示。

住院患儿与门诊患儿调查结果的最大区别在于，有更高比例的住院患儿表示"对医院环境感到陌生和恐惧"（住院患儿为 14.77%，门诊患儿为 7.09%）（见表 5-16、表 4-22），其原因主要是第一次来重庆儿医住院的患儿比例高于第一次来看门诊的患儿比例，"新患者"对医院环境不熟悉。住院患儿中"不配合检查和治疗"者的比例（18.21%）也高于门诊（9.39%）（见表 5-16、表 4-22），可能是因为住院患儿经历的检查和治疗次数较多，不愉快经历的多次强化，激发了患儿的抗拒反应。由于"缺课太多，学习跟不上"这一问题只存在于部分学龄儿童当中，故这一问题的均值虽低，但表示"问题严重"的频次较高。

住院患儿家属与门诊患儿家属遭遇的问题也不完全相同（见表 5-17）。由于住院患儿一般病情较门诊更严重，患儿出院后的照护成了家属关注的首要问题，医疗费用给家庭经济造成的压力也较之门诊（10.86%）更为突出；"对患儿所患的疾病知识了解得很少"这一问题不如门诊（15.40%）突出，可能是患儿住院期间医院开展的宣教活动以及病友家属间的相互交流，在一定程度上弥补了相关疾病知识的欠缺。患儿住院期间家长一般会做好单位请假、家庭分工等准备工作，"家人没有足够的精力和时间来医院照顾和陪伴患儿"的问题也不如门诊（21.21%）普遍。

表 5-16　住院患儿的主要问题

| 问题 | 排序 | 均值 | 频次（非常严重） | 频次（比较严重） | 两项合计占比（%） |
|---|---|---|---|---|---|
| 对医院环境感到陌生和恐惧 | 1 | 2.498 | 21 | 27 | 14.77 |
| 玩手机等电子产品的时间太长 | 2 | 2.421 | 20 | 38 | 18.24 |
| 不配合检查和治疗 | 3 | 2.358 | 16 | 43 | 18.21 |
| 脾气暴躁易怒 | 4 | 2.104 | 4 | 21 | 7.86 |
| 情绪低落，不愿与人交流 | 5 | 2.003 | 3 | 11 | 4.42 |
| 缺课太多，学习跟不上 | 6 | 1.915 | 15 | 24 | 12.74 |

表 5-17　住院患儿家属遭遇的主要问题

| 问题 | 排序 | 均值 | 频次（非常严重） | 频次（比较严重） | 两项合计占比（%） |
|---|---|---|---|---|---|
| 担心患儿离开医院后，家人不懂得如何进行正确的护理和照顾 | 1 | 2.681 | 22 | 46 | 20.30 |
| 家庭经济困难，难以支付患儿的医疗费用 | 2 | 2.672 | 30 | 38 | 20.49 |
| 不了解就医流程 | 3 | 2.637 | 14 | 39 | 15.78 |
| 不熟悉科室、检查科室的地理位置 | 4 | 2.558 | 16 | 39 | 16.42 |
| 对患儿的疾病了解得很少 | 5 | 2.454 | 11 | 28 | 11.64 |
| 家里人没有足够的精力和时间来医院照顾和陪伴患儿 | 6 | 2.411 | 14 | 40 | 16.07 |
| 担心患儿因病以后不能很好地融入学校和社会 | 7 | 2.372 | 22 | 34 | 16.92 |
| 不知道怎么跟医护人员有效沟通 | 8 | 2.111 | 8 | 16 | 7.19 |
| 家长跟患儿沟通不畅 | 9 | 1.850 | 8 | 13 | 6.43 |
| 不会操作手机进行挂号或缴费 | 10 | 1.837 | 14 | 7 | 6.34 |

　　如果出院后还能给予重症、慢性病患者及其家庭以专业帮扶和社会支持，对构建"全程"健康服务体系无疑具有重要意义。如果医院内的社工服务能向院外延伸，该重点关注哪些服务内容呢？根据我们对问卷中"您孩子出院后回到家中希望得到的帮助是什么？"这一题收集到的反馈数据，53.19%的调查对象希望出院后得到情绪支持，47.12%的调查对象希望出院后得到经济

支持，37.69%的调查对象希望出院后得到喘息服务，27.96%的调查对象希望出院后得到同伴团体的支持。结合表5-17可以发现，照护技术指导、情绪支持和经济支持应是院外延伸服务的重点。

根据我们对问卷中"出院后，照顾患儿过程中如果需要帮助，您的主要求助对象是谁？"这一题收集到的反馈数据，80.00%的人会求助于亲人；43.58%的人会求助于医生、护士；25.07%的人会求助于朋友；11.04%的人会求助于邻居；10.45%的人会求助于当地政府或相关部门；4.48%的人会求助于社区居委会。可见，当人们面临因疾病引发的困境时，主要依靠家庭自助应对，而来自社会（社区、邻里）的他助，来自政府的公助，均显不足。这也意味着重庆当前的社会资本构成仍以微观社会资本（家庭、亲友）为主，中观社会资本（社区、社会组织等）、宏观社会资本（制度建设）的发展还不够。

（一）患者特征与其社会心理问题之间的关联

在表5-18～表5-35，表5-37～表5-49，表5-51～表5-61中，"1"为"完全没有"，"2"为"很少"，"3"为"有一点"，"4"为"比较严重"，"5"为"非常严重"。本文只分析"比较严重"和"非常严重"两项合计占比超过7%的问题。

1. 患儿年龄与住院期间社会心理问题的关系

患儿年龄与其住院期间遭遇的多个问题之间存在相关关系。1～3岁幼童最易出现"对医院环境感到陌生和恐惧""不配合检查和治疗""脾气暴躁、易怒"的问题，其次是12岁及以上处于青春期的中学生，7～11岁小学生则较少出现这些问题（见表5-18、表5-19、表5-20）。

表5-18　患儿年龄与环境恐惧列联表

| 患儿年龄 | 对医院环境感到陌生和恐惧 | | | | | |
| --- | --- | --- | --- | --- | --- | --- |
| | 1 | 2 | 3 | 4 | 5 | 合计 |
| 不到1岁 | 24<br>28.57% | 13<br>15.48% | 36<br>42.86% | 5<br>5.95% | 6<br>7.14% | 84<br>100.00% |
| 1～3岁 | 16<br>16.33% | 16<br>16.33% | 43<br>43.88% | 9<br>9.18% | 14<br>14.29% | 98<br>100.00% |

续表

| 患儿年龄 | 对医院环境感到陌生和恐惧 | | | | | |
|---|---|---|---|---|---|---|
| | 1 | 2 | 3 | 4 | 5 | 合计 |
| 4~6 岁 | 14<br>23.73% | 10<br>16.95% | 27<br>45.76% | 7<br>11.86% | 1<br>1.69% | 59<br>100.00% |
| 7~11 岁 | 20<br>36.36% | 14<br>25.45% | 19<br>34.55% | 2<br>3.64% | 0<br>0 | 55<br>100.00% |
| 12 岁及以上 | 13<br>44.83% | 5<br>17.24% | 7<br>24.14% | 4<br>13.79% | 0<br>0 | 29<br>100.00% |
| 合计 | 87<br>26.77% | 58<br>17.85% | 132<br>40.62% | 27<br>8.31% | 21<br>6.46% | 325<br>100.00% |

Pearson chi2 (16) = 36.0051　　Pr = 0.003

表 5-19　患儿年龄与医疗依从性列联表

| 患儿年龄 | 不配合检查和治疗 | | | | | | |
|---|---|---|---|---|---|---|---|
| | 1 | 2 | 3 | 4 | 5 | 31* | 合计 |
| 不到 1 岁 | 26<br>31.71% | 19<br>23.17% | 25<br>30.49% | 10<br>12.20% | 2<br>2.44% | 0<br>0 | 82<br>100.00% |
| 1~3 岁 | 9<br>9.09% | 18<br>18.18% | 35<br>35.35% | 25<br>25.25% | 12<br>12.12% | 0<br>0 | 99<br>100.00% |
| 4~6 岁 | 19<br>32.20% | 17<br>28.81% | 16<br>27.12% | 5<br>8.47% | 1<br>1.69% | 1<br>1.69% | 59<br>100.00% |
| 7~11 岁 | 31<br>56.36% | 17<br>30.91% | 6<br>10.91% | 1<br>1.82% | 0<br>0 | 0<br>0 | 55<br>100.00% |
| 12 岁及以上 | 17<br>58.62% | 8<br>27.59% | 1<br>3.45% | 2<br>6.90% | 1<br>3.45% | 0<br>0 | 29<br>100.00% |
| 合计 | 102<br>31.48% | 79<br>24.38% | 83<br>25.62% | 43<br>13.27% | 16<br>4.94% | 1<br>0.31% | 324<br>100.00% |

Pearson chi2 (20) = 89.3313　　Pr = 0

* 为漏填该项者。

表 5-20　患儿年龄与脾气暴躁问题列联表

| 患儿年龄 | 脾气暴躁、易怒 | | | | | |
|---|---|---|---|---|---|---|
| | 1 | 2 | 3 | 4 | 5 | 合计 |
| 不到 1 岁 | 30<br>37.04% | 20<br>24.69% | 25<br>30.86% | 6<br>7.41% | 0<br>0 | 81<br>100.00% |

| 患儿年龄 | 脾气暴躁、易怒 | | | | | |
|---|---|---|---|---|---|---|
| | 1 | 2 | 3 | 4 | 5 | 合计 |
| 1~3岁 | 21<br>22.11% | 35<br>36.84% | 25<br>26.32% | 11<br>11.58% | 3<br>3.16% | 95<br>100.00% |
| 4~6岁 | 18<br>30.51% | 18<br>30.51% | 22<br>37.29% | 1<br>1.69% | 0<br>0 | 59<br>100.00% |
| 7~11岁 | 24<br>44.44% | 20<br>37.04% | 8<br>14.81% | 2<br>3.70% | 0<br>0 | 54<br>100.00% |
| 12岁及以上 | 16<br>55.17% | 3<br>10.34% | 8<br>27.59% | 1<br>3.45% | 1<br>3.45% | 29<br>100.00% |
| 合计 | 109<br>34.28% | 96<br>30.19% | 88<br>27.67% | 21<br>6.60% | 4<br>1.26% | 318<br>100.00% |

Pearson chi2（16）= 35.4304　Pr = 0.003

"玩手机等电子产品的时间过长""缺课太多，学习跟不上"这两个问题主要存在于中、小学生当中（表5-21、表5-22）。

表5-21　患儿年龄与玩电子产品问题列联表

| 患儿年龄 | 玩手机等电子产品的时间过长 | | | | | |
|---|---|---|---|---|---|---|
| | 1 | 2 | 3 | 4 | 5 | 合计 |
| 不到1岁 | 59<br>73.75% | 13<br>16.25% | 7<br>8.75% | 1<br>1.25% | 0<br>0 | 80<br>100.00% |
| 1~3岁 | 25<br>26.32% | 21<br>22.11% | 33<br>34.74% | 9<br>9.47% | 7<br>7.37% | 95<br>100.00% |
| 4~6岁 | 7<br>11.86% | 13<br>22.03% | 25<br>42.37% | 11<br>18.64% | 3<br>5.08% | 59<br>100.00% |
| 7~11岁 | 6<br>10.91% | 8<br>14.55% | 23<br>41.82% | 13<br>23.64% | 5<br>9.09% | 55<br>100.00% |
| 12岁及以上 | 3<br>10.34% | 7<br>24.14% | 10<br>34.48% | 4<br>13.79% | 5<br>17.24% | 29<br>100.00% |
| 合计 | 100<br>31.45% | 62<br>19.50% | 98<br>30.82% | 38<br>11.95% | 20<br>6.29% | 318<br>100.00% |

Pearson chi2（16）= 113.2223　　Pr = 0

表 5-22　患儿年龄与缺课问题列联表

| 患儿年龄 | 缺课太多，学习跟不上 | | | | | |
| --- | --- | --- | --- | --- | --- | --- |
| | 1 | 2 | 3 | 4 | 5 | 合计 |
| 不到 1 岁 | 70<br>89.74% | 4<br>5.13% | 3<br>3.85% | 0<br>0 | 1<br>1.28% | 78<br>100.00% |
| 1~3 岁 | 61<br>69.32% | 17<br>19.32% | 8<br>9.09% | 2<br>2.27% | 0<br>0 | 88<br>100.00% |
| 4~6 岁 | 19<br>32.76% | 20<br>34.48% | 13<br>22.41% | 5<br>8.62% | 1<br>1.72% | 58<br>100.00% |
| 7~11 岁 | 7<br>12.96% | 17<br>31.48% | 14<br>25.93% | 9<br>16.67% | 7<br>12.96% | 54<br>100.00% |
| 12 岁及以上 | 6<br>20.69% | 3<br>10.34% | 6<br>20.69% | 8<br>27.59% | 6<br>20.69% | 29<br>100.00% |
| 合计 | 163<br>53.09% | 61<br>19.87% | 44<br>14.33% | 24<br>7.82% | 15<br>4.89% | 307<br>100.00% |

Pearson chi2（16）= 145.7960　　　Pr=0

**2. 患儿家庭住址与住院期间社会心理问题的关系**

从外省来重庆儿医住院的患儿较易出现"脾气暴躁、易怒"的问题（见表 5-23）。这可能与这些远道而来的患儿所患疾病较为复杂或严重，在当地经过了一段时间的诊治却疗效欠佳有关，长期辗转诊治的经历影响了患者的情绪。担心"缺课太多，学习跟不上"的多是来自重庆其他区县的患儿家属（见表 5-24），重庆主城患儿可以较方便地得到老师和同学的学业辅导，减少了这方面的忧虑。

表 5-23　患儿家庭住址与脾气暴躁问题列联表

| 患儿的经常居住地 | 脾气暴躁、易怒 | | | | | |
| --- | --- | --- | --- | --- | --- | --- |
| | 1 | 2 | 3 | 4 | 5 | 合计 |
| 其他省份 | 43<br>39.09% | 23<br>20.91% | 31<br>28.18% | 13<br>11.82% | 0<br>0 | 110<br>100.00% |
| 重庆主城九区 | 37<br>33.04% | 40<br>35.71% | 30<br>26.79% | 4<br>3.57% | 1<br>0.89% | 112<br>100.00% |
| 重庆其他区县 | 29<br>30.21% | 33<br>34.38% | 27<br>28.13% | 4<br>4.17% | 3<br>3.13% | 96<br>100.00% |

续表

| 患儿的经常居住地 | 脾气暴躁、易怒 | | | | | |
|---|---|---|---|---|---|---|
| | 1 | 2 | 3 | 4 | 5 | 合计 |
| 合计 | 109<br>34.28% | 96<br>30.19% | 88<br>27.67% | 21<br>6.60% | 4<br>1.26% | 318<br>100.00% |

Pearson chi2（8）= 17.2496　Pr=0.028

表 5-24　患儿家庭住址与缺课问题列联表

| 患儿的经常居住地 | 缺课太多，学习跟不上 | | | | | |
|---|---|---|---|---|---|---|
| | 1 | 2 | 3 | 4 | 5 | 合计 |
| 其他省份 | 66<br>61.68% | 14<br>13.08% | 14<br>13.08% | 8<br>7.48% | 5<br>4.67% | 107<br>100.00% |
| 重庆主城九区 | 58<br>52.25% | 31<br>27.93% | 13<br>11.71% | 6<br>5.41% | 3<br>2.70% | 111<br>100.00% |
| 重庆其他区县 | 39<br>43.82% | 16<br>17.98% | 17<br>19.10% | 10<br>11.24% | 7<br>7.87% | 89<br>100.00% |
| 合计 | 163<br>53.09% | 61<br>19.87% | 44<br>14.33% | 24<br>7.82% | 15<br>4.89% | 307<br>100.00% |

Pearson chi2（8）= 16.1526　　Pr=0.040

来自外省和重庆其他区县的患儿家属较之主城患儿家属更多地面临"家庭经济困难"问题（见表 5-25）。这应当是因为外地来住院的一般是病情较复杂严重的患儿，其医疗费用一般也更高。

表 5-25　患儿家庭住址与经济问题列联表

| 患儿的经常居住地 | 家庭经济困难 | | | | | |
|---|---|---|---|---|---|---|
| | 1 | 2 | 3 | 4 | 5 | 合计 |
| 其他省份 | 19<br>16.52% | 24<br>20.87% | 39<br>33.91% | 16<br>13.91% | 17<br>14.78% | 115<br>100.00% |
| 重庆主城九区 | 27<br>22.69% | 43<br>36.13% | 35<br>29.41% | 9<br>7.56% | 5<br>4.20% | 119<br>100.00% |
| 重庆其他区县 | 17<br>17.17% | 14<br>14.14% | 47<br>47.47% | 13<br>13.13% | 8<br>8.08% | 99<br>100.00% |
| 合计 | 63<br>18.92% | 81<br>24.32% | 121<br>36.34% | 38<br>11.41% | 30<br>9.01% | 333<br>100.00% |

Pearson chi2（8）= 27.9818　　Pr=0

　　医患沟通问题也更多地存在于外省患儿家属当中（见表 5-26）。这其中可能既有病情原因，也有语言、文化等方面的原因。

表 5-26　患儿家庭住址与医患沟通问题列联表

| 患儿的经常居住地 | 不知道怎么跟医护人员有效沟通 | | | | | |
|---|---|---|---|---|---|---|
| | 1 | 2 | 3 | 4 | 5 | 合计 |
| 其他省份 | 1<br>0.85% | 38<br>32.48% | 31<br>26.50% | 35<br>29.91% | 5<br>4.27% | 7<br>5.98% | 117<br>100.00% |
| 重庆主城九区 | 0<br>0 | 48<br>40.34% | 40<br>33.61% | 24<br>20.17% | 6<br>5.04% | 1<br>0.84% | 119<br>100.00% |
| 重庆其他区县 | 0<br>0 | 29<br>29.00% | 30<br>30.00% | 36<br>36.00% | 5<br>5.00% | 0<br>0 | 100<br>100.00% |
| 合计 | 1<br>0.30% | 115<br>34.23% | 101<br>30.06% | 95<br>28.27% | 16<br>4.76% | 8<br>2.38% | 336<br>100.00% |

Pearson Chi2（10）= 20.0875　　Pr = 0.0284

　　来自外省和重庆其他区县的患儿家属也更多地存在"担心患儿因病以后不能很好地融入学校和社会"的问题（见表 5-27）。外地患儿的病情一般更为严重，出院后还需要进行长期的康复治疗，遗留后遗症或残疾的比例也更高，这些都可能对患儿未来的生活和学习造成一定影响。

表 5-27　患儿家庭住址与社会融入问题列联表

| 患儿的经常居住地 | 担心患儿患病以后不能很好地融入学校和社会 | | | | | |
|---|---|---|---|---|---|---|
| | 1 | 2 | 3 | 4 | 5 | 合计 |
| 其他省份 | 31<br>26.72% | 21<br>18.10% | 41<br>35.34% | 12<br>10.34% | 11<br>9.48% | 116<br>100.00% |
| 重庆主城九区 | 47<br>40.17% | 33<br>28.21% | 23<br>19.66% | 10<br>8.55% | 4<br>3.42% | 117<br>100.00% |
| 重庆其他区县 | 30<br>30.30% | 18<br>18.18% | 32<br>32.32% | 12<br>12.12% | 7<br>7.07% | 99<br>100.00% |
| 合计 | 108<br>32.53% | 72<br>21.69% | 96<br>28.92% | 34<br>10.24% | 22<br>6.63% | 332<br>100.00% |

Pearson Chi2（8）= 16.46　　Pr = 0.0362

3. 患儿户籍与住院期间社会心理问题的关系

城镇户籍患儿"不配合检查和治疗"的比乡村户籍患儿多（见表5-28），城镇户籍患儿家属"没有足够的精力和时间照顾患儿"的也比乡村户籍患儿家属多（见表5-29）。这可能是因为城市患儿的父母多为"朝九晚五"的工薪阶层，工作时间不易调整。乡村户籍患儿的家属则"不了解就诊流程"和"家庭经济困难"的比城镇患儿家属多（见表5-30、表5-31）。

表5-28　患儿户籍与医疗顺服性列联表

| 患儿户籍 | 不配合检查和治疗 | | | | | | |
|---|---|---|---|---|---|---|---|
| | 1 | 2 | 3 | 4 | 5 | 31* | 合计 |
| 非农 | 30<br>22.39% | 41<br>30.60% | 35<br>26.12% | 23<br>17.16% | 5<br>3.73% | 0<br>0 | 134<br>100.00% |
| 农村 | 72<br>37.89% | 38<br>20.00% | 48<br>25.26% | 20<br>10.53% | 11<br>5.79% | 1<br>0.53% | 190<br>100.00% |
| 合计 | 102<br>31.48% | 79<br>24.38% | 83<br>25.62% | 43<br>13.27% | 16<br>4.94% | 1<br>0.31% | 324<br>100.00% |

Pearson Chi2（5）= 13.6317　　Pr＝0.0181

* 为漏填该项者。

表5-29　患儿户籍与照护精力问题列联表

| 患儿户籍 | 没有足够的精力和时间照顾患儿 | | | | | |
|---|---|---|---|---|---|---|
| | 1 | 2 | 3 | 4 | 5 | 合计 |
| 非农 | 29<br>20.86% | 41<br>29.50% | 42<br>30.22% | 22<br>15.83% | 5<br>3.60% | 139<br>100.00% |
| 农村 | 63<br>31.82% | 41<br>20.71% | 67<br>33.84% | 18<br>9.09% | 9<br>4.55% | 198<br>100.00% |
| 合计 | 92<br>27.30% | 82<br>24.33% | 109<br>32.34% | 40<br>11.87% | 14<br>4.15% | 337<br>100.00% |

Pearson Chi2（4）= 9.81　　Pr＝0.0437

表5-30　患儿户籍与就诊流程问题列联表

| 患儿户籍 | 不了解就诊流程 | | | | | |
|---|---|---|---|---|---|---|
| | 1 | 2 | 3 | 4 | 5 | 合计 |
| 非农 | 17<br>12.32% | 42<br>30.43% | 67<br>48.55% | 9<br>6.52% | 3<br>2.17% | 138<br>100.00% |

续表

| 患儿户籍 | 不了解就诊流程 | | | | | |
|---|---|---|---|---|---|---|
| | 1 | 2 | 3 | 4 | 5 | 合计 |
| 农村 | 36<br>18.09% | 41<br>20.60% | 81<br>40.70% | 30<br>15.08% | 11<br>5.53% | 199<br>100.00% |
| 合计 | 53<br>15.73% | 83<br>24.63% | 148<br>43.92% | 39<br>11.57% | 14<br>4.15% | 337<br>100.00% |

Pearson Chi2（4）= 13.5706　　Pr = 0.0094

表5-31　患儿户籍与经济问题列联表

| 患儿户籍 | 家庭经济困难 | | | | | |
|---|---|---|---|---|---|---|
| | 1 | 2 | 3 | 4 | 5 | 合计 |
| 非农 | 29<br>21.17% | 47<br>34.31% | 47<br>34.31% | 10<br>7.30% | 4<br>2.92% | 137<br>100.00% |
| 农村 | 34<br>17.35% | 34<br>17.35% | 74<br>37.76% | 28<br>14.29% | 26<br>13.27% | 196<br>100.00% |
| 合计 | 63<br>18.92% | 81<br>24.32% | 121<br>36.34% | 38<br>11.41% | 30<br>9.01% | 333<br>100.00% |

Pearson Chi2（4）= 23.3565　　　Pr = 0

**4. 患儿就医经历与住院期间社会心理问题的关系**

以前来过重庆儿医看病的"老病号"中更多存在"玩手机等电子产品的时间过长"的问题（见表5-32）。而"新病号"中更多存在"不了解就诊流程"和"不熟悉科室的地理位置"的问题（见表5-33、表5-34）。显然"新病号"较之"老病号"对该院环境布局、管理制度更加陌生。从其他医院转诊而来的患儿大多是重庆儿医的"新病号"，也会对该院的就诊流程感到比较陌生（见表5-35）。

表5-32　患儿看病经历与玩电子产品问题列联表

| 是否第一次来<br>本医院看病 | 玩手机等电子产品的时间过长 | | | | | |
|---|---|---|---|---|---|---|
| | 1 | 2 | 3 | 4 | 5 | 合计 |
| 否 | 46<br>26.90% | 32<br>18.71% | 51<br>29.82% | 28<br>16.37% | 14<br>8.19% | 171<br>100.00% |

续表

| 是否第一次来本医院看病 | 玩手机等电子产品的时间过长 | | | | | |
|---|---|---|---|---|---|---|
| | 1 | 2 | 3 | 4 | 5 | 合计 |
| 是 | 54 | 30 | 47 | 10 | 6 | 147 |
| | 36.73% | 20.41% | 31.97% | 6.80% | 4.08% | 100.00% |
| 合计 | 100 | 62 | 98 | 38 | 20 | 318 |
| | 31.45% | 19.50% | 30.82% | 11.95% | 6.29% | 100.00% |

Pearson Chi2（4）= 10.84    Pr = 0.0284

表 5-33    患儿看病经历与就诊流程问题列联表

| 是否第一次来本医院看病 | 不了解就诊流程 | | | | | |
|---|---|---|---|---|---|---|
| | 1 | 2 | 3 | 4 | 5 | 合计 |
| 否 | 31 | 57 | 67 | 18 | 3 | 176 |
| | 17.61% | 32.39% | 38.07% | 10.23% | 1.70% | 100.00% |
| 是 | 22 | 26 | 81 | 21 | 11 | 161 |
| | 13.66% | 16.15% | 50.31% | 13.04% | 6.83% | 100.00% |
| 合计 | 53 | 83 | 148 | 39 | 14 | 337 |
| | 15.73% | 24.63% | 43.92% | 11.57% | 4.15% | 100.00% |

Pearson Chi2（4）= 18.60    Pr = 0.0009

表 5-34    患儿看病经历与科室位置问题列联表

| 是否第一次来本医院看病 | 不熟悉科室的地理位置 | | | | | | |
|---|---|---|---|---|---|---|---|
| | 1 | 2 | 3 | 4 | 5 | 31* | 合计 |
| 否 | 35 | 61 | 56 | 20 | 4 | 0 | 176 |
| | 19.89% | 34.66% | 31.82% | 11.36% | 2.27% | 0 | 100.00% |
| 是 | 31 | 26 | 71 | 19 | 12 | 1 | 160 |
| | 19.38% | 16.25% | 44.38% | 11.88% | 7.50% | 0.63% | 100.00% |
| 合计 | 66 | 87 | 127 | 39 | 16 | 1 | 336 |
| | 19.64% | 25.89% | 37.80% | 11.61% | 4.76% | 0.30% | 100.00% |

Pearson Chi2（5）= 20.40    Pr = 0.0010

* 为漏填该项者

表 5-35　患儿转诊与否与就医流程问题列联表

| 是否在其他医院也看过病 | 不了解就诊流程 | | | | | |
|---|---|---|---|---|---|---|
| | 1 | 2 | 3 | 4 | 5 | 合计 |
| 否 | 16<br>13.45% | 40<br>33.61% | 51<br>42.86% | 10<br>8.40% | 2<br>1.68% | 119<br>100.00% |
| 是 | 37<br>16.97% | 43<br>19.72% | 97<br>44.50% | 29<br>13.30% | 12<br>5.50% | 218<br>100.00% |
| 合计 | 53<br>15.73% | 83<br>24.63% | 148<br>43.92% | 39<br>11.57% | 14<br>4.15% | 337<br>100.00% |

Pearson Chi2 (4) = 10.99　　Pr = 0.0267

5. 患儿所在科室与住院期间社会心理问题的关系

本次问卷调查覆盖了重庆儿医住院部的主要科室，患儿所在科室统计如表 5-36 所示。我们希望通过本分析了解不同科室患者住院过程中遭遇的问题是否有所不同，同时也希望可以对将在重点科室开展的社工服务类型进行初步定位。但有些科室的样本过少，影响到分析的准确性，本调查结果仅作为开展社工服务的一个初步参考。科室医务社工服务的具体内容还需在对科室患者开展深入调查之后再行确定。

表 5-36　患儿所在科室统计

| 科室合并 | 频次 | 占比（%） | 累计占比（%） |
|---|---|---|---|
| 全科 | 10 | 2.96 | 2.96 |
| 内分泌科 | 11 | 3.25 | 6.21 |
| 口眼皮肤科 | 8 | 2.37 | 8.58 |
| 呼吸科 | 33 | 9.76 | 18.34 |
| 康复科 | 17 | 5.03 | 23.37 |
| 心血管内科 | 12 | 3.55 | 26.92 |
| 急诊科 | 8 | 2.37 | 29.29 |
| 感染科 | 12 | 3.55 | 32.84 |
| 新生儿科 | 44 | 13.02 | 45.86 |
| 日间内科 | 6 | 1.78 | 47.63 |
| 日间外科 | 6 | 1.78 | 49.41 |
| 泌尿外科 | 13 | 3.85 | 53.25 |

续表

| 科室合并 | 频次 | 占比（%） | 累计占比（%） |
|---|---|---|---|
| 消化内科 | 11 | 3.25 | 56.51 |
| 烧伤整形科 | 7 | 2.07 | 58.58 |
| 神经外科 | 7 | 2.07 | 60.65 |
| 耳鼻喉科 | 10 | 2.96 | 63.61 |
| 肝胆外科 | 10 | 2.96 | 66.57 |
| 肾脏内科 | 12 | 3.55 | 70.12 |
| 肿瘤外科 | 13 | 3.85 | 73.96 |
| 胃肠新生儿科 | 11 | 3.25 | 77.22 |
| 胸心外科 | 15 | 4.44 | 81.66 |
| 血液肿瘤科 | 22 | 6.51 | 88.17 |
| 重症医学科 | 6 | 1.78 | 89.94 |
| 风湿免疫科 | 11 | 3.25 | 93.20 |
| 骨科 | 23 | 6.80 | 100.00 |
| 合计 | 338 | 100.00 | |

从表5-37到表5-43可以看出，患儿所在科室与"对医院环境感到陌生和恐惧""脾气暴躁、易怒""玩手机等电子产品的时间过长""缺课太多，学习跟不上""家庭经济困难""担心患儿患病以后不能很好地融入学校和社会""担心患儿出院后，家人不懂得如何进行正确的护理和照顾"等问题之间存在相关关系。"对医院环境感到陌生和恐惧"这一问题在重症医学科、胸心外科、肿瘤外科等科室的患儿中较为普遍，概因这些科室采用的治疗手段对患儿身体的损伤相对较大；"脾气暴躁、易怒"问题主要见于胸心外科、呼吸科、重症医学科等科室，这些科室的患儿的身体不适程度较重；"玩手机等电子产品的时间过长"问题主要见于血液肿瘤科、日间内科、肾脏内科等科室，这些科室的患儿或病程较长，或身体不适程度相对较轻；"缺课太多，学习跟不上"问题主要见于血液肿瘤科、日间内科、肿瘤外科、康复科等科室，这些科室的患儿治疗过程一般较长；"家庭经济困难"问题主要见于血液肿瘤科、内分泌科、肾脏内科等科室，这些科室的疑难杂症患儿较多；"担心患儿患病以后不能很好地融入学校和社会"问题主要见于康复科、血液肿瘤科、神经外科等科室，这些科室的患儿或治疗过程较长，或遗留较明显的后遗症；

"担心出院后，家人不懂得如何进行正确的护理和照顾"问题主要见于康复科、血液肿瘤科、呼吸科等科室，这些科室的患儿对出院后照护技能的要求较高。

表5-37　患儿科室与环境恐惧列联表

| 科室合并 | 对医院环境感到陌生和恐惧 | | | | | |
|---|---|---|---|---|---|---|
| | 1 | 2 | 3 | 4 | 5 | 合计 |
| 全科 | 1<br>12.50% | 0<br>0 | 6<br>75.00% | 1<br>12.50% | 0<br>0 | 8<br>100.00% |
| 内分泌科 | 3<br>27.27% | 1<br>9.09% | 5<br>45.45% | 1<br>9.09% | 1<br>9.09% | 11<br>100.00% |
| 口眼皮肤科 | 4<br>50.00% | 0<br>0 | 3<br>37.50% | 1<br>12.50% | 0<br>0 | 8<br>100.00% |
| 呼吸科 | 8<br>24.24% | 8<br>24.24% | 11<br>33.33% | 3<br>9.09% | 3<br>9.09% | 33<br>100.00% |
| 康复科 | 6<br>35.29% | 2<br>11.76% | 7<br>41.18% | 1<br>5.88% | 1<br>5.88% | 11<br>100.00% |
| 心血管内科 | 3<br>25.00% | 2<br>16.67% | 5<br>41.67% | 2<br>16.67% | 0<br>0 | 12<br>100.00% |
| 急诊综合科 | 2<br>25.00% | 3<br>37.50% | 2<br>25.00% | 1<br>12.50% | 0<br>0 | 8<br>100.00% |
| 感染科 | 4<br>33.33% | 3<br>25.00% | 5<br>41.67% | 0<br>0 | 0<br>0 | 12<br>100.00% |
| 新生儿科 | 20<br>57.14% | 1<br>2.86% | 11<br>31.43% | 0<br>0.00% | 3<br>8.57% | 35<br>100.00% |
| 日间内科 | 1<br>16.67% | 2<br>33.33% | 2<br>33.33% | 1<br>16.67% | 0<br>0.00% | 6<br>100.00% |
| 日间外科 | 1<br>20.00% | 2<br>40.00% | 2<br>40.00% | 0<br>0.00% | 0<br>0.00% | 5<br>100.00% |
| 泌尿外科 | 2<br>15.38% | 5<br>38.46% | 4<br>30.77% | 2<br>15.38% | 0<br>0.00% | 13<br>100.00% |
| 消化内科 | 1<br>9.09% | 2<br>18.18% | 7<br>63.64% | 0<br>0.00% | 1<br>9.09% | 11<br>100.00% |
| 烧伤整形科 | 2<br>28.57% | 1<br>14.29% | 4<br>57.14% | 0<br>0.00% | 0<br>0.00% | 7<br>100.00% |
| 神经外科 | 3<br>42.86% | 0<br>0.00% | 2<br>28.57% | 2<br>28.57% | 0<br>0.00% | 7<br>100.00% |

续表

| 科室合并 | 对医院环境感到陌生和恐惧 | | | | | |
|---|---|---|---|---|---|---|
| | 1 | 2 | 3 | 4 | 5 | 合计 |
| 耳鼻喉科 | 2<br>20.00% | 1<br>10.00% | 6<br>60.00% | 0<br>0.00% | 1<br>10.00% | 10<br>100.00% |
| 肝胆外科 | 2<br>20.00% | 2<br>20.00% | 6<br>60.00% | 0<br>0.00% | 0<br>0.00% | 10<br>100.00% |
| 肾脏内科 | 3<br>25.00% | 4<br>33.33% | 2<br>16.67% | 0<br>0.00% | 3<br>25.00% | 12<br>100.00% |
| 肿瘤外科 | 1<br>7.69% | 0<br>0.00% | 8<br>61.54% | 1<br>7.69% | 3<br>23.08% | 13<br>100.00% |
| 胃肠新生儿科 | 4<br>36.36% | 1<br>9.09% | 6<br>54.55% | 0<br>0.00% | 0<br>0.00% | 11<br>100.00% |
| 胸心外科 | 2<br>13.33% | 2<br>13.33 | 5<br>33.33% | 3<br>20.00% | 3<br>20.00% | 15<br>100.00% |
| 血液肿瘤科 | 3<br>14.29% | 8<br>38.10% | 7<br>33.33% | 2<br>9.52% | 1<br>4.76% | 21<br>100.00% |
| 重症医学科 | 0<br>0.00% | 1<br>16.67% | 2<br>33.33% | 2<br>33.33% | 1<br>16.67% | 6<br>100.00% |
| 风湿免疫科 | 1<br>9.09% | 2<br>18.18% | 5<br>45.45% | 3<br>27.27% | 0<br>0.00% | 11<br>100.00% |
| 骨科 | 8<br>34.78% | 5<br>21.74% | 9<br>39.13% | 1<br>4.35% | 0<br>0.00% | 23<br>100.00% |
| 合计 | 87<br>26.77% | 58<br>17.85% | 132<br>40.62% | 27<br>8.31% | 21<br>6.46% | 325<br>100.00% |

Pearson Chi2 （96） = 121.7421　　　Pr = 0.039

表 5-38　患儿科室与脾气暴躁问题列联表

| 科室合并 | 脾气暴躁、易怒 | | | | | |
|---|---|---|---|---|---|---|
| | 1 | 2 | 3 | 4 | 5 | 合计 |
| 全科 | 1<br>12.50% | 3<br>37.50% | 3<br>37.50% | 1<br>12.50% | 0<br>0 | 8<br>100.00% |
| 内分泌科 | 4<br>36.36% | 1<br>9.09% | 5<br>45.45% | 0<br>0 | 1<br>9.09% | 11<br>100.00% |
| 口眼皮肤科 | 3<br>37.50% | 2<br>25.00% | 3<br>37.50% | 0<br>0 | 0<br>0 | 8<br>100.00% |

续表

| 科室合并 | 脾气暴躁、易怒 | | | | | |
|---|---|---|---|---|---|---|
| | 1 | 2 | 3 | 4 | 5 | 合计 |
| 呼吸科 | 9<br>30.00% | 8<br>26.67% | 8<br>26.67% | 5<br>16.67% | 0<br>0 | 30<br>100.00% |
| 康复科 | 3<br>17.65% | 9<br>52.94% | 4<br>23.53% | 1<br>5.88% | 0<br>0 | 17<br>100.00% |
| 心血管内科 | 3<br>25.00% | 5<br>41.67% | 4<br>33.33% | 0<br>0 | 0<br>0 | 12<br>100.00% |
| 急诊综合科 | 2<br>25.00% | 5<br>62.50% | 1<br>12.50% | 0<br>0 | 0<br>0 | 8<br>100.00% |
| 感染科 | 5<br>41.67% | 3<br>25.00% | 3<br>25.00% | 1<br>8.33% | 0<br>0 | 12<br>100.00% |
| 新生儿科 | 20<br>60.61% | 5<br>15.15% | 5<br>15.15% | 3<br>9.09% | 0<br>0 | 33<br>100.00% |
| 日间内科 | 1<br>16.67% | 1<br>16.67% | 4<br>66.67% | 0<br>0 | 0<br>0 | 6<br>100.00% |
| 日间外科 | 2<br>40.00% | 3<br>60.00% | 0<br>0 | 0<br>0 | 0<br>0 | 5<br>100.00% |
| 泌尿外科 | 4<br>30.77% | 7<br>53.85% | 1<br>7.69% | 0<br>0 | 1<br>7.69% | 13<br>100.00% |
| 消化内科 | 3<br>27.27% | 1<br>9.09% | 6<br>54.55% | 1<br>9.09% | 0<br>0 | 11<br>100.00% |
| 烧伤整形科 | 5<br>71.43% | 2<br>28.57% | 0<br>0 | 0<br>0 | 0<br>0 | 7<br>100.00% |
| 神经外科 | 1<br>20.00% | 1<br>20.00% | 3<br>60.00% | 0<br>0 | 0<br>0 | 5<br>100.00% |
| 耳鼻喉科 | 1<br>10.00% | 5<br>50.00% | 3<br>30.00% | 1<br>10.00% | 0<br>0 | 10<br>100.00% |
| 肝胆外科 | 3<br>30.00% | 4<br>40.00% | 3<br>30.00% | 0<br>0 | 0<br>0 | 10<br>100.00% |
| 肾脏内科 | 11<br>91.67% | 1<br>8.33% | 0<br>0 | 0<br>0 | 0<br>0 | 12<br>100.00% |
| 肿瘤外科 | 2<br>15.38% | 5<br>38.46% | 4<br>30.77% | 2<br>15.38% | 0<br>0 | 13<br>100.00% |
| 胃肠新生儿科 | 3<br>27.27% | 7<br>63.64% | 1<br>9.09% | 0<br>0 | 0<br>0 | 11<br>100.00% |

| 科室合并 | 脾气暴躁、易怒 | | | | | |
|---|---|---|---|---|---|---|
| | 1 | 2 | 3 | 4 | 5 | 合计 |
| 胸心外科 | 4<br>26.67% | 1<br>6.67% | 7<br>46.67% | 2<br>13.33% | 1<br>6.67% | 15<br>100.00% |
| 血液肿瘤科 | 3<br>14.29% | 6<br>28.57% | 9<br>42.86% | 3<br>14.29% | 0<br>0 | 21<br>100.00% |
| 重症医学科 | 1<br>16.67% | 0<br>0 | 4<br>66.67% | 1<br>16.67% | 0<br>0 | 6<br>100.00% |
| 风湿免疫科 | 3<br>27.27% | 5<br>45.45% | 3<br>27.27% | 0<br>0 | 0<br>0 | 11<br>100.00% |
| 骨科 | 12<br>52.17% | 6<br>26.09% | 4<br>17.39% | 0<br>0 | 1<br>4.35% | 23<br>100.00% |
| 合计 | 109<br>34.28% | 96<br>30.19% | 88<br>27.67% | 21<br>6.60% | 4<br>1.26% | 318<br>100.00% |

Pearson Chi2（96）= 133.5960　　　Pr = 0.007

**表 5-39　患儿科室与玩电子产品问题列联表**

| 科室合并 | 玩手机等电子产品的时间过长 | | | | | |
|---|---|---|---|---|---|---|
| | 1 | 2 | 3 | 4 | 5 | 合计 |
| 全科 | 3<br>37.50% | 2<br>25.00% | 2<br>25.00% | 1<br>12.50% | 0<br>0 | 8<br>100.00% |
| 内分泌科 | 5<br>45.45% | 2<br>18.18% | 3<br>27.27% | 1<br>9.09% | 0<br>0 | 11<br>100.00% |
| 口眼皮肤科 | 1<br>12.50% | 3<br>37.50% | 4<br>50.00% | 0<br>0 | 0<br>0 | 8<br>100.00% |
| 呼吸科 | 15<br>51.72% | 5<br>17.24% | 7<br>24.14% | 1<br>3.45% | 1<br>3.45% | 29<br>100.00% |
| 康复科 | 6<br>35.29% | 3<br>17.65% | 7<br>41.18% | 1<br>5.88% | 0<br>0 | 17<br>100.00% |
| 心血管内科 | 2<br>16.67% | 4<br>33.33% | 4<br>33.33% | 1<br>8.33% | 1<br>8.33% | 12<br>100.00% |
| 急诊综合科 | 3<br>37.50% | 3<br>37.50% | 2<br>25.00% | 0<br>0 | 0<br>0 | 8<br>100.00% |
| 感染科 | 4<br>33.33% | 2<br>16.67% | 4<br>33.33% | 0<br>0 | 2<br>16.67% | 12<br>100.00% |

续表

| 科室合并 | 玩手机等电子产品的时间过长 | | | | | |
|---|---|---|---|---|---|---|
| | 1 | 2 | 3 | 4 | 5 | 合计 |
| 新生儿科 | 22<br>66.67% | 3<br>9.09% | 6<br>18.18% | 1<br>3.03% | 1<br>3.03% | 33<br>100.00% |
| 日间内科 | 1<br>16.67% | 0<br>0 | 2<br>33.33% | 1<br>16.67% | 2<br>33.33% | 6<br>100.00% |
| 日间外科 | 1<br>20.00% | 1<br>20.00% | 2<br>40.00% | 1<br>20.00% | 0<br>0 | 5<br>100.00% |
| 泌尿外科 | 2<br>15.38% | 3<br>23.08% | 3<br>23.08% | 3<br>23.08% | 2<br>15.38% | 13<br>100.00% |
| 消化内科 | 3<br>27.27% | 1<br>9.09% | 3<br>27.27% | 4<br>36.36% | 0<br>0 | 11<br>100.00% |
| 烧伤整形科 | 3<br>42.86% | 2<br>28.57% | 2<br>28.57% | 0<br>0 | 0<br>0 | 7<br>100.00% |
| 神经外科 | 2<br>33.33% | 1<br>16.67% | 1<br>16.67% | 2<br>33.33% | 0<br>0 | 6<br>100.00% |
| 耳鼻喉科 | 0<br>0 | 3<br>30.00% | 5<br>50.00% | 1<br>10.00% | 1<br>10.00% | 10<br>100.00% |
| 肝胆外科 | 2<br>20.00% | 2<br>20.00% | 5<br>50.00% | 0<br>0 | 1<br>10.00% | 10<br>100.00% |
| 肾脏内科 | 2<br>16.67% | 0<br>0 | 5<br>41.67% | 5<br>41.67% | 0<br>0 | 12<br>100.00% |
| 肿瘤外科 | 0<br>0 | 4<br>30.77% | 6<br>46.15% | 2<br>15.38% | 1<br>7.69% | 13<br>100.00% |
| 胃肠新生儿科 | 6<br>54.55% | 2<br>18.18% | 2<br>18.18% | 0<br>0 | 1<br>9.09% | 11<br>100.00% |
| 胸心外科 | 4<br>26.67% | 4<br>26.67% | 6<br>40.00% | 0<br>0 | 1<br>6.67% | 15<br>100.00% |
| 血液肿瘤科 | 2<br>9.52% | 2<br>9.52% | 6<br>28.57% | 6<br>28.57% | 5<br>23.81% | 21<br>100.00% |
| 重症医学科 | 1<br>16.67% | 2<br>33.33% | 3<br>50.00% | 0<br>0 | 0<br>0 | 6<br>100.00% |
| 风湿免疫科 | 3<br>27.27% | 1<br>9.09% | 5<br>45.45% | 2<br>18.18% | 0<br>0 | 11<br>100.00% |
| 骨科 | 7<br>30.43% | 7<br>30.43% | 3<br>13.04% | 5<br>21.74% | 1<br>4.35% | 23<br>100.00% |

续表

| 科室合并 | 玩手机等电子产品的时间过长 | | | | | |
|---|---|---|---|---|---|---|
| | 1 | 2 | 3 | 4 | 5 | 合计 |
| 合计 | 100<br>31.45% | 62<br>19.50% | 98<br>30.82% | 38<br>11.95% | 20<br>6.29% | 318<br>100.00% |

Pearson Chi2 = 134.3589　　　Pr = 0.006

表 5-40　患儿科室与缺课问题列联表

| 科室合并 | 缺课太多，学习跟不上 | | | | | |
|---|---|---|---|---|---|---|
| | 1 | 2 | 3 | 4 | 5 | 合计 |
| 全科 | 5<br>62.50% | 0<br>0 | 1<br>12.50% | 2<br>25.00% | 0<br>0 | 8<br>100.00% |
| 内分泌科 | 7<br>70.00% | 2<br>20.00% | 1<br>10.00% | 0<br>0 | 0<br>0 | 10<br>100.00% |
| 口眼皮肤科 | 4<br>50.00% | 1<br>12.50% | 2<br>25.00% | 1<br>12.50% | 0<br>0 | 8<br>100.00% |
| 呼吸科 | 16<br>61.54% | 6<br>23.08% | 2<br>7.69% | 2<br>7.69% | 0<br>0 | 26<br>100.00% |
| 康复科 | 3<br>17.65% | 4<br>23.53% | 5<br>29.41% | 4<br>23.53% | 1<br>5.88% | 17<br>100.00% |
| 心血管内科 | 6<br>54.55% | 3<br>27.27% | 1<br>9.09% | 0<br>0 | 1<br>9.09% | 11<br>100.00% |
| 急诊综合科 | 5<br>62.50% | 3<br>37.50% | 0<br>0 | 0<br>0 | 0<br>0 | 8<br>100.00% |
| 感染科 | 6<br>50.00% | 2<br>16.67% | 2<br>16.67% | 0<br>0 | 2<br>16.67% | 12<br>100.00% |
| 新生儿科 | 27<br>84.38% | 2<br>6.25% | 3<br>9.38% | 0<br>0 | 0<br>0 | 32<br>100.00% |
| 日间内科 | 1<br>16.67% | 2<br>33.33% | 0<br>0 | 1<br>16.67% | 2<br>33.33% | 6<br>100.00% |
| 日间外科 | 1<br>20.00% | 4<br>80.00% | 0<br>0 | 0<br>0 | 0<br>0 | 5<br>100.00% |
| 泌尿外科 | 7<br>63.64% | 3<br>27.27% | 0<br>0 | 0<br>0 | 1<br>9.09% | 11<br>100.00% |
| 消化内科 | 6<br>54.55% | 1<br>9.09% | 4<br>36.36% | 0<br>0 | 0<br>0 | 11<br>100.00% |

续表

| 科室合并 | 缺课太多，学习跟不上 | | | | | |
|---|---|---|---|---|---|---|
| | 1 | 2 | 3 | 4 | 5 | 合计 |
| 烧伤整形科 | 3<br>60.00% | 1<br>20.00% | 1<br>20.00% | 0<br>0 | 0<br>0 | 5<br>100.00% |
| 神经外科 | 0<br>0 | 0<br>0 | 4<br>80.00% | 1<br>20.00% | 0<br>0 | 5<br>100.00% |
| 耳鼻喉科 | 6<br>60.00% | 2<br>20.00% | 2<br>20.00% | 0<br>0 | 0<br>0 | 10<br>100.00% |
| 肝胆外科 | 5<br>50.00% | 4<br>40.00% | 1<br>10.00% | 0<br>0 | 0<br>0 | 10<br>100.00% |
| 肾脏内科 | 3<br>25.00% | 4<br>33.33% | 3<br>25.00% | 1<br>8.33% | 1<br>8.33% | 12<br>100.00% |
| 肿瘤外科 | 6<br>46.15% | 1<br>7.69% | 2<br>15.38% | 3<br>23.08% | 1<br>7.69% | 13<br>100.00% |
| 胃肠新生儿科 | 8<br>72.73% | 1<br>9.09% | 1<br>9.09% | 1<br>9.09% | 0<br>0 | 11<br>100.00% |
| 胸心外科 | 12<br>80.00% | 3<br>20.00% | 0<br>0 | 0<br>0 | 0<br>0 | 15<br>100.00% |
| 血液肿瘤科 | 8<br>38.10% | 2<br>9.52% | 0<br>0 | 6<br>28.57% | 5<br>23.81% | 21<br>100.00% |
| 重症医学科 | 2<br>33.33% | 2<br>33.33% | 2<br>33.33% | 0<br>0 | 0<br>0 | 6<br>100.00% |
| 风湿免疫科 | 3<br>27.27% | 3<br>27.27% | 5<br>45.45% | 0<br>0 | 0<br>0 | 11<br>100.00% |
| 骨科 | 13<br>56.52% | 5<br>21.74% | 2<br>8.70% | 2<br>8.70% | 1<br>4.35% | 23<br>100.00% |
| 合计 | 163<br>53.09% | 61<br>19.87% | 44<br>14.33% | 24<br>7.82% | 15<br>4.89% | 307<br>100.00% |

Pearson Chi2（96）= 70.4832    Pr＝0

### 表5-41 患儿科室与经济问题列联表

| 科室合并 | 家庭经济困难 | | | | | |
|---|---|---|---|---|---|---|
| | 1 | 2 | 3 | 4 | 5 | 合计 |
| 全科 | 0<br>0 | 2<br>22.22% | 2<br>22.22% | 5<br>55.56% | 0<br>0 | 9<br>100.00% |

续表

| 科室合并 | 家庭经济困难 | | | | | |
|---|---|---|---|---|---|---|
| | 1 | 2 | 3 | 4 | 5 | 合计 |
| 内分泌科 | 1<br>10.00% | 2<br>20.00% | 3<br>30.00% | 2<br>20.00% | 2<br>20.00% | 10<br>100.00% |
| 口眼皮肤科 | 0<br>0 | 4<br>50.00% | 3<br>37.50% | 0<br>0 | 1<br>12.50% | 8<br>100.00% |
| 呼吸科 | 4<br>12.12% | 14<br>42.42% | 11<br>33.33% | 3<br>9.09% | 1<br>3.03% | 33<br>100.00% |
| 康复科 | 2<br>12.50% | 2<br>12.50% | 6<br>37.50% | 4<br>25.00% | 2<br>12.50% | 16<br>100.00% |
| 心血管内科 | 3<br>25.00% | 3<br>25.00% | 4<br>33.33% | 1<br>8.33% | 1<br>8.33% | 12<br>100.00% |
| 急诊综合科 | 2<br>28.57% | 2<br>28.57% | 3<br>42.86% | 0<br>0 | 0<br>0 | 7<br>100.00% |
| 感染科 | 2<br>16.67% | 3<br>25.00% | 6<br>50.00% | 0<br>0 | 1<br>8.33% | 12<br>100.00% |
| 新生儿科 | 14<br>32.56% | 6<br>13.95% | 16<br>37.21% | 3<br>6.98% | 4<br>9.30% | 43<br>100.00% |
| 日间内科 | 0<br>0 | 0<br>0 | 5<br>83.33% | 0<br>0 | 1<br>16.67% | 6<br>100.00% |
| 日间外科 | 2<br>33.33% | 3<br>50.00% | 1<br>16.67% | 0<br>0 | 0<br>0 | 6<br>100.00% |
| 泌尿外科 | 2<br>15.38% | 3<br>23.08% | 6<br>46.15% | 1<br>7.69% | 1<br>7.69% | 13<br>100.00% |
| 消化内科 | 3<br>27.27% | 3<br>27.27% | 3<br>27.27% | 2<br>18.18% | 0<br>0 | 11<br>100.00% |
| 烧伤整形科 | 3<br>42.86% | 2<br>28.57% | 1<br>14.29% | 0<br>0 | 1<br>14.29% | 7<br>100.00% |
| 神经外科 | 0<br>0 | 0<br>0 | 5<br>83.33% | 1<br>16.67% | 0<br>0 | 6<br>100.00% |
| 耳鼻喉科 | 2<br>20.00% | 3<br>30.00% | 4<br>40.00% | 0<br>0 | 1<br>10.00% | 10<br>100.00% |
| 肝胆外科 | 4<br>40.00% | 4<br>40.00% | 2<br>20.00% | 0<br>0 | 0<br>0 | 10<br>100.00% |
| 肾脏内科 | 0<br>0 | 3<br>25.00% | 4<br>33.33% | 2<br>16.67% | 3<br>25.00% | 12<br>100.00% |

续表

| 科室合并 | 家庭经济困难 | | | | | |
|---|---|---|---|---|---|---|
| | 1 | 2 | 3 | 4 | 5 | 合计 |
| 肿瘤外科 | 0<br>0 | 4<br>30.77% | 6<br>46.15% | 1<br>7.69% | 2<br>15.38% | 13<br>100.00% |
| 胃肠新生儿科 | 3<br>27.27% | 3<br>27.27% | 4<br>36.36% | 1<br>9.09% | 0<br>0 | 11<br>100.00% |
| 胸心外科 | 5<br>33.33% | 3<br>20.00% | 5<br>33.33% | 2<br>13.33% | 0<br>0 | 15<br>100.00% |
| 血液肿瘤科 | 2<br>9.09% | 2<br>9.09% | 5<br>22.73% | 6<br>27.27% | 7<br>31.82% | 22<br>100.00% |
| 重症医学科 | 1<br>16.67% | 0<br>0 | 4<br>66.67% | 1<br>16.67% | 0<br>0 | 6<br>100.00% |
| 风湿免疫科 | 3<br>27.27% | 3<br>27.27% | 3<br>27.27% | 2<br>18.18% | 0<br>0 | 11<br>100.00% |
| 骨科 | 5<br>21.74% | 7<br>30.43% | 8<br>34.78% | 1<br>4.35% | 2<br>8.70% | 23<br>100.00% |
| 合计 | 63<br>18.98% | 81<br>24.40% | 120<br>36.14% | 38<br>11.45% | 30<br>9.04% | 332<br>100.00% |

Pearson Chi2（96）= 123.8716　　　Pr=0.029

表5-42　患儿科室与社会融入问题列联表

| 科室合并 | 担心患儿患病以后不能很好地融入学校和社会 | | | | | |
|---|---|---|---|---|---|---|
| | 1 | 2 | 3 | 4 | 5 | 合计 |
| 全科 | 2<br>22.22% | 2<br>22.22% | 2<br>22.22% | 1<br>11.11% | 2<br>22.22% | 9<br>100.00% |
| 内分泌科 | 4<br>36.36% | 3<br>27.27% | 3<br>27.27% | 1<br>9.09% | 0<br>0 | 11<br>100.00% |
| 口眼皮肤科 | 3<br>37.50% | 2<br>25.00% | 2<br>25.00% | 1<br>12.50% | 0<br>0 | 8<br>100.00% |
| 呼吸科 | 16<br>53.33% | 6<br>20.00% | 4<br>13.33% | 3<br>10.00% | 1<br>3.33% | 30<br>100.00% |
| 康复科 | 1<br>5.88% | 2<br>11.76% | 4<br>23.53% | 7<br>41.18% | 3<br>17.65% | 17<br>100.00% |
| 心血管内科 | 5<br>41.67% | 2<br>16.67% | 4<br>33.33% | 1<br>8.33% | 0<br>0 | 12<br>100.00% |

| 科室合并 | 担心患儿患病以后不能很好地融入学校和社会 | | | | | |
|---|---|---|---|---|---|---|
| | 1 | 2 | 3 | 4 | 5 | 合计 |
| 急诊综合科 | 3<br>37.50% | 2<br>25.00% | 3<br>37.50% | 0<br>0 | 0<br>0 | 8<br>100.00% |
| 感染科 | 7<br>58.33% | 0<br>0 | 2<br>16.67% | 1<br>8.33% | 2<br>16.67% | 12<br>100.00% |
| 新生儿科 | 20<br>47.62% | 10<br>23.81% | 11<br>26.19% | 0<br>0 | 1<br>2.38% | 42<br>100.00% |
| 日间内科 | 0<br>0 | 0<br>0 | 4<br>66.67% | 1<br>16.67% | 1<br>16.67% | 6<br>100.00% |
| 日间外科 | 2<br>33.33% | 3<br>50.00% | 1<br>16.67% | 0<br>0 | 0<br>0 | 6<br>100.00% |
| 泌尿外科 | 1<br>7.69% | 5<br>38.46% | 7<br>53.85% | 0<br>0 | 0<br>0 | 13<br>100.00% |
| 消化内科 | 0<br>0 | 7<br>63.64% | 3<br>27.27% | 1<br>9.09% | 0<br>0 | 11<br>100.00% |
| 烧伤整形科 | 1<br>14.29% | 1<br>14.29% | 4<br>57.14% | 1<br>14.29% | 0<br>0 | 7<br>100.00% |
| 神经外科 | 1<br>16.67% | 1<br>16.67% | 2<br>33.33% | 1<br>16.67% | 1<br>16.67% | 6<br>100.00% |
| 耳鼻喉科 | 3<br>30.00% | 3<br>30.00% | 2<br>20.00% | 2<br>20.00% | 0<br>0 | 10<br>100.00% |
| 肝胆外科 | 4<br>40.00% | 6<br>60.00% | 0<br>0 | 0<br>0 | 0<br>0 | 10<br>100.00% |
| 肾脏内科 | 5<br>41.67% | 1<br>8.33% | 5<br>41.67% | 0<br>0 | 1<br>8.33% | 12<br>100.00% |
| 肿瘤外科 | 2<br>15.38% | 2<br>15.38% | 6<br>46.15% | 1<br>7.69% | 2<br>15.38% | 13<br>100.00% |
| 胃肠新生儿科 | 4<br>36.36% | 3<br>27.27% | 3<br>27.27% | 1<br>9.09% | 0<br>0 | 11<br>100.00% |
| 胸心外科 | 6<br>40.00% | 1<br>6.67% | 6<br>40.00% | 1<br>6.67% | 1<br>6.67% | 15<br>100.00% |
| 血液肿瘤科 | 2<br>9.09% | 0<br>0 | 10<br>45.45% | 4<br>18.18% | 6<br>27.27% | 22<br>100.00% |
| 重症医学科 | 1<br>16.67% | 3<br>50.00% | 0<br>0 | 2<br>33.33% | 0<br>0 | 6<br>100.00% |

续表

| 科室合并 | 担心患儿患病以后不能很好地融入学校和社会 | | | | | |
|---|---|---|---|---|---|---|
| | 1 | 2 | 3 | 4 | 5 | 合计 |
| 风湿免疫科 | 5 | 2 | 3 | 1 | 0 | 11 |
| | 45.45% | 18.18% | 27.27% | 9.09% | 0 | 100.00% |
| 骨科 | 9 | 5 | 5 | 3 | 1 | 23 |
| | 39.13% | 21.74% | 21.74% | 13.04% | 4.35% | 100.00% |
| 合计 | 107 | 72 | 96 | 34 | 22 | 331 |
| | 32.33% | 21.75% | 29.00% | 10.27% | 6.65% | 100.00% |

Pearson Chi2（96）= 154.8866　　　　Pr=0

表5-43　患儿科室与出院后护理问题列联表

| 科室合并 | 担心患儿出院后，家人不懂如何进行正确的护理和照顾 | | | | | |
|---|---|---|---|---|---|---|
| | 1 | 2 | 3 | 4 | 5 | 合计 |
| 全科 | 0 | 1 | 6 | 1 | 1 | 9 |
| | 0 | 11.11% | 66.67% | 11.11% | 11.11% | 100.00% |
| 内分泌科 | 2 | 2 | 6 | 1 | 0 | 11 |
| | 18.18% | 18.18% | 54.55% | 9.09% | 0 | 100.00% |
| 口眼皮肤科 | 1 | 2 | 3 | 1 | 1 | 8 |
| | 12.50% | 25.00% | 37.50% | 12.50% | 12.50% | 100.00% |
| 呼吸科 | 8 | 6 | 6 | 8 | 4 | 32 |
| | 25.00% | 18.75% | 18.75% | 25.00% | 12.50% | 100.00% |
| 康复科 | 2 | 3 | 5 | 5 | 2 | 17 |
| | 11.76% | 17.65% | 29.41% | 29.41% | 11.76% | 100.00% |
| 心血管内科 | 2 | 0 | 7 | 3 | 0 | 12 |
| | 16.67% | 0 | 58.33% | 25.00% | 0 | 100.00% |
| 急诊综合科 | 2 | 0 | 4 | 0 | 2 | 8 |
| | 25.00% | 0 | 50.00% | 0 | 25.00% | 100.00% |
| 感染科 | 5 | 0 | 5 | 1 | 1 | 12 |
| | 41.67% | 0 | 41.67% | 8.33% | 8.33% | 100.00% |
| 新生儿科 | 15 | 4 | 19 | 4 | 1 | 43 |
| | 34.88% | 9.30% | 44.19% | 9.30% | 2.33% | 100.00% |
| 日间内科 | 0 | 0 | 4 | 2 | 0 | 6 |
| | 0 | 0 | 66.67% | 33.33% | 0 | 100.00% |
| 日间外科 | 2 | 3 | 0 | 1 | 0 | 6 |
| | 33.33% | 50.00% | 0 | 16.67% | 0 | 100.00% |

| 科室合并 | 担心患儿出院后，家人不懂如何进行正确的护理和照顾 | | | | | |
|---|---|---|---|---|---|---|
| | 1 | 2 | 3 | 4 | 5 | 合计 |
| 泌尿外科 | 2<br>15.38% | 0<br>0 | 9<br>69.23% | 2<br>15.38% | 0<br>0 | 13<br>100.00% |
| 消化内科 | 1<br>9.09% | 1<br>9.09% | 9<br>81.82% | 0<br>0 | 0<br>0 | 11<br>100.00% |
| 烧伤整形科 | 1<br>14.29% | 1<br>14.29% | 4<br>57.14% | 1<br>14.29% | 0<br>0 | 7<br>100.00% |
| 神经外科 | 1<br>14.29% | 2<br>28.57% | 2<br>28.57% | 1<br>14.29% | 1<br>14.29% | 7<br>100.00% |
| 耳鼻喉科 | 2<br>20.00% | 3<br>30.00% | 4<br>40.00% | 1<br>10.00% | 0<br>0 | 10<br>100.00% |
| 肝胆外科 | 1<br>10.00% | 6<br>60.00% | 3<br>30.00% | 0<br>0 | 0<br>0 | 10<br>100.00% |
| 肾脏内科 | 3<br>25.00% | 5<br>41.67% | 4<br>33.33% | 0<br>0 | 0<br>0 | 12<br>100.00% |
| 肿瘤外科 | 2<br>15.38% | 2<br>15.38% | 6<br>46.15% | 2<br>15.38% | 1<br>7.69% | 13<br>100.00% |
| 胃肠新生儿科 | 3<br>27.27% | 3<br>27.27% | 3<br>27.27% | 2<br>18.18% | 0<br>0 | 11<br>100.00% |
| 胸心外科 | 1<br>6.67% | 1<br>6.67% | 10<br>66.67% | 2<br>13.33% | 1<br>6.67% | 15<br>100.00% |
| 血液肿瘤科 | 2<br>9.09% | 1<br>4.55% | 11<br>50.00% | 3<br>13.64% | 5<br>22.73% | 22<br>100.00% |
| 重症医学科 | 1<br>16.67% | 2<br>33.33% | 2<br>33.33% | 1<br>16.67% | 0<br>0 | 6<br>100.00% |
| 风湿免疫科 | 4<br>36.36% | 3<br>27.27% | 3<br>27.27% | 1<br>9.09% | 0<br>0 | 11<br>100.00% |
| 骨科 | 7<br>30.43% | 6<br>26.09% | 5<br>21.74% | 3<br>13.04% | 2<br>8.70% | 23<br>100.00% |
| 合计 | 70<br>20.90% | 57<br>17.01% | 140<br>41.79% | 46<br>13.73% | 22<br>6.57% | 335<br>100.00% |

Pearson Chi2 (96) = 124.2342　　　Pr=0.028

**6. 购买医疗保险情况与住院期间社会心理问题的关系**

购买了多种医疗保险的患儿家庭基本不存在经济困境，没有任何医疗保险的家庭陷入经济困境的最多，购买了城乡居民医疗保险的家庭也有22%表示存在一定经济困境（见表5-44）。[①]

表5-44　患儿购买医疗保险情况与经济问题列联表

| 患儿购买医疗保险的情况 | 家庭经济困难 | | | | | |
|---|---|---|---|---|---|---|
| | 1 | 2 | 3 | 4 | 5 | 合计 |
| 同时有多种医疗保险 | 9<br>26.47% | 17<br>50.00% | 8<br>23.53% | 0<br>0 | 0<br>0 | 34<br>100.00% |
| 商业医疗保险 | 2<br>40.00% | 0<br>0 | 1<br>20.00% | 2<br>40.00% | 0<br>0 | 5<br>100.00% |
| 城乡居民医疗保险 | 48<br>17.14% | 60<br>21.43% | 110<br>39.29% | 34<br>12.14% | 28<br>10.00% | 280<br>100.00% |
| 没有任何保险 | 4<br>28.57% | 4<br>28.57% | 2<br>14.29% | 2<br>14.29% | 2<br>14.29% | 14<br>100.00% |
| 合计 | 63<br>18.92% | 81<br>24.32% | 121<br>36.34% | 38<br>11.41% | 30<br>9.01% | 333<br>100.00% |

Pearson Chi2 (12) = 31.25　　Pr = 0.0018

### （二）家属特征与主要社会心理问题之间的关联

1. 家属年龄与患儿住院期间社会心理问题的关系

家属在31~50岁的，患儿出现"不配合检查和治疗""脾气暴躁、易怒"等问题的比例较低。家属较年轻（30岁以下）的，患儿出现这类问题的比例较高（见表5-45、表5-46）。结合表5-19和表5-20考虑，这应当是因为年轻的家属照顾者看护的孩子较年幼，而年幼的孩子更易出现上述问题。

表5-45　家属年龄与患儿依从性列联表

| 家属年龄 | 不配合检查和治疗 | | | | | | |
|---|---|---|---|---|---|---|---|
| | 1 | 2 | 3 | 4 | 5 | 31* | 合计 |
| 20岁及以下 | 1<br>50.00% | 0<br>0 | 0<br>0 | 0<br>0 | 1<br>50.00% | 0<br>0 | 2<br>100.00% |
| 21~30岁 | 30<br>23.81% | 25<br>19.84% | 40<br>31.75% | 22<br>17.46% | 9<br>7.14% | 0<br>0 | 126<br>100.00% |

---

[①]　购买商业医疗保险的仅有2个样本，样本数量过少，故未纳入分析。

续表

| 家属年龄 | 不配合检查和治疗 | | | | | | |
|---|---|---|---|---|---|---|---|
| | 1 | 2 | 3 | 4 | 5 | 31* | 合计 |
| 31~40 岁 | 54<br>34.39% | 42<br>26.75% | 42<br>26.75% | 15<br>9.55% | 4<br>2.55% | 0<br>0 | 157<br>100.00% |
| 41~50 岁 | 15<br>53.57% | 7<br>25.00% | 1<br>3.57% | 3<br>10.71% | 1<br>3.57% | 1<br>3.57% | 28<br>100.00% |
| 51~60 岁 | 2<br>20.00% | 4<br>40.00% | 0<br>0 | 3<br>30.00% | 1<br>10.00% | 0<br>0 | 10<br>100.00% |
| 60 岁以上 | 0<br>0 | 1<br>100.00% | 0<br>0 | 0<br>0 | 0<br>0 | 0<br>0 | 1<br>100.00% |
| 合计 | 102<br>31.48% | 79<br>24.38% | 83<br>25.62% | 43<br>13.27% | 16<br>4.94% | 1<br>0.31% | 324<br>100.00% |

Pearson Chi2 （25） = 52.38      Pr = 0.001

* 为漏填该项者。

表 5-46  家属年龄与患儿脾气暴躁问题列联表

| 家属年龄 | 脾气暴躁、易怒 | | | | | |
|---|---|---|---|---|---|---|
| | 1 | 2 | 3 | 4 | 5 | 合计 |
| 20 岁及以下 | 0<br>0 | 1<br>50.00% | 0<br>0 | 0<br>0 | 1<br>50.00% | 2<br>100.00% |
| 21~30 岁 | 38<br>30.40% | 42<br>33.60% | 33<br>26.40% | 11<br>8.80% | 1<br>0.80% | 125<br>100.00% |
| 31~40 岁 | 56<br>36.36% | 42<br>27.27% | 46<br>29.87% | 9<br>5.84% | 1<br>0.65% | 154<br>100.00% |
| 41~50 岁 | 11<br>42.31% | 8<br>30.77% | 5<br>19.23% | 1<br>3.85% | 1<br>3.85% | 26<br>100.00% |
| 51~60 岁 | 4<br>40.00% | 2<br>20.00% | 4<br>40.00% | 0<br>0 | 0<br>0 | 10<br>100.00% |
| 60 岁以上 | 0<br>0 | 1<br>100.00% | 0<br>0 | 0<br>0 | 0<br>0 | 1<br>100.00% |
| 合计 | 109<br>34.28% | 96<br>30.19% | 88<br>27.67% | 21<br>6.60% | 4<br>1.26% | 318<br>100.00% |

Pearson Chi2 （20） = 50.05      Pr = 0

2. 陪护家属人数与患儿住院期间社会心理问题的关系

从表 5-47、表 5-48 可见：陪护患儿的家属数量越多，患儿出现"对医院环境感到陌生和恐惧""不配合检查和治疗"问题的比例反而越高。陪护家属数量越多，患儿出现"缺课太多，学习跟不上"问题的越少（见表5-49）。这是否因为陪护家属数量多的主要是低龄儿童，低龄儿童易出现环境不适应和医疗依从性问题，且不存在影响学习的问题呢？为了检验这一假设，我们对患儿年龄与陪护家属数量之间的关系进行了分析，结果证实了这一假设（见表5-50）。

表5-47　陪护家属数量与患儿环境适应问题列联表

| 陪护家属数量 | 对医院环境感到陌生和恐惧 | | | | | |
| --- | --- | --- | --- | --- | --- | --- |
| | 1 | 2 | 3 | 4 | 5 | 合计 |
| 1 位 | 35<br>42.68% | 15<br>18.29% | 27<br>32.93% | 4<br>4.88% | 1<br>1.22% | 82<br>100.00% |
| 2 位 | 42<br>20.10% | 39<br>18.66% | 90<br>43.06% | 23<br>11.00% | 15<br>7.18% | 209<br>100.00% |
| 3 位及以上 | 6<br>20.69% | 4<br>13.79% | 14<br>48.28% | 0<br>0 | 5<br>17.24% | 29<br>100.00% |
| 合计 | 83<br>25.94% | 58<br>18.13% | 131<br>40.94% | 27<br>8.44% | 21<br>6.56% | 320<br>100.00% |

Pearson Chi2（8）= 28.19　　　Pr=0

表5-48　陪护家属数量与患儿诊疗依从性列联表

| 陪护家属数量 | 不配合检查和治疗 | | | | | | |
| --- | --- | --- | --- | --- | --- | --- | --- |
| | 1 | 2 | 3 | 4 | 5 | 31* | 合计 |
| 1 位 | 41<br>50.00% | 23<br>28.05% | 15<br>18.29% | 1<br>1.22% | 2<br>2.44% | 0<br>0 | 82<br>100.00% |
| 2 位 | 51<br>24.64% | 48<br>23.19% | 60<br>28.99% | 35<br>16.91% | 12<br>5.80% | 1<br>0.48% | 207<br>100.00% |
| 3 位及以上 | 6<br>20.00% | 8<br>26.67% | 7<br>23.33% | 7<br>23.33% | 2<br>6.67% | 0<br>0 | 30<br>100.00% |
| 合计 | 98<br>30.72% | 79<br>24.76% | 82<br>25.71% | 43<br>13.48% | 16<br>5.02% | 1<br>0.31% | 319<br>100.00% |

Pearson Chi2（10）= 31.98　　　Pr=0

* 为漏填该项者。

表 5-49　陪护家属数量与患儿缺课问题列联表

| 陪护家属数量 | 缺课太多，学习跟不上 | | | | | |
|---|---|---|---|---|---|---|
| | 1 | 2 | 3 | 4 | 5 | 合计 |
| 1 位 | 35<br>43.21% | 11<br>13.58% | 15<br>18.52% | 14<br>17.28% | 6<br>7.41% | 81<br>100.00% |
| 2 位 | 104<br>54.17% | 44<br>22.92% | 26<br>13.54% | 10<br>5.21% | 8<br>4.17% | 192<br>100.00% |
| 3 位及以上 | 20<br>68.97% | 6<br>20.69% | 2<br>6.90% | 0<br>0 | 1<br>3.45% | 29<br>100.00% |
| 合计 | 159<br>52.65% | 61<br>20.20% | 43<br>14.24% | 24<br>7.95% | 15<br>4.97% | 302<br>100.00% |

Pearson Chi2（8）= 21.94　　Pr=0.005

表 5-50　患儿年龄与陪护家属数量列联表

| 患儿年龄 | 陪护家属数量 | | | |
|---|---|---|---|---|
| | 1 位 | 2 位 | 3 位及以上 | 合计 |
| 不到 1 岁 | 17<br>18.89% | 62<br>68.89% | 11<br>12.22% | 90<br>100.00% |
| 1~3 岁 | 15<br>15.00% | 74<br>74.00% | 11<br>11.00% | 100<br>100.00% |
| 4~6 岁 | 10<br>16.67% | 45<br>75.00% | 5<br>8.33% | 60<br>100.00% |
| 7~11 岁 | 28<br>50.91% | 26<br>47.27% | 1<br>1.82% | 55<br>100.00% |
| 12 岁及以上 | 17<br>58.62% | 10<br>34.48% | 2<br>6.90% | 29<br>100.00% |
| 合计 | 87<br>26.05% | 217<br>64.97% | 30<br>8.98% | 334<br>100.00% |

Pearson Chi2（8）= 47.36　　Pr=0

3. 家属身份与遭遇问题的关系

因调查对象中"外公/外婆"及"其他"身份者总量过少，故分析时不予考虑。"不知道怎么跟医护人员有效沟通"的主要是患儿的爷爷/奶奶，最擅长跟医护人员沟通的是患儿的妈妈（见表 5-51）。患儿的父母"担心患病以后不能很好地融入学校和社会"问题考虑得比患儿的爷爷/奶奶多（见表 5-52）。

表 5-51　家属身份与医患沟通问题列联表

| 家属与患儿关系 | 不知道怎么跟医护人员有效沟通 | | | | | |
| --- | --- | --- | --- | --- | --- | --- |
| | 1 | 2 | 3 | 4 | 5 | 合计 |
| 其他 | 0 | 0 | 2 | 0 | 0 | 0 | 2 |
| | 0 | 0 | 100.00% | 0 | 0 | 0 | 100.00% |
| 外公/外婆 | 0 | 1 | 0 | 0 | 1 | 0 | 2 |
| | 0 | 50.00% | 0 | 0 | 50.00% | 0 | 100.00% |
| 妈妈 | 1 | 71 | 73 | 50 | 6 | 4 | 205 |
| | 0.49% | 34.63% | 35.61% | 24.39% | 2.93% | 1.95% | 100.00% |
| 爷爷/奶奶 | 0 | 2 | 2 | 2 | 2 | 1 | 9 |
| | 0 | 22.22% | 22.22% | 22.22% | 22.22% | 11.11% | 100.00% |
| 爸爸 | 0 | 40 | 24 | 43 | 7 | 3 | 117 |
| | 0 | 34.19% | 20.51% | 36.75% | 5.98% | 2.56% | 100.00% |
| 合计 | 1 | 114 | 101 | 95 | 16 | 8 | 335 |
| | 0.30% | 34.03% | 30.15% | 28.36% | 4.78% | 2.39% | 100.00% |

Pearson Chi2 （20） = 36.18　　Pr = 0.015

表 5-52　家属身份与患儿社会融入问题列联表

| 家属与患儿关系 | 担心患儿患病以后不能很好地融入学校和社会 | | | | | |
| --- | --- | --- | --- | --- | --- | --- |
| | 1 | 2 | 3 | 4 | 5 | 合计 |
| 其他 | 0 | 0 | 0 | 0 | 2 | 2 |
| | 0 | 0 | 0 | 0 | 100.00% | 100.00% |
| 外公/外婆 | 1 | 0 | 1 | 0 | 0 | 2 |
| | 50.00% | 0 | 50.00% | 0 | 0 | 100.00% |
| 妈妈 | 74 | 44 | 52 | 17 | 15 | 202 |
| | 36.63% | 21.78% | 25.74% | 8.42% | 7.43% | 100.00% |
| 爷爷/奶奶 | 3 | 1 | 4 | 1 | 0 | 9 |
| | 33.33% | 11.11% | 44.44% | 11.11% | 0 | 100.00% |
| 爸爸 | 29 | 27 | 39 | 16 | 5 | 116 |
| | 25.00% | 23.28% | 33.62% | 13.79% | 4.31% | 100.00% |
| 合计 | 107 | 72 | 96 | 34 | 22 | 331 |
| | 32.33% | 21.75% | 29.00% | 10.27% | 6.65% | 100.00% |

Pearson Chi2 （16） = 39.1944　　Pr = 0.001

**4. 家属受教育程度与遭遇问题的关系**

总体看来，家属受教育程度越高，患儿越少存在"缺课太多，学习跟不上"的问题（见表 5-53）。高学历家属可以自行辅导孩子的功课。家属的学历越高，也越少出现"不了解就诊流程"（见表 5-54）、"不熟悉科室的地理位置"（见表 5-55）、"家庭经济困难"（见表 5-56）等问题。随着学历的提高，家属"对患儿所患的疾病知识了解得很少"这一问题的比例整体呈下降趋势（见表 5-57）。但大学学历的家属认为自身存在这一问题的比例却高于高中学历者，原因可能是拥有大学学历者对自身知识范围的局限性有更理性的认知，且有不断学习新知的习惯。小学学历的家属中存在"不知道怎么跟医护人员有效沟通"问题的比例最高，其次是大学学历者，初、高中学历者存在这一问题的比例较低（见表 5-58）。这可能是受沟通能力和沟通需求两方面因素的影响。小学学历者存在该问题主要是因为沟通能力不足，而大学学历者存在该问题可能是因为其沟通需求比中学学历者更为强烈，更希望参与到临床决策当中，行使医疗决策自主权，却遭遇了医疗信息的不对称。

表 5-53　家属受教育程度与影响患儿学习问题列联表

| 家属受教育程度 | 缺课太多，学习跟不上 | | | | | |
|---|---|---|---|---|---|---|
| | 1 | 2 | 3 | 4 | 5 | 合计 |
| 小学 | 9<br>47.37% | 0<br>0 | 4<br>21.05% | 4<br>21.05% | 2<br>10.53% | 19<br>100.00% |
| 初中 | 35<br>43.75% | 16<br>20.00% | 15<br>18.75% | 7<br>8.75% | 7<br>8.75% | 80<br>100.00% |
| 高中 | 36<br>50.70% | 15<br>21.13% | 10<br>14.08% | 6<br>8.45% | 4<br>5.63% | 71<br>100.00% |
| 大学 | 79<br>61.72% | 27<br>21.09% | 14<br>10.94% | 6<br>4.69% | 2<br>1.56% | 128<br>100.00% |
| 硕士 | 4<br>50.00% | 3<br>37.50% | 0<br>0 | 1<br>12.50% | 0<br>0 | 8<br>100.00% |
| 博士 | 0<br>0 | 0<br>0 | 1<br>100.00% | 0<br>0 | 0<br>0 | 1<br>100.00% |
| 合计 | 163<br>53.09% | 61<br>19.87% | 44<br>14.33% | 24<br>7.82% | 15<br>4.89% | 307<br>100.00% |

Pearson Chi2 (20) = 31.60　　Pr = 0.048

表5-54 家属受教育程度与就医流程问题列联表

| 家属受教育程度 | 不了解就诊流程 | | | | | |
|---|---|---|---|---|---|---|
| | 1 | 2 | 3 | 4 | 5 | 合计 |
| 小学 | 3<br>13.64% | 3<br>13.64% | 9<br>40.91% | 1<br>4.55% | 6<br>27.27% | 22<br>100.00% |
| 初中 | 13<br>15.12% | 17<br>19.77% | 42<br>48.84% | 11<br>12.79% | 3<br>3.49% | 86<br>100.00% |
| 高中 | 13<br>16.46% | 24<br>30.38% | 28<br>35.44% | 12<br>15.19% | 2<br>2.53% | 79<br>100.00% |
| 大学 | 24<br>17.14% | 35<br>25.00% | 64<br>45.71% | 14<br>10.00% | 3<br>2.14% | 140<br>100.00% |
| 硕士 | 0<br>0 | 4<br>50.00% | 4<br>50.00% | 0<br>0 | 0<br>0 | 8<br>100.00% |
| 博士 | 0<br>0 | 0<br>0 | 0<br>0 | 1<br>100.00% | 0<br>0 | 1<br>100.00% |
| 合计 | 53<br>15.77% | 83<br>24.70% | 147<br>43.75% | 39<br>11.61% | 14<br>4.17% | 336<br>100.00% |

Pearson Chi2 （20） = 49.85　　　　Pr = 0

表5-55 家属受教育程度与科室位置问题列联表

| 家属受教育程度 | 不熟悉科室的地理位置 | | | | | | |
|---|---|---|---|---|---|---|---|
| | 1 | 2 | 3 | 4 | 5 | 31* | 合计 |
| 小学 | 5<br>22.73% | 3<br>13.64% | 5<br>22.73% | 2<br>9.09% | 7<br>31.82% | 0<br>0 | 22<br>100.00% |
| 初中 | 19<br>22.09% | 26<br>30.23% | 30<br>34.88% | 8<br>9.30% | 3<br>3.49% | 0<br>0 | 86<br>100.00% |
| 高中 | 14<br>17.72% | 23<br>29.11% | 27<br>34.18% | 13<br>16.46% | 2<br>2.53% | 0<br>0 | 79<br>100.00% |
| 大学 | 27<br>19.42% | 31<br>22.30% | 62<br>44.60% | 14<br>10.07% | 4<br>2.88% | 1<br>0.72% | 139<br>100.00% |
| 硕士 | 1<br>12.50% | 4<br>50.00% | 2<br>25.00% | 1<br>12.50% | 0<br>0 | 0<br>0 | 8<br>100.00% |
| 博士 | 0<br>0 | 0<br>0 | 0<br>0 | 1<br>100.00% | 0<br>0 | 0<br>0 | 1<br>100.00% |

续表

| 家属受教育程度 | 不熟悉科室的地理位置 | | | | | | |
|---|---|---|---|---|---|---|---|
| | 1 | 2 | 3 | 4 | 5 | 31* | 合计 |
| 合计 | 66 | 87 | 126 | 39 | 16 | 1 | 335 |
| | 19.70% | 25.97% | 37.61% | 11.64% | 4.78% | 0.30% | 100.00% |

Pearson Chi2（25）= 56.92　　Pr=0

*为漏填该项者

表5-56　家属受教育程度与经济问题列联表

| 家属受教育程度 | 家庭经济困难 | | | | | |
|---|---|---|---|---|---|---|
| | 1 | 2 | 3 | 4 | 5 | 合计 |
| 小学 | 4 | 3 | 5 | 4 | 6 | 22 |
| | 18.18% | 13.64% | 22.73% | 18.18% | 27.27% | 100.00% |
| 初中 | 13 | 10 | 34 | 14 | 14 | 85 |
| | 15.29% | 11.76% | 40.00% | 16.47% | 16.47% | 100.00% |
| 高中 | 14 | 16 | 35 | 7 | 4 | 76 |
| | 18.42% | 21.05% | 46.05% | 9.21% | 5.26% | 100.00% |
| 大学 | 28 | 48 | 45 | 13 | 6 | 140 |
| | 20.00% | 34.29% | 32.14% | 9.29% | 4.29% | 100.00% |
| 硕士 | 4 | 4 | 0 | 0 | 0 | 8 |
| | 50.00% | 50.00% | 0 | 0 | 0 | 100.00% |
| 博士 | 0 | 0 | 1 | 0 | 0 | 1 |
| | 0 | 0 | 100.00% | 0 | 0 | 100.00% |
| 合计 | 63 | 81 | 120 | 38 | 30 | 332 |
| | 18.98% | 24.40% | 36.14% | 11.45% | 9.04% | 100.00% |

Pearson Chi2（20）= 51.54　　Pr=0

表5-57　家属受教育程度与疾病知识问题列联表

| 家属受教育程度 | 对患儿所患的疾病知识了解得很少 | | | | | |
|---|---|---|---|---|---|---|
| | 1 | 2 | 3 | 4 | 5 | 合计 |
| 小学 | 5 | 4 | 8 | 0 | 5 | 22 |
| | 22.73% | 18.18% | 36.36% | 0 | 22.73% | 100.00% |
| 初中 | 22 | 21 | 31 | 10 | 2 | 86 |
| | 25.58% | 24.42% | 36.05% | 11.63% | 2.33% | 100.00% |
| 高中 | 19 | 20 | 34 | 4 | 1 | 78 |
| | 24.36% | 25.64% | 43.59% | 5.13% | 1.28% | 100.00% |

续表

| 家属受教育程度 | 对患儿所患的疾病知识了解得很少 | | | | | |
|---|---|---|---|---|---|---|
| | 1 | 2 | 3 | 4 | 5 | 合计 |
| 大学 | 28<br>20.00% | 34<br>24.29% | 62<br>44.29% | 13<br>9.29% | 3<br>2.14% | 140<br>100.00% |
| 硕士 | 2<br>25.00% | 2<br>25.00% | 4<br>50.00% | 0<br>0 | 0<br>0 | 8<br>100.00% |
| 博士 | 0<br>0 | 0<br>0 | 0<br>0 | 1<br>100.00% | 0<br>0 | 1<br>100.00% |
| 合计 | 76<br>22.69% | 81<br>24.18% | 139<br>41.49% | 28<br>8.36% | 11<br>3.28% | 335<br>100.00% |

Pearson Chi2（20）= 45.55　　Pr=0.001

表 5-58　家属受教育程度与医患沟通问题列联表

| 家属受教育程度 | 不知道怎么跟医护人员有效沟通 | | | | | |
|---|---|---|---|---|---|---|
| | 1 | 2 | 3 | 4 | 5 | 合计 |
| 小学 | 0<br>0 | 10<br>45.45% | 3<br>13.64% | 5<br>22.73% | 1<br>4.55% | 3<br>13.64% | 22<br>100.00% |
| 初中 | 0<br>0 | 32<br>37.21% | 19<br>22.09% | 31<br>36.05% | 1<br>1.16% | 3<br>3.49% | 86<br>100.00% |
| 高中 | 1<br>1.28% | 23<br>29.49% | 31<br>39.74% | 19<br>24.36% | 3<br>3.85% | 1<br>1.28% | 78<br>100.00% |
| 大学 | 0<br>0 | 45<br>32.14% | 45<br>32.14% | 38<br>27.14% | 11<br>7.86% | 1<br>0.71% | 140<br>100.00% |
| 硕士 | 0<br>0 | 4<br>50.00% | 3<br>37.50% | 1<br>12.50% | 0<br>0 | 0<br>0 | 8<br>100.00% |
| 博士 | 0<br>0 | 0<br>0 | 0<br>0 | 1<br>100.00% | 0<br>0 | 0<br>0 | 1<br>100.00% |
| 合计 | 1<br>0.30% | 114<br>34.03% | 101<br>30.15% | 95<br>28.36% | 16<br>4.78% | 8<br>2.39% | 335<br>100.00% |

Pearson Chi2（25）= 37.93　　Pr=0.047

5. 家庭收入与遭遇问题的关系

收入低的家庭，患儿出现"缺课太多，学习跟不上"、家属"不了解就医流程"等问题的比例较高（见表 5-59、表 5-60）。随着家庭收入的增加，整体上出现"没有足够的精力和时间照顾患儿"问题的比例逐渐下降（见表

5-61）。在人均年收入超 10 万元的家庭中，这些问题均很少出现。这里可能隐含着一个阶层固化的链条：父母收入低→工作时间长→没有足够的精力和时间照顾儿童→儿童出现健康和学业问题的可能性更大→儿童受教育程度较低→儿童成年后收入较低。

表 5-59 患儿家庭收入与学习问题列联表

| 患儿家庭人均年收入 | 缺课太多，学习跟不上 | | | | | |
|---|---|---|---|---|---|---|
| | 1 | 2 | 3 | 4 | 5 | 合计 |
| 1 万元以下 | 34 52.31% | 8 12.31% | 7 10.77% | 6 9.23% | 10 15.38% | 65 100.00% |
| 1 万~2 万元 | 29 45.31% | 12 18.75% | 13 20.31% | 8 12.50% | 2 3.13% | 64 100.00% |
| 2 万~5 万元 | 44 58.67% | 12 16.00% | 12 16.00% | 7 9.33% | 0 0 | 75 100.00% |
| 5 万~10 万元 | 35 54.69% | 16 25.00% | 8 12.50% | 2 3.13% | 3 4.69% | 64 100.00% |
| 10 万元以上 | 21 53.85% | 13 33.33% | 4 10.26% | 1 2.56% | 0 0 | 39 100.00% |
| 合计 | 163 53.09% | 61 19.87% | 44 14.33% | 24 7.82% | 15 4.89% | 307 100.00% |

Pearson Chi2 （16） = 37.02　　Pr = 0.002

表 5-60 患儿家庭收入与就诊流程问题列联表

| 患儿家庭人均年收入 | 不了解就诊流程 | | | | | |
|---|---|---|---|---|---|---|
| | 1 | 2 | 3 | 4 | 5 | 合计 |
| 1 万元以下 | 7 9.59% | 16 21.92% | 33 45.21% | 8 10.96% | 9 12.33% | 73 100.00% |
| 1 万~2 万元 | 9 13.04% | 14 20.29% | 35 50.72% | 8 11.59% | 3 4.35% | 69 100.00% |
| 2 万~5 万元 | 17 20.99% | 17 20.99% | 31 38.27% | 14 17.28% | 2 2.47% | 81 100.00% |
| 5 万~10 万元 | 11 15.49% | 19 26.76% | 33 46.48% | 8 11.27% | 0 0 | 71 100.00% |
| 10 万元以上 | 9 21.43% | 17 40.48% | 15 35.71% | 1 2.38% | 0 0 | 42 100.00% |

续表

| 患儿家庭 | 不了解就诊流程 | | | | | |
|---|---|---|---|---|---|---|
| 人均年收入 | 1 | 2 | 3 | 4 | 5 | 合计 |
| 合计 | 53<br>15.77% | 83<br>24.70% | 147<br>43.75% | 39<br>11.61% | 14<br>4.17% | 336<br>100.00% |

Pearson Chi2（16）= 34.33    Pr = 0.005

表5-61　患儿家庭收入与照顾精力问题列联表

| 患儿家庭 | 没有足够精力和时间照顾患儿 | | | | | |
|---|---|---|---|---|---|---|
| 人均年收入 | 1 | 2 | 3 | 4 | 5 | 合计 |
| 1万元以下 | 27<br>36.99% | 12<br>16.44% | 19<br>26.03% | 8<br>10.96% | 7<br>9.59% | 73<br>100.00% |
| 1万~2万元 | 16<br>23.19% | 15<br>21.74% | 27<br>39.13% | 11<br>15.94% | 0<br>0 | 69<br>100.00% |
| 2万~5万元 | 19<br>23.75% | 17<br>21.25% | 30<br>37.50% | 9<br>11.25% | 5<br>6.25% | 80<br>100.00% |
| 5万~10万元 | 16<br>22.22% | 23<br>31.94% | 22<br>30.56% | 11<br>15.28% | 0<br>0 | 72<br>100.00% |
| 10万元以上 | 14<br>33.33% | 15<br>35.71% | 10<br>23.81% | 1<br>2.38% | 2<br>4.76% | 42<br>100.00% |
| 合计 | 92<br>27.38% | 82<br>24.40% | 108<br>32.14% | 40<br>11.90% | 14<br>4.17% | 336<br>100.00% |

Pearson Chi2（16）= 31.22    Pr = 0.013

### 三、住院患者家属对社会工作的认知

表5-62至表5-64表明：住院患儿的家属表示听说过社工的占比约75%，但表示清楚（比较清楚和非常清楚）社工工作内容的仅占比约30%，只有约13%的调查对象对社会工作这一职业有较准确的认知（社工是一种需要专门技能的职业）。这些数据均低于门诊对应数据。

表5-62　患者家属对社工的知晓率

| 是否听说过社工 | 住院患者频次 | 占比（%） | 门诊患者频次 | 占比（%） |
|---|---|---|---|---|
| 是 | 253 | 75.30 | 312 | 78.59 |
| 否 | 83 | 24.70 | 85 | 21.41 |
| 合计 | 336 | 100.00 | 397 | 100.00 |

表 5-63　患者家属对社工工作内容的知晓率

| 社会工作者是做什么的 | 住院患者频次 | 占比（%） | 门诊患者频次 | 占比（%） |
|---|---|---|---|---|
| 完全不清楚 | 17 | 6.42 | 11 | 3.53 |
| 不太清楚 | 168 | 63.40 | 164 | 52.56 |
| 比较清楚 | 73 | 27.55 | 129 | 41.35 |
| 非常清楚 | 7 | 2.64 | 8 | 2.56 |
| 合计 | 265 | 100.00 | 312 | 100.00 |

表 5-64　患者家属对社工形象的认知率

| 心目中的社工 | 住院患者频次 | 占比*（%） | 门诊患者频次 | 占比（%） |
|---|---|---|---|---|
| 学雷锋做好事的人 | 81 | 30.33 | 42 | 14.24 |
| 志愿者 | 156 | 58.43 | 178 | 60.34 |
| 在居委会工作的人 | 17 | 6.37 | 6 | 2.03 |
| 一种需要专门技能的职业 | 36 | 13.48 | 58 | 19.67 |
| 不知道 | 11 | 4.12 | 11 | 3.73 |

*此表对应的问题为多选题，故各行的占比之和或大于100%。

　　重庆主城的患儿家属听说过社工的多于外地患儿家属（见表 5-65），城镇户籍的家属听说过社工的多于乡村户籍者（见表 5-66）。这就可以解释为何住院部家属对社工的知晓率低于门诊部家属（门诊患儿多来自主城九区，而住院部患儿多来自主城以外地区；门诊城镇户籍患儿占比较高，而住院部乡村户籍患儿占比较高。随着受教育程度的提高，家属对社工的知晓率呈上升趋势（见表 5-67）。

表 5-65　患儿家庭住址与社工知晓率列联表

| 患儿的经常居住地 | 是否听说过社会工作者 | | |
|---|---|---|---|
| | 否 | 是 | 合计 |
| 其他省份 | 36<br>30.51% | 82<br>69.49% | 118<br>100.00% |
| 重庆主城九区 | 20<br>16.95% | 98<br>83.05% | 118<br>100.00% |

表 5-66　患儿户籍与社工认知率联表

| 患儿户籍 | 是否听说过社会工作者 | | |
|---|---|---|---|
| | 否 | 是 | 合计 |
| 非农 | 19<br>13.67% | 120<br>86.33% | 139<br>100.00% |
| 农村 | 64<br>32.49% | 133<br>67.51% | 197<br>100.00% |

续表

| 患儿的经常居住地 | 是否听说过社会工作者 | | |
|---|---|---|---|
| | 否 | 是 | 合计 |
| 重庆其他区县 | 27<br>27.00% | 73<br>73.00% | 100<br>100.00% |
| 合计 | 83<br>24.70% | 253<br>75.30% | 336<br>100.00% |

Pearson Chi2 = 6.24　　Pr = 0.044

续表

| 患儿户籍 | 是否听说过社会工作者 | | |
|---|---|---|---|
| | 否 | 是 | 合计 |
| 合计 | 83<br>24.70% | 253<br>75.30% | 336<br>100.00% |

Pearson Chi2 = 15.52　　Pr = 0.000

**表5-67　家属受教育程度与社工认知率列联表**

| 家属受教育程度 | 是否听说过社会工作者 | | |
|---|---|---|---|
| | 否 | 是 | 合计 |
| 小学 | 12<br>57.14% | 9<br>42.86% | 21<br>100.00% |
| 初中 | 28<br>32.56% | 58<br>67.44% | 86<br>100.00% |
| 高中 | 19<br>24.36% | 59<br>75.64% | 78<br>100.00% |
| 大学 | 24<br>16.90% | 118<br>83.10% | 142<br>100.00% |
| 硕士 | 0<br>0 | 8<br>100.00% | 8<br>100.00% |
| 博士 | 0<br>0 | 1<br>100.00% | 1<br>100.00% |
| 合计 | 83<br>24.70% | 253<br>75.30% | 336<br>100.00% |

Pearson Chi2 = 22.34　　Pr = 0

## 四、住院患者（家属）的社会心理服务需求

我们将社会心理服务分为医院内志愿服务、医院内社工服务、出院后的院外服务三类予以分析。

### （一）对志愿服务的需求

约93%的住院患者认可医院需要志愿服务，略高于门诊数据（见表5-68）。

家属年龄、家属身份与其对志愿服务的认可之间存在一定的相关关系（见表5-69、表5-70）。31~50岁的中年组家属对志愿服务的认可率高于年轻组（30岁及以下）家属和年长组（51岁以上）家属。20岁及以下的家属仅2例，样本量过少，分析时不予考虑。患儿妈妈对志愿服务的认可率最高，其次是患儿爸爸。

### 表5-68　对志愿服务的需求统计

| 是否认为医院需要志愿服务 | 住院患者频次 | 占比（%） | 门诊患者频次 | 占比（%） |
| :---: | :---: | :---: | :---: | :---: |
| 是 | 315 | 93.20 | 363 | 91.67 |
| 否 | 23 | 6.80 | 33 | 8.33 |
| 合计 | 338 | 100.00 | 396 | 100.00 |

### 表5-69　家属年龄与志愿服务认可列联表

| 家属年龄 | 是否认为医院需要志愿服务 | | |
| :---: | :---: | :---: | :---: |
| | 否 | 是 | 合计 |
| 20岁及以下 | 0<br>0 | 2<br>100.00 | 2<br>100.00 |
| 21~30岁 | 10<br>7.58% | 122<br>92.42% | 132<br>100.00% |
| 31~40岁 | 8<br>4.94% | 154<br>95.06% | 162<br>100.00% |
| 41~50岁 | 1<br>3.45% | 28<br>96.55% | 29<br>100.00% |
| 51~60岁 | 4<br>33.33% | 8<br>66.67% | 12<br>100.00% |
| 60岁以上 | 0<br>0 | 1<br>100.00% | 1<br>100.00% |
| 合计 | 23<br>6.80% | 315<br>93.20% | 338<br>100.00% |

Pearson Chi2 = 15.06　　Pr = 0.010

### 表5-70　家属身份与志愿服务认可列联表

| 家属与患儿关系 | 是否认为医院需要志愿服务 | | |
| :---: | :---: | :---: | :---: |
| | 否 | 是 | 合计 |
| 其他 | 1<br>50.00% | 1<br>50.00% | 2<br>100.00% |
| 外公/外婆 | 1<br>50.00% | 1<br>50.00% | 2<br>100.00% |
| 妈妈 | 10<br>4.83% | 197<br>95.17% | 207<br>100.00% |
| 爷爷/奶奶 | 1<br>11.11% | 8<br>88.89% | 9<br>100.00% |
| 爸爸 | 10<br>8.47% | 108<br>91.53% | 118<br>100.00% |
| 合计 | 23<br>6.80% | 315<br>93.20% | 338<br>100.00% |

Pearson Chi2 = 13.82　　Pr = 0.008

患者（家属）需求最普遍的志愿服务是导医服务和对有特殊需求的患者及其家属提供全程陪伴服务，对导医服务的需求低于门诊，对有特殊需求的患者及其家属提供全程陪伴服务需求高于门诊（见表 5-71）。

**表 5-71　希望病房提供的志愿服务统计**

| 志愿服务类型 | 住院患儿频次 | 占比（%） | 门诊患儿频次 | 占比（%） |
|---|---|---|---|---|
| 导医服务 | 257 | 76.95 | 322 | 81.52 |
| 对有特殊需要的患者及其家属提供全程陪伴服务 | 188 | 56.29 | 130 | 32.91 |
| 生活支持类服务（病房陪伴、帮助购买生活用品等） | 112 | 33.53 | —* | — |
| 学业辅导类服务 | 105 | 31.44 | — | — |
| 艺术陶冶活动 | 109 | 32.63 | — | — |

* 表中"—"表示门诊调查问卷不涉及该项目，故无相应数据。

"老病号"中表示医院需要提供志愿服务的比"新病号"多（见表 5-72），他们对生活支持类、学业辅导类、艺术陶冶类服务的需求均高于"新病号"（见表 5-73 至表 5-75）。

**表 5-72　患儿就诊经历与志愿服务需求列联表**

| 是否第一次来本医院看病 | 是否认为医院需要志愿服务 | | |
|---|---|---|---|
| | 否 | 是 | 合计 |
| 否 | 7<br>3.98% | 169<br>96.02% | 176<br>100.00% |
| 是 | 16<br>9.88% | 146<br>90.12% | 162<br>100.00% |
| 合计 | 23<br>6.80% | 315<br>93.20% | 338<br>100.00% |

Pearson Chi2＝4.63　　Pr＝0.031

**表 5-73　患儿就诊经历与生活支持类服务需求列联表**

| 是否第一次来本医院看病 | 生活支持类服务 | | |
|---|---|---|---|
| | 否 | 是 | 合计 |
| 否 | 106<br>60.57% | 69<br>39.43% | 175<br>100.00% |
| 是 | 116<br>72.96% | 43<br>27.04% | 159<br>100.00% |
| 合计 | 222<br>66.47% | 112<br>33.53% | 334<br>100.00% |

Pearson Chi2＝5.73　　Pr＝0.017

表 5-74　患儿就诊经历与艺术陶冶服务需求列联表

| 是否第一次来本医院看病 | 艺术陶冶类服务 | | |
|---|---|---|---|
| | 否 | 是 | 合计 |
| 否 | 101<br>57.71% | 74<br>42.29% | 175<br>100.00% |
| 是 | 124<br>77.99% | 35<br>22.01% | 159<br>100.00% |
| 合计 | 225<br>67.37% | 109<br>32.63% | 334<br>100.00% |

Pearson Chi2 = 15.57　　Pr = 0

表 5-75　患儿就诊经历与学业辅导服务需求列联表

| 是否第一次来本医院看病 | 学业辅导类服务 | | |
|---|---|---|---|
| | 否 | 是 | 合计 |
| 否 | 99<br>56.57% | 76<br>43.43% | 175<br>100.00% |
| 是 | 130<br>81.76% | 29<br>18.24% | 159<br>100.00% |
| 合计 | 229<br>68.56% | 105<br>31.44% | 334<br>100.00% |

Pearson Chi2 = 24.52　　Pr = 0

　　家属性别、身份，家庭住址，患儿所在科室，家属学历层次等均与其所需要的志愿服务类型之间存在一定的相关关系。女性家属对艺术陶冶类志愿服务有较多偏好（见表 5-76、表 5-77）；重庆主城区患儿家庭需要生活支持类（病房陪伴、帮助购买生活用品等）志愿服务的最多，外省患儿家庭需求最少（见表 5-78）；高学历家长对生活支持类志愿服务需求比低学历家长高（见表 5-79）。这似乎表明，居住在主城的、学历高的家属更懂得和更愿意借助社会服务减轻自身压力。

表 5-76　家属性别与艺术陶冶活动需求列联表

| 家属性别 | 艺术陶冶活动 | | |
|---|---|---|---|
| | 否 | 是 | 合计 |
| 女 | 125<br>59.81% | 84<br>40.19% | 209<br>100.00% |
| 男 | 100<br>80.00% | 25<br>20.00% | 125<br>100.00% |
| 合计 | 225<br>67.37% | 109<br>32.63% | 334<br>100.00% |

Pearson Chi2 = 14.51　　Pr = 0

表 5-77　家属身份与艺术陶冶活动需求列联表

| 家属与患儿关系 | 艺术陶冶活动 | | |
|---|---|---|---|
| | 否 | 是 | 合计 |
| 其他 | 2<br>100.00% | 0<br>0 | 2<br>100.00% |
| 外公/外婆 | 2<br>100.00% | 0<br>0 | 2<br>100.00% |
| 妈妈 | 123<br>60.00% | 82<br>40.00% | 205<br>100.00% |
| 爷爷/奶奶 | 6<br>75.00% | 2<br>25.00% | 8<br>100.00% |
| 爸爸 | 92<br>78.63% | 25<br>21.37% | 117<br>100.00% |
| 合计 | 225<br>67.37% | 109<br>32.63% | 334<br>100.00% |

Pearson Chi2 = 13.96　　Pr = 0.007

表 5-78　患儿家庭住址与
生活支持类需求列联表

| 患儿的<br>经常居住地 | 生活支持类服务 | | |
|---|---|---|---|
| | 否 | 是 | 合计 |
| 其他省份 | 88<br>75.86% | 28<br>24.14% | 116<br>100.00% |
| 重庆主城九区 | 69<br>59.48% | 47<br>40.52% | 116<br>100.00% |
| 重庆其他区县 | 65<br>63.73% | 37<br>36.27% | 102<br>100.00% |
| 合计 | 222<br>66.47% | 112<br>33.53% | 334<br>100.00% |

Pearson Chi2＝7.48　　　Pr＝0.024

表 5-79　家属受教育程度与
生活支持类服务需求列联表

| 家属受教育<br>程度 | 生活支持类服务 | | |
|---|---|---|---|
| | 否 | 是 | 合计 |
| 小学 | 15<br>71.43% | 6<br>28.57% | 21<br>100.00% |
| 初中 | 72<br>84.71% | 13<br>15.29% | 85<br>100.00% |
| 高中 | 51<br>65.38% | 27<br>34.62% | 78<br>100.00% |
| 大学 | 79<br>56.03% | 62<br>43.97% | 141<br>100.00% |
| 硕士 | 5<br>62.50% | 3<br>37.50% | 8<br>100.00% |
| 博士 | 0<br>0 | 1<br>100.00% | 1<br>100.00% |
| 合计 | 222<br>66.47% | 112<br>33.53% | 334<br>100.00% |

Pearson Chi2＝21.89　　　Pr＝0.001

## （二）对社工服务的需求

住院患者家属对社工服务需求最强烈的是情绪疏导和心理减压服务、协助进行医患沟通、健康教育（见表 5-80）。住院患儿由于病情普遍较门诊患儿严重，家属面临更大的心理压力和情绪失控可能，也需要学习更多的健康知识以理性对待疾病和优化对患儿的照护。

表 5-80　对社工服务的需求统计

| 希望社工提供的服务（多选） | 住院患儿频次 | 占比（%） | 门诊患儿频次 | 占比（%） |
|---|---|---|---|---|
| 患儿及家长的情绪疏导、心理减压 | 239 | 72.21 | 174 | 43.83 |
| 协助进行医患沟通 | 231 | 69.79 | 249 | 62.72 |
| 协助进行健康教育 | 204 | 61.63 | 134 | 33.75 |
| 组织开展公益活动 | 143 | 43.20 | — | — |
| 突发事件的危机干预 | 138 | 41.69 | 194 | 48.87 |

续表

| 希望社工提供的服务（多选） | 住院患儿频次 | 占比（%） | 门诊患儿频次 | 占比（%） |
|---|---|---|---|---|
| 进行社会资源的链接 | 130 | 39.27 | —* | — |
| 其他 | 13 | 3.93 | 10 | 2.53 |

* 表中"—"表示门诊调查问卷不涉及该项目，故无相应数据。

31~50岁年龄组家属对"情绪疏导、心理减压"类社工服务需求较其他年龄组更强烈（见表5-81）。原因当是这个年龄段的人"上有老，下有小"，家里家外都是"顶梁柱"，孩子生病住院这一压力事件的叠加，很容易使其产生应激情绪反应。患儿爸爸表示需要社工提供情绪疏导服务的比例高于患儿的其他家属（见表5-82）。这一结果比较令人意外，说明患儿爸爸更多地关注到了患儿本人和家属的心理问题，以及这类问题带来的消极影响；同时也提醒我们，虽然临床看到更多的是表现出情绪失控的妈妈，但患儿爸爸未暴露在外的情绪问题和心理压力也不容小觑。

表5-81 家属年龄与情绪疏导需求列联表

| 家属年龄 | 情绪疏导、心理减压 | | |
|---|---|---|---|
| | 否 | 是 | 合计 |
| 20岁及以下 | 2<br>100.00% | 0<br>0 | 2<br>100.00% |
| 21~30岁 | 45<br>34.35% | 86<br>65.65% | 131<br>100.00% |
| 31~40岁 | 34<br>21.52% | 124<br>78.48% | 158<br>100.00% |
| 41~50岁 | 4<br>14.81% | 23<br>85.19% | 27<br>100.00% |
| 51~60岁 | 6<br>50.00% | 6<br>50.00% | 12<br>100.00% |
| 60岁以上 | 1<br>100.00% | 0<br>0 | 1<br>100.00% |
| 合计 | 92<br>27.79% | 239<br>72.21% | 331<br>100.00% |

Pearson Chi2 = 18.91　　　Pr = 0.002

表5-82 家属身份与情绪疏导需求列联表

| 家属与患儿关系 | 情绪疏导、心理减压 | | |
|---|---|---|---|
| | 否 | 是 | 合计 |
| 其他 | 2<br>100.00% | 0<br>0 | 2<br>100.00% |
| 外公/外婆 | 1<br>50.00% | 1<br>50.00% | 2<br>100.00% |
| 妈妈 | 59<br>28.92% | 145<br>71.08% | 204<br>100.00% |
| 爷爷/奶奶 | 5<br>62.50% | 3<br>37.50% | 8<br>100.00% |
| 爸爸 | 25<br>21.74% | 90<br>78.26% | 115<br>100.00% |
| 合计 | 92<br>27.79% | 239<br>72.21% | 331<br>100.00% |

Pearson Chi2 = 12.72　　　Pr = 0.013

城市患儿家庭较之农村患儿家庭表达了更多的"进行社会资源链接"和"突发事件的危机干预"需求（见表5-83、表5-84）。这表明城市家庭比乡村家庭有更强的利用社会资源解决自身问题的意识和风险防范意识。

表5-83　患儿户籍与资源链接
需求列联表

| 患儿户籍 | 进行社会资源的链接 | | |
| --- | --- | --- | --- |
| | 否 | 是 | 合计 |
| 非农 | 73<br>52.90% | 65<br>47.10% | 138<br>100.00% |
| 农村 | 128<br>66.32% | 65<br>33.68% | 193<br>100.00% |
| 合计 | 201<br>60.73% | 130<br>39.27% | 331<br>100.00% |

Pearson Chi2 = 6.08　　Pr = 0.014

表5-84　患儿户籍与危机干预
需求列联表

| 患儿户籍 | 突发事件的危机干预 | | |
| --- | --- | --- | --- |
| | 否 | 是 | 合计 |
| 非农 | 67<br>48.55% | 71<br>51.45% | 138<br>100.00% |
| 农村 | 126<br>65.28% | 67<br>34.72% | 193<br>100.00% |
| 合计 | 193<br>58.31% | 138<br>41.69% | 331<br>100.00% |

Pearson Chi2 = 9.27　　Pr = 0.002

"老病号"对健康教育、情绪疏导两类服务的需求高于"新病号"（见表5-85、表5-86）。

表5-85　患儿就诊经历与
健康教育需求列联表

| 是否第一次来本医院看病 | 协助进行健康教育 | | |
| --- | --- | --- | --- |
| | 否 | 是 | 合计 |
| 否 | 53<br>30.81% | 119<br>69.19% | 172<br>100.00% |
| 是 | 74<br>46.54% | 85<br>53.46% | 159<br>100.00% |
| 合计 | 127<br>38.37% | 204<br>61.63% | 331<br>100.00% |

Pearson Chi2 = 8.64　　Pr = 0.003

表5-86　患儿就诊经历与
情绪疏导需求列联表

| 是否第一次来本医院看病 | 情绪疏导、心理减压 | | |
| --- | --- | --- | --- |
| | 否 | 是 | 合计 |
| 否 | 39<br>22.67% | 133<br>77.33% | 172<br>100.00% |
| 是 | 53<br>33.33% | 106<br>66.67% | 159<br>100.00% |
| 合计 | 92<br>27.79% | 239<br>72.21% | 331<br>100.00% |

Pearson Chi2 = 4.68　　Pr = 0.031

(三) 对出院后院外服务的需求

患儿出院后所需延伸服务的类型与家属的性别、年龄、学历、收入、家庭住址，患儿户籍、就医经历等因素相关。女性家属更希望在出院后获得喘息服务（见表5-87），有约42%的女性希望能有机会暂时从繁重的儿童照顾工作中解脱片刻。21~40岁的家属中表示出院后希望得到经济支持的比例高于其他年龄组（见表5-88）。这可能是因为该年龄组的人虽然已经成为家庭经济负担的主要承担者，但大多还未达到收入高峰期。

表 5-87　家属性别与喘息服务
需求列联表

| 家属性别 | 喘息服务 | | |
|---|---|---|---|
| | 否 | 是 | 合计 |
| 女 | 119<br>58.05% | 86<br>41.95% | 205<br>100.00% |
| 男 | 86<br>69.35% | 38<br>30.65% | 124<br>100.00% |
| 合计 | 205<br>62.31% | 124<br>37.69% | 329<br>100.00% |

Pearson Chi2 = 4.21　　Pr = 0.040

表 5-88　家属年龄与经济支持
需求列联表

| 家属年龄 | 经济支持 | | |
|---|---|---|---|
| | 否 | 是 | 合计 |
| 20 岁及以下 | 2<br>100.00% | 0<br>0 | 2<br>100.00% |
| 21~30 岁 | 59<br>45.74% | 70<br>54.26% | 129<br>100.00% |
| 31~40 岁 | 84<br>52.83% | 75<br>47.17% | 159<br>100.00% |
| 41~50 岁 | 20<br>76.92% | 6<br>23.08% | 26<br>100.00% |
| 51~60 岁 | 8<br>66.67% | 4<br>33.33% | 12<br>100.00% |
| 60 岁以上 | 0<br>0 | 1<br>100.00% | 1<br>100.00% |
| 合计 | 173<br>52.58% | 156<br>47.42% | 329<br>100.00% |

Pearson Chi2 = 12.47　　Pr = 0.029

大学学历的家属最希望出院后获得情绪支持（见表5-89）；初中学历的家属最希望出院后获得经济支持（见表5-90）；研究生学历的家属则最希望出院后获得喘息服务（见表5-91）。

表 5-89　家属受教育程度与情绪支持需求列联表

| 家属受教育程度 | 情绪支持 | | |
|---|---|---|---|
| | 否 | 是 | 合计 |
| 小学 | 11<br>55.00% | 9<br>45.00% | 20<br>100.00% |
| 初中 | 52<br>61.18% | 33<br>38.82% | 85<br>100.00% |
| 高中 | 36<br>47.37% | 40<br>52.63% | 76<br>100.00% |
| 大学 | 50<br>35.97% | 89<br>64.03% | 139<br>100.00% |
| 硕士 | 5<br>62.50% | 3<br>37.50% | 8<br>100.00% |
| 博士 | 0<br>0 | 1<br>100.00% | 1<br>100.00% |
| 合计 | 154<br>46.81% | 175<br>53.19% | 329<br>100.00% |

Pearson Chi2 = 15.82　　Pr = 0.007

表 5-90　家属受教育程度与经济支持需求列联表

| 家属受教育程度 | 经济支持 | | |
|---|---|---|---|
| | 否 | 是 | 合计 |
| 小学 | 12<br>60.00% | 8<br>40.00% | 20<br>100.00% |
| 初中 | 32<br>37.65% | 53<br>62.35% | 85<br>100.00% |
| 高中 | 35<br>46.05% | 41<br>53.95% | 76<br>100.00% |
| 大学 | 86<br>61.87% | 53<br>38.13% | 139<br>100.00% |
| 硕士 | 7<br>87.50% | 1<br>12.50% | 8<br>100.00% |
| 博士 | 1<br>100.00% | 0<br>0 | 1<br>100.00% |
| 合计 | 173<br>52.58% | 156<br>47.42% | 329<br>100.00% |

Pearson Chi2 = 18.97　　Pr = 0.002

表 5-91　家属受教育程度与喘息服务需求列联表

| 家属受教育程度 | 喘息服务 | | |
|---|---|---|---|
| | 否 | 是 | 合计 |
| 小学 | 18<br>90.00% | 2<br>10.00% | 20<br>100.00% |
| 初中 | 65<br>76.47% | 20<br>23.53% | 85<br>100.00% |
| 高中 | 43<br>56.58% | 33<br>43.42% | 76<br>100.00% |
| 大学 | 76<br>54.68% | 63<br>45.32% | 139<br>100.00% |
| 硕士 | 3<br>37.50% | 5<br>62.50% | 8<br>100.00% |
| 博士 | 0<br>0 | 1<br>100.00% | 1<br>100.00% |

续表

| 家属受教育程度 | 喘息服务 | | |
|---|---|---|---|
| | 否 | 是 | 合计 |
| 合计 | 205<br>62.31% | 124<br>37.69% | 329<br>100.00% |

Pearson Chi2 = 22.05    Pr = 0.001

高收入家庭对出院后的情绪支持需求大于低收入家庭（见表5-92）。

表5-92　患儿家庭收入与情绪支持需求列联表

| 患儿家庭人均年收入 | 情绪支持 | | |
|---|---|---|---|
| | 否 | 是 | 合计 |
| 1万元以下 | 37<br>52.86% | 33<br>47.14% | 70<br>100.00% |
| 1万~2万元 | 38<br>55.07% | 31<br>44.93% | 69<br>100.00% |
| 2万~5万元 | 39<br>49.37% | 40<br>50.63% | 79<br>100.00% |
| 5万~10万元 | 29<br>41.43% | 41<br>58.57% | 70<br>100.00% |
| 10万元以上 | 11<br>26.83% | 30<br>73.17% | 41<br>100.00% |
| 合计 | 154<br>46.81% | 175<br>53.19% | 329<br>100.00% |

Pearson Chi2 = 10.52    Pr = 0.033

重庆主城区患儿家属更多地表达了出院后对情绪支持、喘息服务的需求（见表5-93、表5-94），而外地患儿家属对经济支持的需求明显高于重庆本地患儿家属（见表5-95）。

**表5-93 患儿家庭住址与情绪支持服务需求列联表**

| 患儿的经常居住地 | 情绪支持 | | |
|---|---|---|---|
| | 否 | 是 | 合计 |
| 其他省份 | 62<br>53.91% | 53<br>46.09% | 115<br>100.00% |
| 重庆主城九区 | 42<br>37.50% | 70<br>62.50% | 112<br>100.00% |
| 重庆其他区县 | 50<br>49.02% | 52<br>50.98% | 102<br>100.00% |
| 合计 | 154<br>46.81% | 175<br>53.19% | 329<br>100.00% |

Pearson Chi2 = 6.43　　　Pr = 0.040

**表5-94 患儿家庭住址与喘息服务需求列联表**

| 患儿的经常居住地 | 喘息服务 | | |
|---|---|---|---|
| | 否 | 是 | 合计 |
| 其他省份 | 82<br>71.30% | 33<br>28.70% | 115<br>100.00% |
| 重庆主城九区 | 58<br>51.79% | 54<br>48.21% | 112<br>100.00% |
| 重庆其他区县 | 65<br>63.73% | 37<br>36.27% | 102<br>100.00% |
| 合计 | 205<br>62.31% | 124<br>37.69% | 329<br>100.00% |

Pearson Chi2 = 9.33　　　Pr = 0.009

**表5-95 患儿家庭住址与经济支持需求列联表**

| 患儿的经常居住地 | 经济支持 | | |
|---|---|---|---|
| | 否 | 是 | 合计 |
| 其他省份 | 50<br>43.48% | 65<br>56.52% | 115<br>100.00% |
| 重庆主城九区 | 69<br>61.61% | 43<br>38.39% | 112<br>100.00% |
| 重庆其他区县 | 54<br>52.94% | 48<br>47.06% | 102<br>100.00% |
| 合计 | 173<br>52.58% | 156<br>47.42% | 329<br>100.00% |

Pearson Chi2 = 7.49　　　Pr = 0.024

　　乡村患儿家庭比城镇患儿家庭更需要出院后获得经济支持（见表5-96），而城市患儿家庭比乡村患儿家庭更需要出院后的喘息服务和同伴团体的支持服务（见表5-97、表5-98）。

表 5-96　患儿户籍与经济支持需求列联表

| 患儿户籍 | 经济支持 | | |
|---|---|---|---|
| | 否 | 是 | 合计 |
| 非农 | 89<br>64.96% | 48<br>35.04% | 137<br>100.00% |
| 农村 | 84<br>43.75% | 108<br>56.25% | 192<br>100.00% |
| 合计 | 173<br>52.58% | 156<br>47.42% | 329<br>100.00% |

Pearson Chi2 = 14.43　　　Pr = 0

表 5-97　患儿户籍与喘息服务需求列联表

| 患儿户籍 | 喘息服务 | | |
|---|---|---|---|
| | 否 | 是 | 合计 |
| 非农 | 73<br>53.28% | 64<br>46.72% | 137<br>100.00% |
| 农村 | 132<br>68.75% | 60<br>31.25% | 192<br>100.00% |
| 合计 | 205<br>62.31% | 124<br>37.69% | 329<br>100.00% |

Pearson Chi2 = 8.14　　　Pr = 0.004

表 5-98　患儿户籍与同伴支持需求列联表

| 患儿户籍 | 同伴支持 | | |
|---|---|---|---|
| | 否 | 是 | 合计 |
| 非农 | 89<br>64.96% | 48<br>35.04% | 137<br>100.00% |
| 农村 | 148<br>77.08% | 44<br>22.92% | 192<br>100.00% |
| 合计 | 237<br>72.04% | 92<br>27.96% | 329<br>100.00% |

Pearson Chi2 = 5.83　　　Pr = 0.016

"老病号"较之"新病号"更希望出院后获得情绪支持、喘息服务（见表 5-99、表 5-100）。

表 5-99　患儿就诊经历与
情绪支持需求列联表

| 是否第一次来<br>本医院看病 | 情绪支持 | | |
|---|---|---|---|
| | 否 | 是 | 合计 |
| 否 | 70<br>40.70% | 102<br>59.30% | 172<br>100.00% |
| 是 | 84<br>53.50% | 73<br>46.50% | 157<br>100.00% |

表 5-100　患儿就诊经历与
喘息服务需求列联表

| 是否第一次来<br>本医院看病 | 喘息服务 | | |
|---|---|---|---|
| | 否 | 是 | 合计 |
| 否 | 94<br>54.65% | 78<br>45.35% | 172<br>100.00% |
| 是 | 111<br>70.70% | 46<br>29.30% | 157<br>100.00% |

续表

| 是否第一次来本医院看病 | 情绪支持 | | |
| --- | --- | --- | --- |
| | 否 | 是 | 合计 |
| 合计 | 154<br>46.81% | 175<br>53.19% | 329<br>100.00% |

续表

| 是否第一次来本医院看病 | 喘息服务 | | |
| --- | --- | --- | --- |
| | 否 | 是 | 合计 |
| 合计 | 205<br>62.31% | 124<br>37.69% | 329<br>100.00% |

Pearson Chi2＝5.41　　Pr＝0.020

Pearson Chi2＝9.00　　Pr＝0.003

调查结果充分显示：不同群体对医务社工服务的需求差异显著。

## 五、结论与讨论

通过对问卷调查结果的分析，得出以下结论。

（一）患儿的照护责任在家庭成员间的分配

绝大部分患儿的父母（96%）承担了孩子住院期间的照护工作，而妈妈承担主要照顾者角色的比例远高于爸爸。74%的住院患儿拥有两个或两个以上的家属参与照护，这在很大程度上分担了妈妈的工作量。虽然有35%的患儿爸爸参与了住院期间的照护工作，但其大多在患儿出院后即退出，改由患儿的爷爷/奶奶接替照护任务。可见，大多数家庭都是由妈妈承担孩子日常和住院期间的照护工作，爸爸的照护呈现出短期性和临时性特征。祖辈的照料则主要体现在日常生活之中，生病时大都移交给孩子的父母。

（二）就医行为的影响因素

患儿主要照顾者的受教育程度、家庭收入、户籍等因素均对就医行为有明显影响。

虽然住院患儿的主要照顾者中拥有大学及以上高学历者的占比（45%）高于初中及以下低学历者的占比（32%），但住院患儿的主要照顾者中低学历者占比较之门诊数据（15%）有明显提高。剔除抽样误差等因素的影响，这一结果说明，受教育程度会影响人的就医行为。学历较低的照顾者更有可能在孩子病情较严重的时候才带领儿童就医，而高学历的照顾者普遍对孩子的疾病早关注、早诊断、早治疗，并使用了较好的医疗资源，在门诊及时治愈了部分孩子的疾病。

家庭人均年收入在5万元及以下的，住院患儿占比高于门诊患儿占比；

而家庭人均年收入在 5 万元以上的，门诊患儿占比高于住院患儿占比。这说明收入水平对就医行为及时性的影响与教育水平相似，收入较高的家庭的患儿就医更及时；而收入较低的家庭更有可能未及时就医，部分小病拖成大病，需住院治疗。住院患儿中农村户籍患儿比例高于城镇户籍患儿，但门诊患儿则相反。这可能是因为城镇的高质量医疗资源可及性更高，可以对疾病早发现、早确诊、早治疗；而农村儿童由于主要家长学历、家庭收入、医疗资源可及性及质量等因素的影响，较难得到及时有效的诊治。

第一次来医院看病的患者中，门诊有近80%是"老病号"，病房有52%是"老病号"。门诊"老病号"比例高，说明人们的就医行为有一定的路径依赖特征和"三甲偏好"；病房"老病号"比例也不低，可能还因为重庆儿医作为一家三甲医院，收治了大量易反复发作或迁延难愈的疑难杂症患儿。

对"患儿本次所患疾病是否在其他医院诊治过"这一问题的调查结果表明，约半数的门诊患儿家庭和约三分之一的病房患儿家庭并未遵循三级转诊的要求"小病进社区，大病进医院"，而是无论大病小病都直接去三甲医院就诊。这既造成三甲医院人满为患，一床难求，也造成了一定程度的基层医疗资源浪费。对患儿家庭住址的调查结果显示：门诊患儿大部分来自重庆主城，住院患儿大部分却来自重庆主城之外的各区县和周边省份。可见，因交通便利，无论大病小病都去三甲医院的家庭主要来自重庆主城九区。

### (三) 儿童健康的影响因素

以上影响就医行为的因素都会间接影响儿童的健康水平。除此之外，性别和年龄是影响儿童健康的两个重要因素。住院患儿中男孩明显多于女孩，在一定程度上证实了男孩的健康风险高于女孩。随着年龄的增长，住院患儿的数量逐渐减少（除婴儿外），说明儿童健康风险随着年龄的增长下降。这些数据进一步说明健康干预手段前置的重要性，增加对处于生命周期早期，特别是 12 岁以下儿童健康服务的投入，具有很大的投入—产出效率。

### (四) 住院患儿及其家属遭遇的主要社会心理问题

患儿住院期间的主要问题是"对医院环境感到陌生和恐惧""玩手机等电子产品的时间过长"和"不配合检查和治疗"，约 18% 的患儿这些问题比较或非常严重。对应的是，住院患儿最需要的是情绪安抚服务、康娱陪伴服务和医疗信息服务；患儿家属遭遇的问题主要是："担心患儿出院后，家人不懂得如何进行护理和照顾""医疗费用""不了解就诊流程""不熟悉科室的地理位置""对患儿所患疾病知识了解得很少"等。对应的是，住院患者家属需要的服务主要是出院跟进、医疗救助、导医助医、健康教育等服务。

出现"对医院环境感到陌生和恐惧"问题的主要是：1~3岁幼童；重症医学科、胸心外科、肿瘤外科等治疗手段对身体影响较大的科室的患儿。

出现"玩手机等电子产品的时间太长"问题的主要是：中小学学生；"老病号"；血液肿瘤科、日间内科、肾脏内科等或病程较长，或身体不适程度较轻的科室的患儿。

"不配合检查和治疗"的患儿的特征是：低龄（1~3岁）；城镇户籍；照顾者较年轻或较年长。

"脾气暴躁、易怒"的患儿主要是：1~3岁幼童；来自外省；照顾者较年轻或较年长；就诊于胸心外科、呼吸科、重症医学科等身体不适程度较重的科室。

担心"缺课太多，学习跟不上"的主要是：中小学学生；来自区县、照顾者学历较低、家庭收入较低的患儿；血液肿瘤科、日间内科、肿瘤外科、康复科等患者疗程较长科室的患儿。

总之，从患儿方面看，低龄儿童、重症儿童、病程较长的儿童、由年长家属照顾的儿童可作为社会工作者服务的重点对象；不同年龄层次患儿的需求亦不相同，低龄儿童主要需要情绪安抚服务，学龄儿童主要需要学业辅导服务。

"担心患儿出院后，家人不懂如何进行正确的护理和照顾"的主要是康复科、血液肿瘤科、呼吸科等对出院后患儿护理技能要求较高的科室的患儿家长。

面临"家庭经济困难"的主要是：外地患儿家庭；乡村户籍患儿家庭；没有任何医疗保险的患儿家庭；家庭成员学历较低的家庭；血液肿瘤科、内分泌科、肾脏内科等疑难杂症较多科室的患儿家庭。

"不了解就诊流程"和"不熟悉科室的地理位置"的主要是："新病号"家属、学历较低的家属、收入较低的家属、来自乡村的家属。

"对患儿所患的疾病知识了解得很少"的主要是学历较低的家属。

"没有足够的精力和时间照顾患儿"的以城镇户籍患儿家庭、收入较低家庭为多。

"担心患儿患病以后不能很好地融入学校和社会"的主要是：外地患儿家属；康复科、血液肿瘤科、神经外科等患者或治疗过程较长，或后遗症较明显的科室患儿的父母。

出现"医患沟通"问题的主要是：外省患儿家属、患儿的爷爷/奶奶、小学学历家属。

从家庭方面看，低学历家庭、低收入家庭、来自外地的家庭可作为社会工作者服务的重点对象。

从科室方面看，血液肿瘤科、康复科、重症医学科、胸心外科、肿瘤外科、肾脏内科对社工服务的需求较多，可作为社会工作者服务的重点科室。

患儿大部分参加了城乡居民合作医疗保险，但仍有少数患儿没有任何医疗保险。由于重庆市城乡居民合作医疗保险的保障水平有限，只购买了该种保险的患儿家庭面临经济困境的比例较高。这类家庭以低学历者居多；为规避风险，部分家庭同时购买了多种医疗保险，面临经济困境的比例很低。这类家庭以高学历者居多。这说明受教育程度较高的家长有更强的保险意识。这一调查结果有两点启示：一是说明了组合式医疗保障模式的必要性，但这种保险的配置高度依赖家长的保险意识和购买商业保险的能力；二是当前的社会政策设计远未起到缩小健康不平等的作用。儿童是宝贵的未来国家和社会建设的人力资源，生命早期的健康对个人整个生命周期人力资本可以达到的总量有着重要的影响，且对儿童健康的投资有着明显的外部效应，不应只是父母和家庭的责任，政府在儿童基本医疗卫生服务方面应承担更多的公共责任。

（五）对社会工作的认知

虽然对"社工"这一职业的认知受城市、户籍、教育程度等因素的影响，但整体而言，各类人群对社会工作的认知都很缺乏，且存在很大误区。虽然75%的调查对象表示听说过社工，但表示清楚社工工作内容的仅占30%，对社会工作这一职业有较准确认知的只占13%。

（六）住院患者（家属）感觉的需求

高达93%的住院患儿家属认可医院需要志愿服务，且比例略高于门诊。中年照顾者，尤其是患儿的妈妈，对志愿服务的认可率较高。家属感觉的需求中最普遍的志愿服务是导医服务和对有特殊需求患儿的陪伴服务。

住院患者感觉的对社工服务需求最强烈的是情绪疏导、医患沟通和健康教育。31～50岁年龄组家属对"情绪疏导、心理减压"类社工服务需求最为强烈。这在一定程度上也是"中年焦虑"的体现。

约半数的调查对象表示希望在出院后能得到情绪支持、经济支持等延伸服务。最需要情绪支持的是拥有大学学历、家庭收入较高、家住重庆主城九区的家庭；最需要经济支持的是初中学历、低收入、来自农村和省外的家庭。女性比男性更希望在出院后获得喘息服务，这一结果再次证明了女性在儿童照顾中承担了大部分责任，且多是难以转移的责任。

比较本章第二部分和第四部分的调查结果发现，调查对象感觉的需求远远高于对其个人就诊中实际遭遇的问题调查所对应的需求。英国学者布莱德从个人生活和社区制度的角度将人的需要归纳为规范性的需要、感觉到的需要、表达出的需要、比较性的需要四种类型。本章第二部分"住院患者（家属）遭遇的主要问题"所对应的需求，可理解为布莱德所说的"表达出的需要"，更接近真实需求。"感觉到的需要"与"表达出的需要"两类调查结果之间的巨大差距提醒我们，在需求调查中需警惕真实需求与感觉的需求之间的偏差。以问题调查替代需求调查可能更为合理。

（七）健康不平等的广泛存在

通过本章和上一章的调查研究，我们发现当前健康不平等问题在城乡之间、不同收入水平的家庭之间、不同受教育程度的家庭之间广泛存在。与此同时，农村家庭、低收入家庭、低学历家庭却相对较缺乏借助社会服务和社会资源减轻自身压力的意识。这也证明了在社会工作中，通过"帮助案主发现自身优势""帮助案主了解和链接外部资源"这种优势视角，对弱势群体实现"助人自助"的意义所在。健康不平等的治理逻辑在于健康资源的公平配置、健康保障的多重叠加和社会网络的联结扩展[①]，尤其要关注和维护弱势群体的健康权益。干预措施不能仅局限于医院内，也不能局限于健康领域，还应涉及经济和社会等领域的多维干预。因此也就更强调多元主体的协同治理和全程干预。

---

① 翟绍果. 健康贫困的协同治理：逻辑、经验与路径［J］. 治理研究，2018，34（5）：53-60.

# 第六章

# 健康治理视角下的医务社工服务需求调查
## ——医务人员调查

社会工作者要顺利进入医疗场域中提供服务，需要得到医务人员的认可和配合。或者说，需要医务人员也认为社工服务是患者需要的，是可以帮助患者解决一些医务人员无法解决的社会心理问题的。那么在医务人员眼中，患者及其家属主要存在哪些社会心理问题呢？医务人员眼中患者的社会心理问题是否与患者调查中反映出的问题一致呢？

除了患者及其家属，医务人员也是医务社会工作者的服务对象。从全国医疗机构已经开展了的社会工作服务来看，针对医务人员的服务内容主要有：为医护人员提供心理解压服务；举办医患联欢联谊活动，改善医患关系；为医务人员家庭提供亲子服务，解除其工作的后顾之忧等。这些是否为医务人员最需要的服务呢？

儿童专科医院和综合性医院的儿科是医患纠纷的高发场所。儿科医生压力大、待遇低也是医疗行业公认的事实。本章继续以重庆医科大学附属儿童医院为例，通过问卷调查的结果分别描述和分析该院医务人员对患者的社工服务需求的看法，以及医务人员自身对社工服务需求的偏好。

## 一、调查对象基本情况

重庆医科大学附属儿童医院（以下简称"重庆儿医"）现有员工 3948 名，其中高级职称专家 302 名。医务人员的问卷调查利用问卷星展开，共回收问卷 346 份。

## （一）医务人员基本情况

调查的医务人员中女性占比约77%（见表6-1），40岁以下的青年员工约占88%（见表6-2）。护士约占50%（见表6-3），符合国家规定的"医疗机构护士总数至少达到卫生技术人员的50%"的人员配备比例要求。调查对象以工龄在10年以下、拥有初级或中级职称的医护人员为主（见表6-4、表6-5）。调查对象中国共产党党员占比28%，绝大多数人的政治面貌为群众（见表6-6）。

表6-1　医务人员性别统计

| 性别 | 频次 | 占比（%） |
|---|---|---|
| 女 | 268 | 77.46 |
| 男 | 78 | 22.54 |
| 合计 | 346 | 100.00 |

表6-2　医务人员年龄统计

| 年龄 | 频次 | 占比（%） |
|---|---|---|
| 21~30岁 | 168 | 48.55 |
| 31~40岁 | 136 | 39.31 |
| 41~50岁 | 32 | 9.25 |
| 51~60岁 | 10 | 2.89 |
| 合计 | 346 | 100.00 |

表6-3　医务人员职业身份统计

| 岗位 | 频次 | 占比（%） |
|---|---|---|
| 医生 | 82 | 23.70 |
| 护士 | 174 | 50.29 |
| 医疗技术人员 | 69 | 19.94 |
| 行政人员 | 20 | 5.78 |
| 其他 | 1 | 0.29 |
| 合计 | 346 | 100.00 |

表6-4　医务人员工作年限统计

| 工龄 | 频次 | 占比（%） |
|---|---|---|
| 5年及以下 | 131 | 37.86 |
| 6~10年 | 105 | 30.35 |
| 11~15年 | 64 | 18.50 |
| 16~20年 | 14 | 4.05 |
| 20年以上 | 32 | 9.25 |
| 合计 | 346 | 100.00 |

表6-5　医务人员职称统计

| 职称 | 频次 | 占比（%） |
|---|---|---|
| 无职称 | 52 | 15.03 |
| 初级 | 189 | 54.62 |
| 中级 | 91 | 26.30 |
| 副高 | 10 | 2.89 |
| 正高 | 1 | 0.29 |
| 其他 | 3 | 0.87 |
| 合计 | 346 | 100.00 |

表6-6　医务人员政治面貌统计

| 政治面貌 | 频次 | 占比（%） |
|---|---|---|
| 中共党员 | 99 | 28.01 |
| 民主党派 | 9 | 2.60 |
| 群众 | 238 | 68.79 |
| 合计 | 346 | 100.00 |

（二）基本情况相关分析

表6-7中，由统计分析结果可见，调查对象的性别与职业身份之间存在明显相关关系，男性多为医生和医疗技术人员，女性多为护士。

表6-7 医务人员的性别与职业身份列联表

| 性别 | 职业身份 | | | | | |
|---|---|---|---|---|---|---|
| | 医生 | 护士 | 医疗技术人员 | 行政人员 | 其他 | 合计 |
| 男性 | 41<br>52.56% | 6<br>7.69% | 23<br>29.49% | 8<br>10.26% | 0<br>0 | 78<br>100.00% |
| 女性 | 41<br>15.30% | 168<br>62.69% | 46<br>17.16% | 12<br>4.48% | 1<br>0.37% | 268<br>100.00% |
| 合计 | 82<br>23.70% | 174<br>50.29% | 69<br>19.94% | 20<br>5.78% | 1<br>0.29% | 346<br>100.00% |

Pearson Chi2 = 80.12     Pr = 0

表6-8 中，由统计分析结果可见，调查对象的性别与政治面貌之间存在明显相关关系，男性医务人员中国共产党员和民主党派人士占比多于女性医务人员，女性医务人员绝大部分的政治面貌为群众。这表明，在同类职业群体中，男性比女性更具有政治热情。

表6-8 医务人员的性别与政治面貌列联表

| 性别 | 政治面貌 | | | |
|---|---|---|---|---|
| | 中国共产党党员 | 民主党派人士 | 群众 | 合计 |
| 男性 | 33<br>42.31% | 5<br>6.41% | 40<br>51.28% | 78<br>100.00% |
| 女性 | 66<br>24.63% | 4<br>1.49% | 198<br>73.88% | 268<br>100.00% |
| 合计 | 99<br>28.61% | 9<br>2.60% | 238<br>68.79% | 346<br>100.00% |

Pearson Chi2 = 16.70     Pr = 0

表6-9 中，政治面貌由统计分析结果可见，调查对象的年龄与政治面貌之间存在明显相关关系。共产党员的占比随着年龄的增加而增加；越年轻，越倾向于不参加任何党派。这可能意味着，医务工作者群体中年轻人的政治热情呈下降趋势。

表6-9 医务人员的年龄与政治面貌列联表

| 年龄 | 政治面貌 | | | |
|---|---|---|---|---|
| | 中国共产党党员 | 民主党派人士 | 群众 | 合计 |
| 21~30 岁 | 44<br>26.19% | 1<br>0.60% | 123<br>73.21% | 168<br>100.00% |
| 31~40 岁 | 41<br>30.15% | 4<br>2.94% | 91<br>66.91% | 136<br>100.00% |
| 41~50 岁 | 10<br>31.25% | 1<br>3.13% | 21<br>65.63% | 32<br>100.00% |
| 51~60 岁 | 4<br>40.00% | 3<br>30.00% | 3<br>30.00% | 10<br>100.00% |
| 合计 | 99<br>28.61% | 9<br>2.60% | 238<br>68.79% | 346<br>100.00% |

Pearson Chi2 = 35.32　　　Pr = 0

由表6-10可见，调查对象的职业身份与政治面貌之间存在相关关系。党员占比最高的是行政人员，其次是医生；群众占比最高的是护士，其次是医疗技术人员；加入民主党派的以医生为主。也就是说，医院行政人员的政治热情最高，护士的政治热情最低。

表6-10 医务人员的职业身份与政治面貌列联表

| 职业身份 | 政治面貌 | | | |
|---|---|---|---|---|
| | 中国共产党党员 | 民主党派人士 | 群众 | 合计 |
| 医生 | 41<br>50.00% | 6<br>7.32% | 35<br>42.68% | 82<br>100.00% |
| 护士 | 29<br>16.67% | 2<br>1.15% | 143<br>82.18% | 174<br>100.00% |
| 医疗技术人员 | 15<br>21.74% | 1<br>1.45% | 53<br>76.81% | 69<br>100.00% |
| 行政人员 | 14<br>70.00% | 0<br>0 | 6<br>30.00% | 20<br>100.00% |
| 其他 | 0<br>0 | 0<br>0 | 1<br>100.00% | 1<br>100.00% |

续表

| 职业身份 | 政治面貌 | | | |
|---|---|---|---|---|
| | 中国共产党党员 | 民主党派人士 | 群众 | 合计 |
| 合计 | 99<br>28.61% | 9<br>2.60% | 238<br>68.79% | 346<br>100.00% |

Pearson Chi2 = 62.33    Pr = 0

## 二、医务人员对社会工作的认知

### (一) 医务人员对社会工作者的认知概况

虽然在调查的医务人员中有 85.55% 的都表示"听说过社工"（见表 6-11），且这一比例高于对患者的调查结果（门诊患者为 78.59%，住院患者为 75%），但表示清楚（比较清楚和非常清楚）社工工作内容的医务人员只有 8.38%（见表 6-12）。大部分医务人员与患者一样，将社工与志愿者混为一谈，只有不到 20% 的医务人员认为"社工是一种需要专门技能的职业"（见表 6-13），这一结果与患者调查结果相差不大（门诊患者为 19.67%，见表 5-64）。调查结果显示：医务人员对社会工作的认知并不比患者更准确。

表 6-11　医务人员对社工的知晓率

| 是否听说过社工 | 医务人员频次 | 占比（%） | 住院患者频次 | 占比（%） |
|---|---|---|---|---|
| 是 | 296 | 85.55 | 253 | 75.30 |
| 否 | 50 | 14.45 | 83 | 24.70 |
| 合计 | 346 | 100.00 | 336 | 100.00 |

表 6-12　医务人员对社工工作内容的了解程度

| 是否知道社会工作者是做什么的 | 频次 | 占比（%） |
|---|---|---|
| 完全不清楚 | 8 | 2.31 |
| 不太清楚 | 106 | 30.64 |
| 知道一些 | 181 | 52.31 |
| 比较清楚 | 27 | 7.80 |
| 非常清楚 | 2 | 0.58 |

续表

| 是否知道社会工作者是做什么的 | 频次 | 占比（%） |
|---|---|---|
| 未填此题 | 22 | 6.36 |
| 合计 | 346 | 100.00 |

表 6-13　医务人员对社工形象的认知率

| 心目中的社工 | 频次 | 占比（%） |
|---|---|---|
| 社工是学雷锋做好事的人 | 28 | 8.09 |
| 社工是志愿者 | 232 | 67.05 |
| 社工是在居委会工作的人 | 12 | 3.47 |
| 社工是一种需要专门技能的职业 | 67 | 19.36 |
| 其他 | 7 | 2.02 |
| 合计 | 346 | 100.00 |

　　表 6-14 中，对社工形象的认知 1 为"社工是学雷锋做好事的人"，2 为"社工是志愿者"，3 为"社工是在居委会工作的人"，4 为"社工是一种需要专门技能的职业"，5 为"其他"。从统计分析结果可见，调查对象的年龄与其对社会工作者形象的认知之间存在一定相关关系。51~60 岁年龄较长组的医务人员中对社工形象有准确认知者的占比较其他年龄组高。我国社会工作是在 20 世纪 90 年代才开始迅速发展的，2002 年福建医科大学社会工作专业开始招生，成为全国第一个在医学院校开办社会工作专业的大学。然而本次调查结果显示，40 岁以下的年轻医务人员对社会工作的认知正确率并不比其他年龄组医务人员高。这在一定程度上说明医务社会工作这一专业方向经过近 20 年的发展，其社会知名度和影响力仍然很低。

表 6-14　医务人员的年龄与社工形象认知列联表

| 年龄 | 您心目中的社会工作者形象是什么 | | | | | |
|---|---|---|---|---|---|---|
| | 社工是学雷锋做好事的人 | 社工是志愿者 | 社工是在居委会工作的人 | 社工是一种需要专门技术的职业 | 其他 | 合计 |
| 21~30 岁 | 14<br>8.33% | 113<br>67.26% | 9<br>5.36% | 31<br>18.45% | 1<br>0.60% | 168<br>100.00% |

续表

| 年龄 | 您心目中的社会工作者形象是什么 | | | | | |
|---|---|---|---|---|---|---|
| | 社工是学雷锋做好事的人 | 社工是志愿者 | 社工是在居委会工作的人 | 社工是一种需要专门技术的职业 | 其他 | 合计 |
| 31~40 岁 | 10<br>7.35% | 93<br>68.38% | 3<br>2.21% | 27<br>19.85% | 3<br>2.21% | 136<br>100.00% |
| 41~50 岁 | 3<br>9.38% | 22<br>68.75% | 0<br>0 | 6<br>18.75% | 1<br>3.13% | 32<br>100.00% |
| 51~60 岁 | 1<br>10.00% | 4<br>40.00% | 0<br>0 | 3<br>30.00% | 2<br>20.00% | 10<br>100.00% |
| 合计 | 28<br>8.09% | 232<br>67.05% | 12<br>3.47% | 67<br>19.36% | 7<br>2.02% | 346<br>100.00% |

Pearson Chi2＝23.73　　　Pr＝0.022

由表6-15和表6-16可以看出，医务人员在医院的职业身份与社会工作知晓率、对社会工作者工作内容的了解之间均存在一定相关关系。行政人员中对社会工作有所耳闻的占比最高，医疗技术人员中听说过社工的占比最低；行政人员对社工形象有较准确认知的占比也最多，医疗技术人员的占比最少。这可能是因为医务社会工作在医院开展，首先需要行政部门的配合和支持；而在社会工作服务开展的过程中，社会工作者与临床医技人员的"交集"较少。

**表6-15　医务人员的职业身份与社工知晓率列联表**

| 职业身份 | 您之前听说过社工吗 | | |
|---|---|---|---|
| | 听说过社会工作 | 未听说过社会工作 | 合计 |
| 医生 | 69<br>84.15% | 13<br>15.85% | 82<br>100.00% |
| 护士 | 154<br>88.51% | 20<br>11.49% | 174<br>100.00% |
| 医疗技术人员 | 52<br>75.36% | 17<br>24.64% | 69<br>100.00% |
| 行政人员 | 20<br>100.00% | 0<br>0 | 20<br>100.00% |

| 职业身份 | 您之前听说过社工吗 | | |
|---|---|---|---|
| | 听说过社会工作 | 未听说过社会工作 | 合计 |
| 其他 | 1<br>100.00% | 0<br>0 | 1<br>100.00% |
| 合计 | 296<br>85.55% | 50<br>14.45% | 346<br>100.00% |

Pearson Chi2 = 10.70    Pr = 0.030

表 6-16　医务人员的职业身份与社工形象认知率列联表

| 职业身份 | 您心目中的社会工作者形象是什么 | | | | | |
|---|---|---|---|---|---|---|
| | 社工是学雷锋做好事的人 | 社工是志愿者 | 社工是在居委会工作的人 | 社工是一种需要专门技术的职业 | 其他 | 合计 |
| 医生 | 10<br>12.20% | 48<br>58.54% | 2<br>2.44% | 19<br>23.17% | 3<br>3.66% | 82<br>100.00% |
| 护士 | 10<br>5.75% | 128<br>73.56% | 5<br>2.87% | 29<br>16.67% | 2<br>1.15% | 174<br>100.00% |
| 医疗技术人员 | 7<br>10.14% | 49<br>71.01% | 5<br>7.25% | 6<br>8.70% | 2<br>2.90% | 69<br>100.00% |
| 行政人员 | 1<br>5.00% | 6<br>30.00% | 0<br>0 | 13<br>65.00% | 0<br>0 | 20<br>100.00% |
| 其他 | 0<br>0 | 1<br>100.00% | 0<br>0 | 0<br>0 | 0<br>0 | 1<br>100.00% |
| 合计 | 28<br>8.09% | 232<br>67.05% | 12<br>3.47% | 67<br>19.36% | 7<br>2.02% | 346<br>100.00% |

Pearson Chi2 = 43.42    Pr = 0

　　由表 6-17 和表 6-18 可以发现，医务人员的政治面貌与社工知晓率、对社会工作者工作内容的了解之间存在一定相关关系。民主党派人士听说过社会工作的明显较共产党员偏少；共产党员了解社会工作者工作内容的比例最高，民主党派人士了解社会工作者工作内容的比例最低。

表6-17 医务人员的政治面貌与社工知晓率列联表

| 政治面貌 | 您之前听说过社工吗 | | |
|---|---|---|---|
| | 听说过社会工作 | 未听说过社会工作 | 合计 |
| 中国共产党党员 | 86<br>86.87% | 13<br>13.13% | 99<br>100.00% |
| 民主党派人士 | 5<br>55.56% | 4<br>44.44% | 9<br>100.00% |
| 群众 | 205<br>86.13% | 33<br>13.87% | 238<br>100.00% |
| 合计 | 296<br>85.55% | 50<br>14.45% | 346<br>100.00% |

Pearson Chi2＝6.75　　Pr＝0.034

表6-18 医务人员的政治面貌与社工内容了解列联表

| 政治面貌 | 您知道社会工作者是做什么的吗 | | | | | | |
|---|---|---|---|---|---|---|---|
| | 未填此题 | 完全不清楚 | 不太清楚 | 知道一些 | 比较清楚 | 非常清楚 | 合计 |
| 中国共产党党员 | 3<br>3.03% | 4<br>4.04% | 26<br>26.26% | 52<br>52.53% | 14<br>14.14% | 0<br>0 | 99<br>100.00% |
| 民主党派人士 | 0<br>0 | 1<br>11.11% | 5<br>55.56% | 2<br>22.22% | 1<br>11.11% | 0<br>0 | 9<br>100.00% |
| 群众 | 19<br>7.98% | 3<br>1.26% | 75<br>31.51% | 127<br>53.36% | 12<br>5.04% | 2<br>0.84% | 238<br>100.00% |
| 合计 | 22<br>6.36% | 8<br>2.31% | 106<br>30.64% | 181<br>52.31% | 27<br>7.80% | 2<br>0.58% | 346<br>100.00% |

Pearson Chi2＝21.28　　Pr＝0.019

## （二）医务人员对本院社工部的认知

尽管重庆儿医在2018年底就成立了社工部，2019年还在全院开展了公开选聘医务社工助理的活动，但截至调查之日，医院的医务人员中仍有约40%并不知道社工部的存在（见表6-19）。但医务人员中的共产党员对社工部成立这一医院内部事件的知晓率明显高于其他群体（见表6-20）；行政人员都知道社工部的成立，而医生中有一半不知道这一事件（见表6-21）。可见，社工部成立后开展的有影响力的活动并不多。值得欣慰的是，约87%的调查对象以开放的心态认可社会工作者可以成为医疗团队的成员（见表6-22），这为未来医务社会工作在全院的顺利开展奠定了基础。

表6-19　医务人员对社工部的知晓率

| 是否知道本院社工部的成立 | 频次 | 占比（%） |
|---|---|---|
| 是 | 207 | 59.83 |
| 否 | 139 | 40.17 |
| 合计 | 346 | 100.00 |

表6-20　医务人员的政治面貌与
对社工部的知晓率列联表

| 政治面貌 | 您是否知道本院已经成立了社工部 | | |
|---|---|---|---|
| | 知道 | 不知道 | 合计 |
| 中国共产党党员 | 70<br>70.71% | 29<br>29.29% | 99<br>100.00% |
| 民主党派人士 | 5<br>55.56% | 4<br>44.44% | 9<br>100.00% |
| 群众 | 132<br>55.46% | 106<br>44.54% | 238<br>100.00% |
| 合计 | 207<br>59.83% | 139<br>40.17% | 346<br>100.00% |

Pearson Chi2 = 6.83　　　Pr = 0.033

表6-21　医务人员的职业身份与
对社工部的知晓率列联表

| 职业身份 | 您是否知道本院已经成立了社工部 | | |
|---|---|---|---|
| | 知道 | 不知道 | 合计 |
| 医生 | 41<br>50.00% | 41<br>50.00% | 82<br>100.00% |
| 护士 | 109<br>62.64% | 65<br>37.36% | 174<br>100.00% |
| 医疗技术人员 | 37<br>53.62% | 32<br>46.38% | 69<br>100.00% |
| 行政人员 | 20<br>100.00% | 0<br>0 | 20<br>100.00% |
| 其他 | 0<br>0 | 1<br>100.00% | 1<br>100.00% |
| 合计 | 207<br>59.83% | 139<br>40.17% | 346<br>100.00% |

Pearson Chi2 = 19.89　　　Pr = 0.001

表6-22　医务人员对社工参与医疗团队的接受度

| 是否认为社工可成为医疗团队的成员 | 频次 | 占比（%） |
|---|---|---|
| 是 | 302 | 87.28 |
| 否 | 44 | 12.72 |
| 合计 | 346 | 100.00 |

关于医务社会工作开展的形式，最受认可的分别是"慈善机构出资购买

服务""政府出资购买服务""由社工部门直接提供服务"这 3 种，而在广东等地较常见的"医院出资购买服务"这一形式的支持度很低（见表 6-23）。这一结果意味着，医院社会工作服务的开展需要依靠开拓和链接外部资源来筹集资金。进一步的统计分析发现，"年龄"和"职称"这两个因素与"对医务社会工作开展形式的主张"之间存在相关关系。从表 6-24 可以看出，21~30 岁的年轻组偏好"由社工部门直接提供服务"和"慈善机构出资购买服务"；31~50 岁的中年组偏好"政府出资购买服务"和"慈善机构出资购买服务"；51~60 岁的高年资组偏好"政府出资购买服务"。也就是说，年轻的医务人员偏好依靠组织内部力量和社会力量解决患者在就诊过程中遭遇的社会心理问题，而较年长的医务人员更偏好依靠政府力量解决这类问题。从表 6-25 可以看出，无职称和初级职称者偏好"由社工部门直接提供服务"和"慈善机构出资购买服务"，中高级职称者偏好"政府出资购买服务"和"慈善机构出资购买服务"。也就是说，职称较低者更依赖本组织的力量，而职称较高者更依赖政府的力量推动医务社会工作的开展。

表 6-23　医务人员对医务社会工作开展形式的主张统计

| 医务社会工作的开展形式 | 频次 | 占比（%） |
| --- | --- | --- |
| 由社工部门直接提供服务 | 98 | 28.32 |
| 医院出资购买服务 | 20 | 5.78 |
| 政府出资购买服务 | 106 | 30.64 |
| 慈善机构出资购买服务 | 113 | 32.66 |
| 其他形式 | 9 | 2.60 |
| 合计 | 346 | 100.00 |

表 6-24　医务人员的年龄与医务社会工作开展形式主张列联表

| 年龄 | 您认为医务社会工作的开展宜采取哪种形式 | | | | | |
| --- | --- | --- | --- | --- | --- | --- |
| | 由社工部门直接提供服务 | 医院出资购买服务 | 政府出资购买服务 | 慈善机构出资购买服务 | 其他形式 | 合计 |
| 21~30 岁 | 58<br>34.52% | 8<br>4.76% | 43<br>25.60% | 57<br>33.93% | 2<br>1.19% | 168<br>100.00% |

| 年龄 | 您认为医务社会工作的开展宜采取哪种形式 | | | | | |
| --- | --- | --- | --- | --- | --- | --- |
| | 由社工部门直接提供服务 | 医院出资购买服务 | 政府出资购买服务 | 慈善机构出资购买服务 | 其他形式 | 合计 |
| 31~40岁 | 31 | 6 | 50 | 44 | 5 | 136 |
| | 22.79% | 4.41% | 36.76% | 32.35% | 3.68% | 100.00% |
| 41~50岁 | 7 | 4 | 10 | 11 | 0 | 32 |
| | 21.88% | 12.50% | 31.25% | 34.38% | 0 | 100.00% |
| 51~60岁 | 2 | 2 | 3 | 1 | 2 | 10 |
| | 20.00% | 20.00% | 30.00% | 10.00% | 20.00% | 100.00% |
| 合计 | 98 | 20 | 106 | 113 | 9 | 346 |
| | 28.32% | 5.78% | 30.64% | 32.66% | 2.60% | 100.00% |

Pearson Chi2 = 30.32    Pr = 0.003

表6-25 医务人员的职称与医务社会工作开展形式主张列联表

| 职称 | 您认为医务社会工作的开展宜采取哪种形式 | | | | | |
| --- | --- | --- | --- | --- | --- | --- |
| | 由社工部门直接提供服务 | 医院出资购买服务 | 政府出资购买服务 | 慈善机构出资购买服务 | 其他形式 | 合计 |
| 无职称 | 16 | 6 | 14 | 15 | 1 | 52 |
| | 30.77% | 11.54% | 26.92% | 28.85% | 1.92% | 100.00% |
| 初级 | 63 | 4 | 58 | 61 | 3 | 189 |
| | 33.33% | 2.12% | 30.69% | 32.28% | 1.59% | 100.00% |
| 中级 | 19 | 8 | 30 | 31 | 3 | 91 |
| | 20.88% | 8.79% | 32.97% | 34.07% | 3.30% | 100.00% |
| 副高 | 0 | 2 | 3 | 4 | 1 | 10 |
| | 0 | 20.00% | 30.00% | 40.00% | 10.00% | 100.00% |
| 正高 | 0 | 0 | 0 | 0 | 1 | 1 |
| | 0 | 0 | 0 | 0 | 100.00% | 100.00% |
| 其他 | 0 | 0 | 1 | 2 | 0 | 3 |
| | 0 | 0 | 33.33% | 66.67% | 0 | 100.00% |
| 合计 | 98 | 20 | 106 | 113 | 9 | 346 |
| | 28.32% | 5.78% | 30.64% | 32.66% | 2.60% | 100.00% |

Pearson Chi2 = 62.28    Pr = 0

医务人员对社工服务介入时间的偏好依次是：主张"医务人员转介，社工评估后介入"的最多，这一主张隐含着需求导向的社工服务偏好；其次是主张"患者住院后立即介入"，这一主张隐含着早介入的社工服务偏好，与预防医学中的"三早"预防策略理念一致；主张社工在"患者住院康复期介入"和"患者出院后康复期介入"的较少（见表6-26）。

表6-26　医务人员对医务社工服务介入时机的主张统计

| 社工服务介入时机 | 频次 | 占比（%） |
|---|---|---|
| 患者住院后立即介入 | 112 | 32.37 |
| 患者住院康复期介入 | 32 | 9.25 |
| 患者出院后康复期介入 | 31 | 8.96 |
| 医务人员转介，社工评估后介入 | 171 | 49.42 |
| 合计 | 346 | 100.00 |

医务人员对社工服务介入空间的偏好依次是：主张在"科室以外，医院以内"开展服务的最多，这可能是因为重庆儿医渝中院区地少人多，空间局促，很多科室病房的过道都遍布加床，确实没有开展社工活动的空间，需要社工部另觅场地；其次是主张在"住院科室内"开展服务的，这可能是为了方便起见，凸显社工服务辅助临床治疗的功能；主张在"医院外"开展服务的较少（见表6-27）。

表6-27　医务人员对医务社会工作服务场所的主张统计

| 社工介入的空间 | 频次 | 占比（%） |
|---|---|---|
| 住院科室内 | 118 | 34.10 |
| 科室以外，医院以内 | 165 | 47.69 |
| 医院外 | 53 | 15.32 |
| 其他 | 10 | 2.89 |
| 合计 | 346 | 100.00 |

## 三、医务人员对患者社会心理问题的认知

问卷信息统计时对本部分的计分方法是："非常多"1分，"较多"2分，

"较少" 3 分, "非常少" 4 分, "不清楚" 5 分, 均值越低表示该问题越严重。调查结果显示, 在医务人员眼中, 患者及其家属在就诊过程中遭遇的最普遍的 6 个非治疗性问题依次是: 对医疗结果有过高期待、不了解就诊流程、对于接受检查、治疗感到紧张和焦虑、对患儿所患疾病的知识了解得很少、患儿玩手机等电子产品的时间过长、对医院环境感到陌生和不安 (见表 6-28), 且医务人员认为这些问题的普遍程度要远远高于对患者调查的结果。即使是"患者就医过程中缺乏陪伴或照顾者""患者家庭经济困难, 难以支付医疗费"这类在医务人员眼中相对不那么普遍的问题, 也比患者问卷的调查结果比例要高。

对于就诊过程中遭遇的非治疗性问题, 调查问卷统计分析中排序靠前的问题, 如"家属缺乏基本的预防和康复护理知识, 导致患儿离院后得不到正确的护理照顾""不了解就诊流程""患儿对医院环境感到陌生和恐惧""患儿玩手机等电子产品的时间过长""患儿不配合治疗或不遵从医嘱"等, 大部分也在医务人员问卷统计分析中排位较靠前。这也证明医务人员对患者社会心理问题的认识是比较客观和准确的。

表 6-28  患者 (家属) 遭遇的主要问题

| 问题 | 排序 | 频次<br>(非常多) | 频次<br>(比较多) | 合计占比<br>(%) | 均值 |
|---|---|---|---|---|---|
| 对医疗结果有过高期待 | 1 | 132 | 183 | 91.04 | 1.734 |
| 不了解就诊流程 | 2 | 112 | 187 | 86.42 | 1.829 |
| 对于接受检查、治疗感到紧张和焦虑 | 3 | 78 | 213 | 84.10 | 1.957 |
| 对患儿所患疾病的知识了解得很少 | 4 | 89 | 176 | 76.59 | 2.009 |
| 患儿玩手机等电子产品的时间过长 | 5 | 81 | 196 | 80.06 | 2.040 |
| 患儿对医院环境感到陌生和不安 | 6 | 68 | 193 | 75.43 | 2.098 |
| 家属担心患儿在院治疗期间耽误学习 | 7 | 51 | 189 | 69.36 | 2.246 |
| 家属缺乏基本的预防和康复护理知识, 导致患儿离院后得不到正确的护理照顾 | 8 | 43 | 188 | 66.77 | 2.298 |
| 对医护人员缺乏信任 | 9 | 58 | 151 | 60.40 | 2.309 |

续表

| 问题 | 排序 | 频次（非常多） | 频次（比较多） | 合计占比（%） | 均值 |
|------|------|------|------|------|------|
| 家属担心患儿因病不能很好地融入学校和生活 | 10 | 38 | 166 | 58.96 | 2.433 |
| 患儿因疾病产生心理情绪上的困扰 | 11 | 37 | 158 | 56.35 | 2.457 |
| 患儿不配合治疗或不遵从医嘱 | 12 | 36 | 137 | 50.00 | 2.500 |
| 无法与医护人员有效沟通 | 13 | 31 | 121 | 43.93 | 2.552 |
| 患儿与家属之间沟通不畅 | 14 | 33 | 118 | 43.64 | 2.627 |
| 患儿对疾病症状、治疗过程不耐受 | 15 | 19 | 139 | 45.66 | 2.645 |
| 患儿家庭经济困难，难以支付医疗费 | 16 | 17 | 125 | 41.04 | 2.653 |
| 患儿就医过程中缺乏陪伴或照顾者 | 17 | 15 | 104 | 34.40 | 2.769 |

## （一）医务人员的年龄与其对患者社会心理问题认知的关联

医务人员的年龄与其对医患信任缺乏问题（见表6-29）、患者治疗耐受问题（见表6-30）的认知之间存在相关关系。41~50岁的医务人员中认为"患者对医护人员缺乏信任"问题比较严重者占比最高，51岁以上的高年资医务人员中认为该问题比较严重者占比最低。认为"患儿对疾病症状、治疗过程不耐受"问题比较严重的，同样也是41~50岁医务人员占比较高。该年龄段医务人员应成为社会工作者的重点关注群体。

表6-29 医务人员的年龄与其对医患信任缺乏问题认知列联表

| 年龄 | 对医护人员缺乏信任 | | | | | |
|------|------|------|------|------|------|------|
| | 1 | 2 | 3 | 4 | 5 | 合计 |
| 21~30岁 | 21<br>12.50% | 67<br>39.88% | 70<br>41.67% | 9<br>5.36% | 1<br>0.60% | 168<br>100.00% |
| 31~40岁 | 27<br>19.85% | 68<br>50.00% | 32<br>23.53% | 7<br>5.15% | 2<br>1.47% | 136<br>100.00% |
| 41~50岁 | 9<br>28.13% | 13<br>40.63% | 6<br>18.75% | 3<br>9.38% | 1<br>3.13% | 32<br>100.00% |
| 51~60岁 | 1<br>10.00% | 3<br>30.00% | 5<br>50.00% | 1<br>10.00% | 0<br>0 | 10<br>100.00% |

续表

| 年龄 | 对医护人员缺乏信任 | | | | | |
|---|---|---|---|---|---|---|
| | 1 | 2 | 3 | 4 | 5 | 合计 |
| 合计 | 58<br>16.76% | 151<br>43.64% | 113<br>32.66% | 20<br>5.78% | 4<br>1.16% | 346<br>100.00% |

Pearson Chi2 = 21.02    Pr = 0.050

表 6-30    医务人员的年龄与其对患儿治疗耐受问题认知列联表

| 年龄 | 患儿对疾病症状、治疗过程不耐受 | | | | | |
|---|---|---|---|---|---|---|
| | 1 | 2 | 3 | 4 | 5 | 合计 |
| 21~30 岁 | 8<br>4.76% | 61<br>36.31% | 81<br>48.21% | 11<br>6.55% | 7<br>4.17% | 168<br>100.00% |
| 31~40 岁 | 6<br>4.41% | 64<br>47.06% | 51<br>37.50% | 11<br>8.09% | 4<br>2.94% | 136<br>100.00% |
| 41~50 岁 | 5<br>15.63% | 11<br>34.38% | 13<br>40.63% | 1<br>3.13% | 2<br>6.25% | 32<br>100.00% |
| 51~60 岁 | 0<br>0 | 3<br>30.00% | 3<br>30.00% | 3<br>30.00% | 1<br>10.00% | 10<br>100.00% |
| 合计 | 19<br>5.49% | 139<br>40.17% | 148<br>42.77% | 26<br>7.51% | 14<br>4.05% | 346<br>100.00% |

Pearson Chi2 = 21.70    Pr = 0.041

(二) 医务人员的职业身份与其对患者社会心理问题认知的关联

医务人员的职业身份与其对家属期待过高（见表 6-31）、家属缺乏疾病知识（见表 6-32）等问题的认知之间存在相关关系。有趣的是，行政人员中认为"家属对医疗结果有过高期待""家属对患儿所患疾病的知识了解得很少"问题较严重的占比最高，高于医生和护士中的占比。而实际上行政人员通常不如医生和护士掌握的临床医学知识丰富。这可能是由行政人员接触的医疗纠纷、医患冲突事件较多导致的。

表6-31　医务人员的职业身份与其对家属医疗期待问题认知列联表

| 职业身份 | 家属对医疗结果有过高期待 | | | | | |
| --- | --- | --- | --- | --- | --- | --- |
| | 1 | 2 | 3 | 4 | 5 | 合计 |
| 医生 | 33<br>40.24% | 44<br>53.66% | 5<br>6.10% | 0<br>0 | 0<br>0 | 82<br>100.00% |
| 护士 | 76<br>43.68% | 82<br>47.13% | 14<br>8.05% | 2<br>1.15% | 0<br>0 | 174<br>100.00% |
| 医疗技术人员 | 13<br>18.84% | 47<br>68.12% | 6<br>8.70% | 1<br>1.45% | 2<br>2.90% | 69<br>100.00% |
| 行政人员 | 10<br>50.00% | 9<br>45.00% | 0<br>0 | 0<br>0 | 1<br>5.00% | 20<br>100.00% |
| 其他 | 0<br>0 | 1<br>100.00% | 0<br>0 | 0<br>0 | 0<br>0 | 1<br>100.00% |
| 合计 | 132<br>38.15% | 183<br>52.89% | 25<br>7.23% | 3<br>0.87% | 3<br>0.87% | 346<br>100.00% |

Pearson Chi2＝26.94　　Pr＝0.042

表6-32　医务人员的职业身份与其对家属缺乏疾病知识问题认知列联表

| 职业身份 | 家长对患儿所患疾病的知识了解得很少 | | | | | |
| --- | --- | --- | --- | --- | --- | --- |
| | 1 | 2 | 3 | 4 | 5 | 合计 |
| 医生 | 27<br>32.93% | 42<br>51.22% | 12<br>14.63% | 1<br>1.22% | 0<br>0 | 82<br>100.00% |
| 护士 | 35<br>20.11% | 92<br>52.87% | 44<br>25.29% | 3<br>1.72% | 0<br>0 | 174<br>100.00% |
| 医疗技术人员 | 19<br>27.54% | 31<br>44.93% | 13<br>18.84% | 5<br>7.25% | 1<br>1.45% | 69<br>100.00% |
| 行政人员 | 8<br>40.00% | 11<br>55.00% | 1<br>5.00% | 0<br>0 | 0<br>0 | 20<br>100.00% |
| 其他 | 0<br>0 | 0<br>0 | 1<br>100.00% | 0<br>0 | 0<br>0 | 1<br>100.00% |
| 合计 | 89<br>25.72% | 176<br>50.87% | 71<br>20.52% | 9<br>2.60% | 1<br>0.29% | 346<br>100.00% |

Pearson Chi2＝27.14　　Pr＝0.040

"患儿与其家属之间沟通不畅"的问题，被医生注意到的情形较多（见表6-33）。"患儿家庭经济困难，难以支付医疗费用"问题被行政人员和护士注意到的情形较多（见表6-34）。"患儿就医过程中缺乏陪伴或照顾者"问题，被医生和行政人员注意到的情形较多（见表6-35）。"患儿对疾病症状、治疗过程不耐受"问题，被行政人员和护士注意到的情形较多（见表6-36）。"患儿不配合治疗或不遵从医嘱"等医疗依从性问题，被行政人员和护士注意到的情形较多（见表6-37）。"患儿因疾病产生心理情绪上的困扰"问题，被行政人员和医疗技术人员注意到的情形较多（见表6-38）。"患儿玩手机等电子产品的时间过长"问题，被医生和护士注意到的情形最多（见表6-39）。"家属担心患儿在院治疗期间耽误学习"的问题，被医生和行政人员注意到的情形最多（见表6-40）。"家属担心患儿因病以后不能很好地融入学校和生活"的问题，被医生注意到的情形最多（见表6-41）。"患儿离院后得不到正确的护理照顾"问题，被医生注意到的情形最多（见表6-42）。整体看来，不同职业身份的调查对象关注的患者社会心理问题有所不同。

表6-33　医务人员的职业身份与其对患儿与家属之间的沟通问题认知列联表

| 职业身份 | 患儿与其家属之间沟通不畅 | | | | | |
|---|---|---|---|---|---|---|
| | 1 | 2 | 3 | 4 | 5 | 合计 |
| 医生 | 12<br>14.63% | 36<br>43.90% | 27<br>32.93% | 3<br>3.66% | 4<br>4.88% | 82<br>100.00% |
| 护士 | 11<br>6.32% | 55<br>31.61% | 83<br>47.70% | 21<br>12.07% | 4<br>2.30% | 174<br>100.00% |
| 医疗技术人员 | 7<br>10.14% | 22<br>31.88% | 34<br>49.28% | 3<br>4.35% | 3<br>4.35% | 69<br>100.00% |
| 行政人员 | 3<br>15.00% | 5<br>25.00% | 9<br>45.00% | 0<br>0 | 3<br>15.00% | 20<br>100.00% |
| 其他 | 0<br>0 | 0<br>0 | 1<br>100.00% | 0<br>0 | 0<br>0 | 1<br>100.00% |
| 合计 | 33<br>9.54% | 118<br>34.10% | 154<br>44.51% | 27<br>7.80% | 14<br>4.05% | 346<br>100.00% |

Pearson Chi2 = 28.33　　　Pr = 0.029

表6-34 医务人员的职业身份与其对患者经济问题认知列联表

| 职业身份 | 患儿家庭困难，难以支付医疗费用 | | | | | |
|---|---|---|---|---|---|---|
| | 1 | 2 | 3 | 4 | 5 | 合计 |
| 医生 | 6<br>7.32% | 25<br>30.49% | 47<br>57.32% | 4<br>4.88% | 0<br>0 | 82<br>100.00% |
| 护士 | 7<br>4.02% | 63<br>36.21% | 94<br>54.02% | 8<br>4.60% | 2<br>1.15% | 174<br>100.00% |
| 医疗技术人员 | 4<br>5.80% | 29<br>42.03% | 27<br>39.13% | 3<br>4.35% | 6<br>8.70% | 69<br>100.00% |
| 行政人员 | 0<br>0 | 8<br>40.00% | 8<br>40.00% | 1<br>5.00% | 3<br>15.00% | 20<br>100.00% |
| 其他 | 0<br>0 | 0<br>0 | 0<br>0 | 1<br>100.00% | 0<br>0 | 1<br>100.00% |
| 合计 | 17<br>4.91% | 125<br>36.13% | 176<br>50.87% | 17<br>4.91% | 11<br>3.18% | 346<br>100.00% |

Pearson Chi2 = 46.84　　Pr = 0

表6-35 医务人员的职业身份与其对患者就医陪伴问题认知列联表

| 职业身份 | 患儿就医过程中缺乏陪伴或照顾者 | | | | | |
|---|---|---|---|---|---|---|
| | 1 | 2 | 3 | 4 | 5 | 合计 |
| 医生 | 4<br>4.88% | 30<br>36.59% | 36<br>43.90% | 12<br>14.63% | 0<br>0 | 82<br>100.00% |
| 护士 | 7<br>4.02% | 54<br>31.03% | 89<br>51.15% | 24<br>13.79% | 0<br>0 | 174<br>100.00% |
| 医疗技术人员 | 3<br>4.35% | 13<br>18.84% | 44<br>63.77% | 5<br>7.25% | 4<br>5.80% | 69<br>100.00% |
| 行政人员 | 1<br>5.00% | 7<br>35.00% | 9<br>45.00% | 2<br>10.00% | 1<br>5.00% | 20<br>100.00% |
| 其他 | 0<br>0 | 0<br>0 | 0<br>0 | 1<br>100.00% | 0<br>0 | 1<br>100.00% |
| 合计 | 15<br>4.34% | 104<br>30.06% | 178<br>51.45% | 44<br>12.72% | 5<br>1.45% | 346<br>100.00% |

Pearson Chi2 = 30.98　　Pr = 0.014

表 6-36 医务人员的职业身份与其对患儿治疗耐受性问题认知列联表

| 职业身份 | 患儿对疾病症状、治疗过程不耐受 | | | | | |
|---|---|---|---|---|---|---|
| | 1 | 2 | 3 | 4 | 5 | 合计 |
| 医生 | 4<br>4.88% | 33<br>40.24% | 36<br>43.90% | 8<br>9.76% | 1<br>1.22% | 82<br>100.00% |
| 护士 | 9<br>5.17% | 74<br>42.53% | 78<br>44.83% | 12<br>6.90% | 1<br>0.57% | 174<br>100.00% |
| 医疗技术人员 | 4<br>5.80% | 24<br>34.78% | 29<br>42.03% | 5<br>7.25% | 7<br>10.14% | 69<br>100.00% |
| 行政人员 | 2<br>10.00% | 8<br>40.00% | 4<br>20.00% | 1<br>5.00% | 5<br>25.00% | 20<br>100.00% |
| 其他 | 0<br>0 | 0<br>0 | 1<br>100.00% | 0<br>0 | 0<br>0 | 1<br>100.00% |
| 合计 | 19<br>5.49% | 139<br>40.17% | 148<br>42.77% | 26<br>7.51% | 14<br>4.05% | 346<br>100.00% |

Pearson Chi2=41.21　　Pr=0.001

表 6-37 医务人员的职业身份与其对患儿医疗依从性问题认知列联表

| 职业身份 | 患儿不配合治疗或不遵从医嘱 | | | | | |
|---|---|---|---|---|---|---|
| | 1 | 2 | 3 | 4 | 5 | 合计 |
| 医生 | 10<br>12.20% | 29<br>35.37% | 39<br>47.56% | 4<br>4.88% | 0<br>0 | 82<br>100.00% |
| 护士 | 19<br>10.92% | 71<br>40.80% | 76<br>43.68% | 7<br>4.02% | 1<br>0.57% | 174<br>100.00% |
| 医疗技术人员 | 5<br>7.25% | 28<br>40.58% | 27<br>39.13% | 4<br>5.80% | 5<br>7.25% | 69<br>100.00% |
| 行政人员 | 2<br>10.00% | 9<br>45.00% | 4<br>20.00% | 1<br>5.00% | 4<br>20.00% | 20<br>100.00% |
| 其他 | 0<br>0 | 0<br>0 | 1<br>100.00% | 0<br>0 | 0<br>0 | 1<br>100.00% |
| 合计 | 36<br>10.40% | 137<br>39.60% | 147<br>42.49% | 16<br>4.62% | 10<br>2.89% | 346<br>100.00% |

Pearson Chi2=36.78　　Pr=0.002

表 6-38　医务人员的职业身份与其对患儿心理问题认知列联表

| 职业身份 | 患儿因疾病产生心理情绪上的困扰 | | | | | |
| --- | --- | --- | --- | --- | --- | --- |
| | 1 | 2 | 3 | 4 | 5 | 合计 |
| 医生 | 12<br>14.63% | 30<br>36.59% | 33<br>40.24% | 5<br>6.10% | 2<br>2.44% | 82<br>100.00% |
| 护士 | 18<br>10.34% | 80<br>45.98% | 67<br>38.51% | 7<br>4.02% | 2<br>1.15% | 174<br>100.00% |
| 医疗技术人员 | 4<br>5.80% | 38<br>55.07% | 18<br>26.09% | 2<br>2.90% | 7<br>10.14% | 69<br>100.00% |
| 行政人员 | 3<br>15.00% | 10<br>50.00% | 3<br>15.00% | 0<br>0 | 4<br>20.00% | 20<br>100.00% |
| 其他 | 0<br>0 | 0<br>0 | 1<br>100.00% | 0<br>0 | 0<br>0 | 1<br>100.00% |
| 合计 | 37<br>10.69% | 158<br>45.66% | 122<br>35.26% | 14<br>4.05% | 15<br>4.34% | 346<br>100.00% |

Pearson Chi2 = 36.25　　Pr = 0.003

表 6-39　医务人员的职业身份与其对患儿玩电子产品问题认知列联表

| 职业身份 | 患儿玩手机等电子产品时间过长 | | | | | |
| --- | --- | --- | --- | --- | --- | --- |
| | 1 | 2 | 3 | 4 | 5 | 合计 |
| 医生 | 26<br>31.71% | 43<br>52.44% | 9<br>10.98% | 2<br>2.44% | 2<br>2.44% | 82<br>100.00% |
| 护士 | 45<br>25.86% | 94<br>54.02% | 30<br>17.24% | 4<br>2.30% | 1<br>0.57% | 174<br>100.00% |
| 医疗技术人员 | 8<br>11.59% | 46<br>66.67% | 12<br>17.39% | 0<br>0 | 3<br>4.35% | 69<br>100.00% |
| 行政人员 | 2<br>10.00% | 12<br>60.00% | 2<br>10.00% | 0<br>0 | 4<br>20.00% | 20<br>100.00% |
| 其他 | 0<br>0 | 1<br>100.00% | 0<br>0 | 0<br>0 | 0<br>0 | 1<br>100.00% |
| 合计 | 81<br>23.41% | 196<br>56.65% | 53<br>15.32% | 6<br>1.73% | 10<br>2.89% | 346<br>100.00% |

Pearson Chi2 = 39.15　　Pr = 0.001

表 6-40　医务人员的职业身份与其对患儿生病影响学习问题认知列联表

| 职业身份 | 家属担心患儿在院治疗期间耽误学习 | | | | | |
|---|---|---|---|---|---|---|
| | 1 | 2 | 3 | 4 | 5 | 合计 |
| 医生 | 17 | 50 | 13 | 0 | 2 | 82 |
| | 20.73% | 60.98% | 15.85% | 0 | 2.44% | 100.00% |
| 护士 | 24 | 96 | 50 | 3 | 1 | 174 |
| | 13.79% | 55.17% | 28.74% | 1.72% | 0.57% | 100.00% |
| 医疗技术人员 | 6 | 31 | 24 | 1 | 7 | 69 |
| | 8.70% | 44.93% | 34.78% | 1.45% | 10.14% | 100.00% |
| 行政人员 | 4 | 11 | 2 | 0 | 3 | 20 |
| | 20.00% | 55.00% | 10.00% | 0 | 15.00% | 100.00% |
| 其他 | 0 | 1 | 0 | 0 | 0 | 1 |
| | 0 | 100.00% | 0 | 0 | 0 | 100.00% |
| 合计 | 51 | 189 | 89 | 4 | 13 | 346 |
| | 14.74% | 54.62% | 25.72% | 1.16% | 3.76% | 100.00% |

Pearson Chi2＝35.67　　　Pr＝0.003

表 6-41　医务人员的职业身份与其对患儿病后社会融入问题认知列联表

| 职业身份 | 家属担心患儿因病以后不能很好地融入学校和生活 | | | | | |
|---|---|---|---|---|---|---|
| | 1 | 2 | 3 | 4 | 5 | 合计 |
| 医生 | 11 | 45 | 18 | 6 | 2 | 82 |
| | 13.41% | 54.88% | 21.95% | 7.32% | 2.44% | 100.00% |
| 护士 | 17 | 83 | 65 | 7 | 2 | 174 |
| | 9.77% | 47.70% | 37.36% | 4.02% | 1.15% | 100.00% |
| 医疗技术人员 | 7 | 31 | 22 | 2 | 7 | 69 |
| | 10.14% | 44.93% | 31.88% | 2.90% | 10.14% | 100.00% |
| 行政人员 | 3 | 6 | 6 | 1 | 4 | 20 |
| | 15.00% | 30.00% | 30.00% | 5.00% | 20.00% | 100.00% |
| 其他 | 0 | 1 | 0 | 0 | 0 | 1 |
| | 0 | 100.00% | 0 | 0 | 0 | 100.00% |
| 合计 | 38 | 166 | 111 | 16 | 15 | 346 |
| | 10.98% | 47.98% | 32.08% | 4.62% | 4.34% | 100.00% |

Pearson Chi2＝31.87　　　Pr＝0.010

表6-42　医务人员的职业身份与其对患儿离院后护理问题认知列联表

| 职业身份 | 患儿离院后得不到正确的护理照顾 | | | | | |
|---|---|---|---|---|---|---|
| | 1 | 2 | 3 | 4 | 5 | 合计 |
| 医生 | 15<br>18.29% | 44<br>53.66% | 22<br>26.83% | 1<br>1.22% | 0<br>0 | 82<br>100.00% |
| 护士 | 19<br>10.92% | 96<br>55.17% | 57<br>32.76% | 2<br>1.15% | 0<br>0 | 174<br>100.00% |
| 医疗技术人员 | 5<br>7.25% | 38<br>55.07% | 15<br>21.74% | 2<br>2.90% | 9<br>13.04% | 69<br>100.00% |
| 行政人员 | 4<br>20.00% | 9<br>45.00% | 3<br>15.00% | 0<br>0 | 4<br>20.00% | 20<br>100.00% |
| 其他 | 0<br>0 | 1<br>100.00% | 0<br>0 | 0<br>0 | 0<br>0 | 1<br>100.00% |
| 合计 | 43<br>12.43% | 188<br>54.34% | 97<br>28.03% | 5<br>1.45% | 13<br>3.76% | 346<br>100.00% |

Pearson Chi2＝50.74　　　Pr＝0

## （三）医务人员的政治面貌与其对患者社会心理问题认知的关联

医务人员的政治面貌与其对"患者环境不适问题""不了解就诊流程问题""亲子沟通不畅问题"的认知之间存在相关关系。"患儿对医院环境感到陌生和不安"问题，被共产党员员工注意到的情形最多，其次是群众员工（见表6-43）；"不了解就诊流程"问题，被共产党员员工关注到的情形最多，其次是群众员工（见表6-44）；"患儿与家属之间沟通不畅"问题，被民主党派人士员工关注到的情形最多，其次是共产党员员工（见表6-45）。整体来看，共产党员员工对患者就医过程中遭遇的就医环境类问题最为敏锐和关注，民主党派人士员工更为关注患者家庭内部的亲子沟通问题。

表6-43　医务人员的政治面貌与其对患者环境不适问题认知列联表

| 政治面貌 | 患者对医院环境感到陌生和不安 | | | | | |
|---|---|---|---|---|---|---|
| | 1 | 2 | 3 | 4 | 5 | 合计 |
| 中国共产党党员 | 24<br>24.24% | 55<br>55.56% | 18<br>18.18% | 0<br>0 | 2<br>2.02% | 99<br>100.00% |

续表

| 政治面貌 | 患者对医院环境感到陌生和不安 | | | | | |
|---|---|---|---|---|---|---|
| | 1 | 2 | 3 | 4 | 5 | 合计 |
| 民主党派人士 | 1<br>11.11% | 5<br>55.56% | 1<br>11.11% | 2<br>22.22% | 0<br>0 | 9<br>100.00% |
| 群众 | 43<br>18.07% | 133<br>55.88% | 54<br>22.69% | 5<br>2.10% | 3<br>1.26% | 238<br>100.00% |
| 合计 | 68<br>19.65% | 193<br>55.78% | 73<br>21.10% | 7<br>2.02% | 5<br>1.45% | 346<br>100.00% |

Pearson Chi2 = 23.38    Pr = 0.003

表6-44    医务人员的政治面貌与其对就诊流程问题认知列联表

| 政治面貌 | 不了解就诊流程 | | | | | |
|---|---|---|---|---|---|---|
| | 1 | 2 | 3 | 4 | 5 | 合计 |
| 中国共产党党员 | 40<br>40.40% | 52<br>52.53% | 6<br>6.06% | 1<br>1.01% | 0<br>0 | 99<br>100.00% |
| 民主党派人士 | 2<br>22.22% | 4<br>44.44% | 2<br>22.22% | 1<br>11.11% | 0<br>0 | 9<br>100.00% |
| 群众 | 70<br>29.41% | 131<br>55.04% | 34<br>14.29% | 2<br>0.84% | 1<br>0.42% | 238<br>100.00% |
| 合计 | 112<br>32.37% | 187<br>54.05% | 42<br>12.14% | 4<br>1.16% | 1<br>0.29% | 346<br>100.00% |

Pearson Chi2 = 16.21    Pr = 0.040

表6-45    医务人员的政治面貌与其对亲子沟通问题认知列联表

| 政治面貌 | 患儿与家属之间沟通不畅 | | | | | |
|---|---|---|---|---|---|---|
| | 1 | 2 | 3 | 4 | 5 | 合计 |
| 中国共产党党员 | 16<br>16.16% | 37<br>37.37% | 35<br>35.35% | 6<br>6.06% | 5<br>5.05% | 99<br>100.00% |
| 民主党派人士 | 1<br>11.11% | 6<br>66.67% | 2<br>22.22% | 0<br>0 | 0<br>0 | 9<br>100.00% |
| 群众 | 16<br>6.72% | 75<br>31.51% | 117<br>49.16% | 21<br>8.82% | 9<br>3.78% | 238<br>100.00% |
| 合计 | 33<br>9.54% | 118<br>34.10% | 154<br>44.51% | 27<br>7.80% | 14<br>4.05% | 346<br>100.00% |

Pearson Chi2 = 16.21    Pr = 0.039

## 四、医务人员对患者社工服务需求的认知

在医务人员看来，患者最需要的社工服务依次是：社会救助、院后随访和跟进、临终关怀和哀伤辅导、协助患儿及家属就医、协助医患沟通（见表6-46）。这在一定程度上显示出医务人员对社工服务的需求具有"医疗效果导向"的特征。社会救助能解决患者享有救治权的基本需求；院后跟进能维持并提高长期的治疗效果；临终关怀和哀伤辅导能大大缓解生命末期患者自身和家属的心理压力和消极情绪；导医导诊能提高患者的就医体验和满意度；协助医患沟通能推动医疗过程中的医患共同决策，提高医疗决策质量。医务人员对危机干预、社会心理评估、社会心理问题干预等核心社工服务项目的排位较靠后，反映的仍然是其对医务社会工作专业性的陌生。

表6-46　患者需要的社工服务

| 服务类型 | 排序 | 频次（非常需要） | 频次（比较需要） | 合计占比（%） | 均值 |
|---|---|---|---|---|---|
| 社会救助 | 1 | 119 | 178 | 85.84 | 1.809 |
| 院后随访和跟进 | 2 | 117 | 179 | 85.55 | 1.821 |
| 临终关怀和哀伤辅导 | 3 | 116 | 168 | 82.08 | 1.861 |
| 协助患儿及家属就医 | 4 | 112 | 173 | 82.37 | 1.876 |
| 协助医患沟通 | 5 | 96 | 177 | 78.91 | 1.968 |
| 危机干预 | 6 | 86 | 189 | 79.48 | 1.983 |
| 社会心理问题干预 | 7 | 71 | 209 | 80.92 | 2.000 |
| 社会心理评估 | 8 | 67 | 200 | 77.16 | 2.066 |
| 制定和实施患儿出院计划 | 9 | 62 | 177 | 69.08 | 2.214 |

### （一）医务人员的性别与其对患者社工服务需求认知的关联

医务人员的性别与其对"社会心理评估"（见表6-47）、"患儿出院计划制定"（见表6-48）、"院后随访和跟进"（见表6-49）等社工服务需求的认知之间存在相关关系。女性医务人员中认为患者需要这些社工服务的占比明显高于男性医务人员。这佐证了斯蒂芬等人的"男女医生的沟通风格存在差

异，女医生往往更富同情心、更加尊重患者的关切、对患者社会心理困难的回应更多"[①] 这一研究结论。

表6-47 医务人员的性别与其对患者社会心理评估需求认知列联表

| 性别 | 社会心理评估 | | | | | |
|---|---|---|---|---|---|---|
| | 1 | 2 | 3 | 4 | 5 | 合计 |
| 男性 | 11<br>14.10% | 38<br>48.72% | 24<br>30.77% | 4<br>5.13% | 1<br>1.28% | 78<br>100.00% |
| 女性 | 56<br>20.90% | 162<br>60.45% | 45<br>16.79% | 5<br>1.87% | 0<br>0 | 268<br>100.00% |
| 合计 | 67<br>19.36% | 200<br>57.80% | 69<br>19.94% | 9<br>2.60% | 1<br>0.29% | 346<br>100.00% |

Pearson Chi2 = 14.71    Pr = 0.005

表6-48 医务人员的性别与其对出院计划需求认知列联表

| 性别 | 制定和实施患儿出院计划 | | | | | |
|---|---|---|---|---|---|---|
| | 1 | 2 | 3 | 4 | 5 | 合计 |
| 男性 | 9<br>11.54% | 32<br>41.03% | 26<br>33.33% | 9<br>11.54% | 2<br>2.56% | 78<br>100.00% |
| 女性 | 53<br>19.78% | 145<br>54.10% | 55<br>20.52% | 14<br>5.22% | 1<br>0.37% | 268<br>100.00% |
| 合计 | 62<br>17.92% | 177<br>51.16% | 81<br>23.41% | 23<br>6.65% | 3<br>0.87% | 346<br>100.00% |

Pearson Chi2 = 15.51    Pr = 0.004

表6-49 医务人员的性别与其对患者院后跟进服务需求认知列联表

| 性别 | 院后随访和跟进 | | | | | |
|---|---|---|---|---|---|---|
| | 1 | 2 | 3 | 4 | 5 | 合计 |
| 男性 | 22<br>28.21% | 38<br>48.72% | 17<br>21.79% | 0<br>0 | 1<br>1.28% | 78<br>100.00% |
| 女性 | 95<br>35.45% | 141<br>52.61% | 29<br>10.82% | 3<br>1.12% | 0<br>0 | 268<br>100.00% |

① MARTIN STEVEN C, ROBERT M. ARNOLD, RUTH M. PARKER. Gender and medical socialization [J]. Journal of Health and Social Behavior, 1988 (29): 333-343.

续表

| 性别 | 院后随访和跟进 | | | | | |
|---|---|---|---|---|---|---|
| | 1 | 2 | 3 | 4 | 5 | 合计 |
| 合计 | 117<br>33.82% | 179<br>51.73% | 46<br>13.29% | 3<br>0.87% | 1<br>0.29% | 346<br>100.00% |

Pearson Chi2＝10.90　　　Pr＝0.028

## （二）医务人员的年龄与其对患者社工服务需求认知的关联

医务人员的年龄与其对"社会心理评估"（见表6-50）、"协助患儿就医"（见表6-51）、"社会救助"（见表6-52）、"院后随访和跟进"（见表6-53）等社工服务需求的认知之间存在相关关系。不同年龄组的医务人员关注的社工服务类型有所不同。21~30岁的医务人员较关注患者在"社会救助"与"院后随访和跟进"方面的服务需求；31~40岁的医务人员较重视患者在"协助患儿就医"和"社会救助"方面的需求；41~50岁的医务人员较关注患者在"院后随访和跟进"与"社会救助"方面的需求；51~60岁的医务人员较关注患者在"社会心理评估"方面的需求。

表6-50　医务人员的年龄与其对患者社会心理评估需求认知列联表

| 年龄 | 社会心理评估 | | | | | |
|---|---|---|---|---|---|---|
| | 1 | 2 | 3 | 4 | 5 | 合计 |
| 21~30岁 | 26<br>15.48% | 100<br>59.52% | 38<br>22.62% | 4<br>2.38% | 0<br>0 | 168<br>100.00% |
| 31~40岁 | 32<br>23.53% | 77<br>56.62% | 23<br>16.91% | 4<br>2.94% | 0<br>0 | 136<br>100.00% |
| 41~50岁 | 7<br>21.88% | 17<br>53.13% | 7<br>21.88% | 1<br>3.13% | 0<br>0 | 32<br>100.00% |
| 51~60岁 | 2<br>20.00% | 6<br>60.00% | 1<br>10.00% | 0<br>0 | 1<br>10.00% | 10<br>100.00% |
| 合计 | 67<br>19.36% | 200<br>57.80% | 69<br>19.94% | 9<br>2.60% | 1<br>0.29% | 346<br>100.00% |

Pearson Chi2＝38.66　　　Pr＝0

表 6-51　医务人员的年龄与其对患者导医需求认知列联表

| 年龄 | 协助患儿就医 | | | | | |
|---|---|---|---|---|---|---|
| | 1 | 2 | 3 | 4 | 5 | 合计 |
| 21~30 岁 | 44<br>26.19% | 89<br>52.98% | 33<br>19.64% | 2<br>1.19% | 0<br>0 | 168<br>100.00% |
| 31~40 岁 | 56<br>41.18% | 65<br>47.79% | 14<br>10.29% | 0<br>0 | 1<br>0.74% | 136<br>100.00% |
| 41~50 岁 | 11<br>34.38% | 14<br>43.75% | 5<br>15.63% | 1<br>3.13% | 1<br>3.13% | 32<br>100.00% |
| 51~60 岁 | 1<br>10.00% | 5<br>50.00% | 3<br>30.00% | 1<br>10.00% | 0<br>0 | 10<br>100.00% |
| 合计 | 112<br>32.37% | 173<br>50.00% | 55<br>15.90% | 4<br>1.16% | 2<br>0.58% | 346<br>100.00% |

Pearson Chi2 = 27.02　　Pr = 0.008

表 6-52　医务人员的年龄与其对社会救助需求认知列联表

| 年龄 | 社会救助 | | | | | |
|---|---|---|---|---|---|---|
| | 1 | 2 | 3 | 4 | 5 | 合计 |
| 21~30 岁 | 54<br>32.14% | 88<br>52.38% | 26<br>15.48% | 0<br>0 | 0<br>0 | 168<br>100.00% |
| 31~40 岁 | 48<br>35.29% | 71<br>52.21% | 15<br>11.03% | 2<br>1.47% | 0<br>0 | 136<br>100.00% |
| 41~50 岁 | 15<br>46.88% | 14<br>43.75% | 3<br>9.38% | 0<br>0 | 0<br>0 | 32<br>100.00% |
| 51~60 岁 | 2<br>20.00% | 5<br>50.00% | 2<br>20.00% | 0<br>0 | 1<br>10.00% | 10<br>100.00% |
| 合计 | 119<br>34.39% | 178<br>51.45% | 46<br>13.29% | 2<br>0.58% | 1<br>0.29% | 346<br>100.00% |

Pearson Chi2 = 41.27　　Pr = 0

表 6-53　医务人员的年龄与其对患者院后跟进需求认知列联表

| 年龄 | 院后随访和跟进 | | | | | |
|---|---|---|---|---|---|---|
| | 1 | 2 | 3 | 4 | 5 | 合计 |
| 21~30 岁 | 48<br>28.57% | 94<br>55.95% | 25<br>14.88% | 1<br>0.60% | 0<br>0 | 168<br>100.00% |

续表

| 年龄 | 院后随访和跟进 | | | | | |
|---|---|---|---|---|---|---|
| | 1 | 2 | 3 | 4 | 5 | 合计 |
| 31~40 岁 | 49<br>36.03% | 69<br>50.74% | 16<br>11.76% | 2<br>1.47% | 0<br>0 | 136<br>100.00% |
| 41~50 岁 | 18<br>56.25% | 12<br>37.50% | 2<br>6.25% | 0<br>0 | 0<br>0 | 32<br>100.00% |
| 51~60 岁 | 2<br>20.00% | 4<br>40.00% | 3<br>30.00% | 0<br>0 | 1<br>10.00% | 10<br>100.00% |
| 合计 | 117<br>33.82% | 179<br>51.73% | 46<br>13.29% | 3<br>0.87% | 1<br>0.29% | 346<br>100.00% |

Pearson Chi2 = 47.54　　　Pr = 0

## （三）医务人员的职称与其对患者社工服务需求认知的关联

从表 6-54 到表 6-56 可看出，医务人员的职称与其对"社会心理评估"（见表 6-54）、"社会救助"（见表 6-55）、"院后随访和跟进"（见表 6-56）等社工服务需求的认知之间存在相关关系。高级职称者（主要指副高）认为患者需要这些服务的占比高于其他职称组。

表 6-54　医务人员的职称与其对患者社会心理评估需求认知列联表

| 职称 | 社会心理评估 | | | | | |
|---|---|---|---|---|---|---|
| | 1 | 2 | 3 | 4 | 5 | 合计 |
| 无职称 | 9<br>17.31% | 29<br>55.77% | 14<br>26.92% | 0<br>0 | 0<br>0 | 52<br>100.00% |
| 初级 | 33<br>17.46% | 114<br>60.32% | 37<br>19.58% | 5<br>2.65% | 0<br>0 | 189<br>100.00% |
| 中级 | 20<br>21.98% | 49<br>53.85% | 18<br>19.78% | 4<br>4.40% | 0<br>0 | 91<br>100.00% |
| 副高 | 5<br>50.00% | 4<br>40.00% | 0<br>0 | 0<br>0 | 1<br>10.00% | 10<br>100.00% |
| 正高 | 0<br>0 | 1<br>100.00% | 0<br>0 | 0<br>0 | 0<br>0 | 1<br>100.00% |
| 其他 | 0<br>0 | 3<br>100.00% | 0<br>0 | 0<br>0 | 0<br>0 | 3<br>100.00% |

| 职称 | 社会心理评估 | | | | | |
|---|---|---|---|---|---|---|
| | 1 | 2 | 3 | 4 | 5 | 合计 |
| 合计 | 67<br>19.36% | 200<br>57.80% | 69<br>19.94% | 9<br>2.60% | 1<br>0.29% | 346<br>100.00% |

Pearson Chi2 = 49.20　　Pr = 0

表 6-55　医务人员的职称与其对患者社会救助需求认知列联表

| 职称 | 社会救助 | | | | | |
|---|---|---|---|---|---|---|
| | 1 | 2 | 3 | 4 | 5 | 合计 |
| 无职称 | 18<br>34.62% | 26<br>50.00% | 8<br>15.38% | 0<br>0 | 0<br>0 | 52<br>100.00% |
| 初级 | 65<br>34.39% | 98<br>51.85% | 25<br>13.23% | 1<br>0.53% | 0<br>0 | 189<br>100.00% |
| 中级 | 31<br>34.07% | 48<br>52.75% | 11<br>12.09% | 1<br>1.10% | 0<br>0 | 91<br>100.00% |
| 副高 | 5<br>50.00% | 4<br>40.00% | 0<br>0 | 0<br>0 | 1<br>10.00% | 10<br>100.00% |
| 正高 | 0<br>0 | 0<br>0 | 1<br>100.00% | 0<br>0 | 0<br>0 | 1<br>100.00% |
| 其他 | 0<br>0 | 2<br>66.67% | 1<br>33.33% | 0<br>0 | 0<br>0 | 3<br>100.00% |
| 合计 | 119<br>34.39% | 178<br>51.45% | 46<br>13.29% | 2<br>0.58% | 1<br>0.29% | 346<br>100.00% |

Pearson Chi2 = 45.63　　Pr = 0.001

表 6-56　医务人员的职称与其对患者院后随访和跟进需求认知列联表

| 职称 | 院后随访和跟进 | | | | | |
|---|---|---|---|---|---|---|
| | 1 | 2 | 3 | 4 | 5 | 合计 |
| 无职称 | 19<br>36.54% | 24<br>46.15% | 9<br>17.31% | 0<br>0 | 0<br>0 | 52<br>100.00% |
| 初级 | 56<br>29.63% | 107<br>56.61% | 25<br>13.23% | 1<br>0.53% | 0<br>0 | 189<br>100.00% |
| 中级 | 35<br>38.46% | 44<br>48.35% | 10<br>10.99% | 2<br>2.20% | 0<br>0 | 91<br>100.00% |

续表

| 职称 | 院后随访和跟进 | | | | | |
|---|---|---|---|---|---|---|
| | 1 | 2 | 3 | 4 | 5 | 合计 |
| 副高 | 7<br>70.00% | 2<br>20.00% | 0<br>0 | 0<br>0 | 1<br>10.00% | 10<br>100.00% |
| 正高 | 0<br>0 | 0<br>0 | 1<br>100.00% | 0<br>0 | 0<br>0 | 1<br>100.00% |
| 其他 | 0<br>0 | 2<br>66.67% | 1<br>33.33% | 0<br>0 | 0<br>0 | 3<br>100.00% |
| 合计 | 117<br>33.82% | 179<br>51.73% | 46<br>13.29% | 3<br>0.87% | 1<br>0.29% | 346<br>100.00% |

Pearson Chi2 = 56.04　　　Pr = 0

## （四）医务人员的政治面貌与其对患者社工服务需求认知的关联

表6-57至表6-60显示，医务人员的政治面貌与其对"社会心理评估"（见表6-57）、"社会心理问题干预"（见表6-58）、"社会救助"（见表6-59）、"院后随访和跟进"（见表6-60）等社工服务需求的认知之间存在相关关系。共产党员员工中认为需要对患者进行"社会心理评估""社会心理干预"者的占比最高，群众员工次之。共产党员员工中认为需要为有需求的患者提供"社会救助"者的占比最高，民主党派人士员工次之。民主党派人士员工认为需要社工参与"院后随访和跟进"服务的占比最高，共产党员员工次之。整体来看，共产党员员工更偏好能提高患者社会福祉的社工服务，而民主党派人士员工更偏好能协助提高诊疗效果的社工服务。

**表6-57　医务人员的政治面貌与其对患者社会心理评估需求认知列联表**

| 政治面貌 | 社会心理评估 | | | | | |
|---|---|---|---|---|---|---|
| | 1 | 2 | 3 | 4 | 5 | 合计 |
| 中国共产党党员 | 25<br>25.25% | 56<br>56.57% | 15<br>15.15% | 3<br>3.03% | 0<br>0 | 99<br>100.00% |
| 民主党派人士 | 3<br>33.33% | 3<br>33.33% | 1<br>11.11% | 1<br>11.11% | 1<br>11.11% | 9<br>100.00% |
| 群众 | 39<br>16.39% | 141<br>59.24% | 53<br>22.27% | 5<br>2.10% | 0<br>0 | 238<br>100.00% |

续表

| 政治面貌 | 社会心理评估 | | | | | |
|---|---|---|---|---|---|---|
| | 1 | 2 | 3 | 4 | 5 | 合计 |
| 合计 | 67<br>19.36% | 200<br>57.80% | 69<br>19.94% | 9<br>2.60% | 1<br>0.29% | 346<br>100.00% |

Pearson Chi2＝47.20    Pr＝0

表6-58  医务人员的政治面貌与其对患者社会心理问题处理需求认知列联表

| 政治面貌 | 社会心理问题干预 | | | | |
|---|---|---|---|---|---|
| | 1 | 2 | 3 | 4 | 合计 |
| 中国共产党党员 | 27<br>27.27% | 59<br>59.60% | 11<br>11.11% | 2<br>2.02% | 99<br>100.00% |
| 民主党派人士 | 3<br>33.33% | 4<br>44.44% | 1<br>11.11% | 1<br>11.11% | 9<br>100.00% |
| 群众 | 41<br>17.23% | 146<br>61.34% | 49<br>20.59% | 2<br>0.84% | 238<br>100.00% |
| 合计 | 71<br>20.52% | 209<br>60.40% | 61<br>17.63% | 5<br>1.45% | 346<br>100.00% |

Pearson Chi2＝15.04    Pr＝0.020

表6-59  医务人员的政治面貌与其对患者社会救助需求认知列联表

| 政治面貌 | 社会救助 | | | | | |
|---|---|---|---|---|---|---|
| | 1 | 2 | 3 | 4 | 5 | 合计 |
| 中国共产党党员 | 39<br>39.39% | 51<br>51.52% | 8<br>8.08% | 1<br>1.01% | 0<br>0 | 99<br>100.00% |
| 民主党派人士 | 3<br>33.33% | 5<br>55.56% | 0<br>0 | 0<br>0 | 1<br>11.11% | 9<br>100.00% |
| 群众 | 77<br>32.35% | 122<br>51.26% | 38<br>15.97% | 1<br>0.42% | 0<br>0 | 238<br>100.00% |
| 合计 | 119<br>34.39% | 178<br>51.45% | 46<br>13.29% | 2<br>0.58% | 1<br>0.29% | 346<br>100.00% |

Pearson Chi2＝43.46    Pr＝0

表6-60　医务人员的政治面貌与其对患者院后随访和跟进需求认知列联表

| 政治面貌 | 院后随访和跟进 | | | | | |
|---|---|---|---|---|---|---|
| | 1 | 2 | 3 | 4 | 5 | 合计 |
| 中国共产党党员 | 40<br>40.40% | 47<br>47.47% | 11<br>11.11% | 1<br>1.01% | 0<br>0 | 99<br>100.00% |
| 民主党派人士 | 3<br>33.33% | 5<br>55.56% | 0<br>0 | 0<br>0 | 1<br>11.11% | 9<br>100.00% |
| 群众 | 74<br>31.09% | 127<br>53.36% | 35<br>14.71% | 2<br>0.84% | 0<br>0 | 238<br>100.00% |
| 合计 | 117<br>33.82% | 179<br>51.73% | 46<br>13.29% | 3<br>0.87% | 1<br>0.29% | 346<br>100.00% |

Pearson Chi2＝41.74　　　Pr＝0

## 五、医务人员对社工服务的需求

在部分医院，身负工作重荷的医务人员也是社会工作者的服务对象。本次调查显示：医务人员首先需要的是"团队建设""教育培养""亲子家庭服务"等支持性服务；其次是"协助调解医疗纠纷"服务；再次是"心理减压"服务；最后才是"帮助医务人员与患者沟通"服务（见表6-61）。医务人员提及的其他服务需求还包括：为医务人员提供法律帮助等专业服务；档案文本整理、入院管理等行政类服务；组织义诊、社区服务等志愿者活动等。对这些服务的需求显示出：医院是一个相对较封闭的社区，医护群体也是一个比较封闭的群体，虽然他们最关注的是自身专业技能的提升，但部分医护人员也有扩大交流范围，学习医学以外的其他知识的愿望。尽管三甲医院的医护人员工作压力大、任务重，但其对医院组织文娱活动、志愿者活动仍有不小的参与热情。

表6-61　医务人员需要的社工服务

| 服务类型 | 排序 | 频次（非常需要） | 频次（比较需要） | 合计占比（％） | 均值 |
|---|---|---|---|---|---|
| 提供其他支持性服务 | 1 | 119 | 171 | 83.81 | 1.838 |
| 协助调解医疗纠纷 | 2 | 120 | 164 | 82.08 | 1.847 |

| 服务类型 | 排序 | 频次（非常需要） | 频次（比较需要） | 合计占比（%） | 均值 |
|---|---|---|---|---|---|
| 心理减压 | 3 | 114 | 160 | 79.19 | 1.899 |
| 帮助医务人员与患者沟通 | 4 | 105 | 177 | 81.51 | 1.910 |

表 6-62 显示，医务人员的职称与其对支持性服务的需求之间存在相关关系。初级职称者需要该类服务的占比最高。

表 6-62　医务人员的职称与其对支持性服务需求列联表

| 职称 | 提供其他支持性服务 | | | | | |
|---|---|---|---|---|---|---|
| | 1 | 2 | 3 | 4 | 5 | 合计 |
| 无职称 | 19<br>36.54% | 19<br>36.54% | 13<br>25.00% | 1<br>1.92% | 0<br>0 | 52<br>100.00% |
| 初级 | 67<br>35.45% | 97<br>51.32% | 22<br>11.64% | 3<br>1.59% | 0<br>0 | 189<br>100.00% |
| 中级 | 29<br>31.87% | 47<br>51.65% | 14<br>15.38% | 1<br>1.10% | 0<br>0 | 91<br>100.00% |
| 副高 | 4<br>40.00% | 4<br>40.00% | 1<br>10.00% | 0<br>0 | 1<br>10.00% | 10<br>100.00% |
| 正高 | 0<br>0 | 1<br>100.00% | 0<br>0 | 0<br>0 | 0<br>0 | 1<br>100.00% |
| 其他 | 0<br>0 | 3<br>100.00% | 0<br>0 | 0<br>0 | 0<br>0 | 3<br>100.00% |
| 合计 | 119<br>34.39% | 171<br>49.42% | 50<br>14.45% | 5<br>1.45% | 1<br>0.29% | 346<br>100.00% |

Pearson Chi2＝45.79　　　Pr＝0.001

表 6-63 至表 6-65 中，对各种类型的社工服务需求 1 为非常需要，2 为比较需要，3 为一般，4 为不太需要，5 为不需要。可以看出，女性医务人员对"心理减压"服务、"协助调解医疗纠纷"服务、提供其他支持性服务的需求均高于男性。

表6-63　医务人员的性别与其对心理减压服务需求列联表

| 性别 | 心理减压 | | | | |
|---|---|---|---|---|---|
| | 1 | 2 | 3 | 4 | 合计 |
| 男性 | 19<br>24.36% | 32<br>41.03% | 26<br>33.33% | 1<br>1.28% | 78<br>100.00% |
| 女性 | 95<br>35.45% | 128<br>47.76% | 39<br>14.55% | 6<br>2.24% | 268<br>100.00% |
| 合计 | 114<br>32.95% | 160<br>46.24% | 65<br>18.79% | 7<br>2.02% | 346<br>100.00% |

Pearson Chi2 = 14.46　　Pr = 0.002

表6-64　医务人员的性别与其对医疗纠纷调解需求列联表

| 性别 | 协助调解医疗纠纷 | | | | |
|---|---|---|---|---|---|
| | 1 | 2 | 3 | 4 | 合计 |
| 男性 | 20<br>25.64% | 34<br>43.59% | 23<br>29.49% | 1<br>1.28% | 78<br>100.00% |
| 女性 | 100<br>37.31% | 130<br>48.51% | 34<br>12.69% | 4<br>1.49% | 268<br>100.00% |
| 合计 | 120<br>34.68% | 164<br>47.40% | 57<br>16.47% | 5<br>1.45% | 346<br>100.00% |

Pearson Chi2 = 13.05　　Pr = 0.005

表6-65　医务人员的性别与其对支持性服务需求列联表

| 性别 | 提供其他支持性服务 | | | | | |
|---|---|---|---|---|---|---|
| | 1 | 2 | 3 | 4 | 5 | 合计 |
| 男性 | 17<br>21.79% | 41<br>52.56% | 19<br>24.36% | 0<br>0 | 1<br>1.28% | 78<br>100.00% |
| 女性 | 102<br>38.06% | 130<br>48.51% | 31<br>11.57% | 5<br>1.87% | 0<br>0 | 268<br>100.00% |
| 合计 | 119<br>34.39% | 171<br>49.42% | 50<br>14.45% | 5<br>1.45% | 1<br>0.29% | 346<br>100.00% |

Pearson Chi2 = 16.58　　Pr = 0.002

表6-66显示，医务人员的年龄与其对各类支持性服务的需求之间存在着相关关系，31~40岁组对提供其他支持性服务的需求最高，其次为41~50岁

组。这与我们认为的中年组在生活中"上有老，下有小"，在工作中面临激烈的晋升或事业瓶颈，故而压力最大这一常识一致。也正因为如此，该年龄组对各类支持性服务的需求最为强烈。

表 6-66    医务人员的年龄与其对支持性服务需求列联表

| 年龄 | 提供其他支持性服务 | | | | | |
|---|---|---|---|---|---|---|
| | 1 | 2 | 3 | 4 | 5 | 合计 |
| 21~30 岁 | 55<br>32.74% | 80<br>47.62% | 30<br>17.86% | 3<br>1.79% | 0<br>0 | 168<br>100.00% |
| 31~40 岁 | 52<br>38.24% | 68<br>50.00% | 14<br>10.29% | 2<br>1.47% | 0<br>0 | 136<br>100.00% |
| 41~50 岁 | 11<br>34.38% | 16<br>50.00% | 5<br>15.63% | 0<br>0 | 0<br>0 | 32<br>100.00% |
| 51~60 岁 | 1<br>10.00% | 7<br>70.00% | 1<br>10.00% | 0<br>0 | 1<br>10.00% | 10<br>100.00% |
| 合计 | 119<br>34.39% | 171<br>49.42% | 50<br>14.45% | 5<br>1.45% | 1<br>0.29% | 346<br>100.00% |

Pearson Chi2 = 40.91        Pr = 0

表 6-67 显示，医务人员的政治面貌与其对各类支持性服务的需求之间存在着相关关系。共产党员员工认为医护人员需要支持性服务的占比最高，民主党派人士员工认为医护人员需要支持性服务的占比最低。这一结果可以在一定程度上说明，共产党员员工相较于民主党派人士员工更加相信和依靠组织与社会的力量。

表 6-67    医务人员的政治面貌与其对支持性服务需求列联表

| 政治面貌 | 提供其他支持性服务 | | | | | |
|---|---|---|---|---|---|---|
| | 1 | 2 | 3 | 4 | 5 | 合计 |
| 中国共产党党员 | 40<br>40.40% | 48<br>48.48% | 11<br>11.11% | 0<br>0 | 0<br>0 | 99<br>100.00% |
| 民主党派人士 | 1<br>11.11% | 6<br>66.67% | 1<br>11.11% | 0<br>0 | 1<br>11.11% | 9<br>100.00% |
| 群众 | 78<br>32.77% | 117<br>49.16% | 38<br>15.97% | 5<br>2.10% | 0<br>0 | 238<br>100.00% |

续表

| 政治面貌 | 提供其他支持性服务 | | | | | |
|---|---|---|---|---|---|---|
| | 1 | 2 | 3 | 4 | 5 | 合计 |
| 合计 | 119<br>34. 39% | 171<br>49. 42% | 50<br>14. 45% | 5<br>1. 45% | 1<br>0. 29% | 346<br>100. 00% |

Pearson Chi2 = 44. 13　　　Pr = 0

## 六、结论与讨论

通过对调查结果的分析，得出如下结论。

（1）医务人员对社会工作的认知度整体较低，并不比患者的认知更准确。虽然国内自 2002 年起便陆续有医学院开设了社会工作专业，截至 2020 年底开设了社会工作专业的医学院校已有 10 余所（重庆医科大学并未开设社会工作专业），但医务人员中清楚社工工作内容的占比不足 10%。2007 年卫生部曾经对全国卫生系统社会工作与医务社会工作人才队伍建设和岗位设置状况进行了一次调研，发现卫生系统受访者中对医务社会工作概念与服务了解的人仅占极少一部分，许多人将其等同于"志愿服务"或义工[①]。从本次调研结果看，在重庆等西部地区，这种情况迄今依然未得到明显改善。

（2）在医院推动医务社会工作要充分发挥共产党员的作用，从政治层面争取广泛的支持。无论是从对社工工作内容的认知、对社会工作者形象的理解、还是对医院社工部成立事件的关注上看，共产党员对社会工作的了解程度比民主党派人士和普通群众都要高，体现了党员的政治敏锐性和先进性。共产党员对患者就医过程中遭遇的社会心理问题，尤其是就医环境问题也最为敏锐和关注，认为需要"对患者进行社会心理评估""协助患者处理因病导致的社会心理问题""为有需求的患者提供社会救助"者的占比也最高。重庆儿医当前的情况是，女性医务人员中党员的占比低于男性，年轻医务人员中党员的占比低于年长医务人员，护士和医疗技术人员中党员的占比低于行政人员和医生。因此，要充分发挥共产党员的作用还需注重在女性、年轻医务人员、护士及医疗技术人员中发展党员。

---

① 卫生部人事司. 中国医院社会工作制度建设现状与政策开发研究报告（摘要）［J］. 中国医院管理，2007，27（11）：1-3.

（3）在医院推动医务社会工作要重视行政人员的配合，从行政层面争取有力的支持。在医院各细分职业群体中，行政人员了解社会工作内容和对社工形象有较准确认知的占比是最高的。行政人员也都知道社工部成立这一事件。行政部门都掌握着某种资源，如科教处掌管实习生的接收和安置权，工会掌握院内志愿者活动的组织权，财务处负责医院的年度财务预算等。如果能够获取行政部门的认可，社工部将有可能在院内资源配置上获得一些倾斜和扶持，对社工部工作的推进大有裨益。

（4）最受认可的医务社工服务提供模式是"慈善机构出资购买服务"和"政府出资购买服务"，而"医院出资购买服务"这一模式的支持度很低。这意味着，如果没有政府的强制性推动，医院主动提供社工服务的驱动力并不充足。如果地方政府开启倡导性政策窗口，则需考虑社会工作服务的筹资渠道问题。社工服务是一项福利性服务，大部分医务人员认为它无法为医院带来直接的经济效益，若由医院出资购买则增加了医院的额外经济压力；福利性服务应由政府或公益慈善机构出资，医院提供的主要是服务的场所、平台，以及配合服务的传递。当前在医务社会工作这个健康服务领域，重庆的行政机制并未居于主导地位，想方设法激活市场机制和社群机制便显得尤为重要。

患者在就诊过程中遭遇的社会心理问题是一种普遍存在的社会问题，也是一种影响医患关系和健康公平性的公共问题。具体到重庆儿医，由于社工部仅有两名全职工作人员，能直接提供的服务十分有限，远远不能满足医患双方的需求，故应努力争取各方支援，广开资源渠道。一是广泛链接外部慈善机构和政府部门的资源，大力争取医院内部资源，为社工服务的开展筹集更多资金。二是选择合适的第三方社会工作机构作为直接提供服务的合作伙伴，加大志愿者招募和培训力度，为社工服务和志愿服务的开展配备更多人力。三是与高校合作，同步开展医务社会工作相关研究，为服务的开展提供智力支撑。

（5）关于社工服务介入临床的时间，大多数医务人员主张"医务人员转介后介入"，即由医务人员进行初筛，认为确有需要的社工才介入；其次是主张"患者住院后立即介入"，即应对患者的社会心理问题早发现、早评估、早干预。这一调查结果也契合了笔者之前了解到的台湾医务社工服务开展数十年的经验，即医院社工服务的案主大部分都是经医护人员转介而来，只有小部分是被社工主动发现的。这一结果的启示在于：社工部有必要在医护人员中开展医务社会工作基本知识的宣教，让广大临床工作者知悉社会工作者可以做什么，什么样的患者或家庭需要转介给社会工作者。这样既能使社会工作者更好地为患者服务，也能扩大社工部在医院的影响力。关于社工服务介入临床的空间，大多数医务人员主张在"科室以外，医院以内"开展服务，其次主张在"科室内"开展服务。这样的选择既考虑了重庆儿医渝中院区地少人多，空间局促的现状，也反映了医务工作者对社工服务辅助临床治疗的功能定位。无论是社工服务的空间还是时间，医务人员都较少考虑到对院外和院后的延展，这意味着医疗机构的工作人员目前较缺乏"医社联动"开展"全病程"健康服务的系统思维。

（6）医务人员认为，患者及其家属在就诊过程中遭遇的最普遍的非治疗性问题依次是："对医疗结果有过高期待""不了解就医流程""接受检查治疗时感到紧张和焦虑""对患儿所患疾病的知识了解得很少""患儿玩手机等电子产品的时间太长""对医院环境感到陌生和不安"等。这些问题大多也是患者调查问卷中分析出的主要问题。这显示出，医务工作者并非"看病不看人"。事实上很多医务人员都较为准确地认识到患者在就医过程中遇到了多种非治疗性问题，患者需要得到帮助。虽然对患者的这些问题印象深刻，但因为没有时间或缺乏解决非治疗性问题的技能等原因，医务人员未能为患者解决这些问题。"偶尔治愈，常常帮助，总是安慰"是特鲁多医生的墓志铭，但在中国当前的医疗环境下，医生无法为患者提供足够的帮助和安慰。患者这些未得到满足的需求，恰是社会工作者在医疗场域存在的价值所在。

医务人员认为患者及其家属最普遍的问题是"对医疗结果有过高期待"，这既是造成医患纠纷的主要原因，也反映了当今医疗消费主义的盛行。医患之间本应是彼此能感知互为主体性的临床互动关系，即患者能认识到医生是人不是神，了解医疗技术有限及医疗资源珍贵，不对医生给予不当期待或过度要求；医生重视患者的感受，不一味地在医疗技术与知识的掩护下，强势要求患者只能信任自己。而医疗消费主义把医患关系从一种基于专业权威的人际间互信互赖关系，转变成商业事务关系，这是对医疗服务本质的一种异化。引发医患矛盾的另一重要原因是双方缺乏信任。41~50岁的医务人员中认为"患者对医护人员缺乏信任"等问题比较严重者占比最高。这一数据折射出一种"中年心理危机"现象，这个年龄层的技术人员是各专业领域的骨干力量，他们的职业焦虑感应引起社会工作者的重视。医院行政人员中认为"家属对医疗结果有过高期待""家属缺乏疾病相关知识"问题较严重的占比高于医生和护士群体。医患之间在医疗专业知识上存在的鸿沟，确是导致医患矛盾的重要原因，非医学专业的行政人员却更可能高估专业知识本身的重要性。

不同职业身份的调查对象关注的患者社会心理问题有所不同。医生更加关注"患儿家庭内部的沟通""就医过程过度玩电子产品""住院治疗影响学习""病后社会融入"和"家庭护理"等与治疗无明显干系的继发性问题；护士更加关注患者的经济困境、治疗耐受性、医疗依从性等与治疗密切相关的伴生性问题；行政人员主要关注患者家庭经济困境，就医是否缺乏陪伴，治疗不耐受、不配合，因疾病产生心理情绪等广泛的问题。这提示医务社会工作者，在针对某一具体问题进行干预的时候，精准选择协同开展社会工作的合作伙伴，可能会起到事半功倍的效果。如在制订出院计划，衔接患儿离院后的康复事宜时，可以以医生为主要合作伙伴；而在为患者解决经济困境，申请医疗救助时，可以以护士和医院行政人员为主要合作伙伴。

（7）医务人员认为，患者最需要的社工服务是：社会救助服务、院后随访和跟进服务、临终关怀和哀伤辅导服务、导医导诊服务。女性医务人员中认为患者需要社会心理评估、出院计划制订、院后随访和跟进等社工服务的占比要高于男性医务人员，显示出社工服务的推进要重视和开发女性的力量。高级职称者认为患者需要社会心理评估、社会救助、院后随访和跟进等社工服务的占比高于其他职称组，显示出医疗技术水平较高者更加关注患者在就医过程中非治疗性需求的满足。调研中也发现一些拥有高级职称的医生非常重视在诊疗过程中给予患者及其家属人文关怀，在满足患者的非治疗性需求上也颇有心得。他们在多年的从业经历中发现，医生诊查是否亲切、是否认真回答患者的疑问等与医疗专业技术无关的部分，却是患者评量医患关系的重要成分，也是促进医患之间形成良好的互动互信关系的重要手段。确如台湾学者所言，"医患关系的实践性意涵不只在于医疗技术与知识本身的强调与使用，也在于它的展现方式"。① 这部分医术精湛、医德高尚的医生的支持也是社会工作者在医院开展服务的坚强后盾。

（8）医务人员自身首先需要的是团队建设、教育培养、亲子家庭服务等支持性服务，其次是协调医疗纠纷服务，再次是心理减压服务，最后才是帮助医患沟通。这是因为医患沟通虽然重要，但医务人员认为社会工作者由于在医学知识方面存在欠缺，较难在沟通中发挥作用，毕竟，患者来到医院，最关心的是与其治疗相关的信息。

女性医务人员对支持性服务、医疗纠纷调解服务、心理减压服务的需求均高于男性。这一调查结果可以从三个方面予以解读：一是女性医务人员比男性医务人员面临的困境更多，确实比男性更需要外部支持。这可能是因为女性面临职场与家庭的双重压力，且在医学领域中迄今仍然存在着性别主义，女医生的专业权威性更容易被质疑；二是女性比男性更愿意表达对外部支持的需求，即使二者面临同等程度的困境；三是女性和男性在面临困境时偏好不同的问题解决模式，男性更具内向性特征，倾向于依靠自身资源和能力解决问题，而女性更具外向性特征，更愿意寻求和接受外部支持来解决问题。

医务人员的职称、年龄与其对支持性服务的需求之间均存在相关关系。初级职称者需要该类服务的占比高于中、高级职称者。31～50岁的中年医务人员对支持性服务的需求高于其他年龄组。这些结果的启示是：社会工作者为医务工作者提供服务，宜优先开展亲子家庭服务、单位团队建设、职业发展教育等内容广泛的支持性服务，重点关注女性、职称较低者和中年群体的现实需求。

---

① 徐淑瑶，等. 新编医疗社会学［M］. 台中：华格那企业，2017：14.

# 第七章

# 健康治理视角下的医务社工服务专业供给

## ——医务社会工作者的知能要求

医学模式的发展经历了古代的经验医学和机械医学模式、近代的实验医学和生物医学模式，以及现代的生物—心理—社会医学模式 3 个发展阶段。生物—心理—社会医学模式由美国学者恩格尔于 1977 年提出。该医学模式的提出使人们更加重视心理和社会因素对健康的影响，以及生理健康、心理健康、社会适应良好三者之间的相互作用，也要求医院的功能从传统的疾病治疗扩展到更广泛的健康服务。这就为包括医务社工在内的其他健康服务人员加入医疗团队提供了契机。如何整合多元健康服务主体的力量，共同服务于患者的健康权益，是健康治理理念对医疗团队提出的新要求。医院是一个专业权威和管理权威同时并存的特殊场域，社会工作者要在这一场域得到认可，就要证明自己的专业性和专业价值。

保障医务社会工作专业性的一个重要条件是建设一支合格的医务社会工作人才队伍。当前我国医务社会工作的实际情况却是医务社会工作者回应现实需求的能力普遍不足。钟鸣威和刘俊荣[①]对广东省医疗机构从业人员的问卷调查发现，虽然 88.8% 的调查对象认为在医疗机构内部设立医务社工组织很有必要或有必要，但 54.5% 的调查对象认为已经开展的医务社工服务效果一般，9.7% 的调查对象认为医务社工服务效果较差甚至无效。医疗机构从业人员对医务社会工作的感受性评价总体较低。合格的医务社会工作专业人才稀缺、医务社会工作服务流于表面，是造成医护人员对医务社会工作不认同的重要原因。那么，一名合格的医务社会工作者需要具备哪些方面的核心知识

---

① 钟鸣威，刘俊荣. 医疗机构从业人员对医务社会工作的感受性评价及分析 [J]. 社会工作与管理，2018，18（5）：53-58.

和技能？和其他领域的社会工作者相比，医务社会工作者的知能要求是否应有所不同？如何培养合格的医务社会工作人才呢？本章通过文献研究和对一线医务社会工作者的访谈，分析医务社会工作者的知能要求，进而探讨当前医务社会工作教育体系和课程设计的改革方向。

## 一、国内医务社工人力资源现状及相关研究

2006 年人事部、民政部联合发布《社会工作者职业水平评价暂行规定》和《助理社会工作师、社会工作师职业水平考试实施办法》，首次从国家制度层面将社会工作者纳入专业技术人员范畴，标志着我国社会工作者职业水平评价制度正式建立。但迄今为止都未单独出台医务社会工作者的职业水平评价指标和规定，官方也并未单列医务社会工作师职业水平考试。

作为全国医务社会工作专业化发展的先行者，上海于 2012 年发布了《关于推进医务社会工作人才队伍建设的实施意见（试行）》。该政策由上海市卫生局、上海市教育委员会、上海市民政局、上海市人力资源和社会保障局联合发布，明确了建设专业化、职业化的医务社会工作人才队伍的工作目标、工作方法和工作措施。提出"到 2015 年，上海市综合性医院和儿科、精神科、肿瘤科等专科医院设置医务社工岗位，医务社工持证上岗率达到 100%"。要求医务社工一般应具有社会工作或相关专业大专及以上学历，取得社会工作者职业水平证书，并需参加医学相关知识培训。现阶段允许具有大专及以上学历的卫生专业人员，通过社会工作相关知识培训后转入医务社工岗位。这就明确了医务人员经社会工作知识培训后转岗做医务社工只是一种过渡做法，未来的发展方向应是社会工作者经医学知识培训后进入医院做医务社工。上海的医务社会工作人才培养措施主要包括三个方面。一是完善学历教育制度。探索在部分高校社会工作专业下设立医务社会工作方向，培养兼备医学知识和社会工作技能的人才。建立和完善医务社会工作实习基地，建立学校和医疗机构联合培养医务社工的平台。二是鼓励开展转岗培训。对于尚未取得社会工作资格证书但实际在岗的和拟转岗的人员，通过分层、分批培训，使其掌握社会工作知识和技能，提升专业化水平。三是健全继续教育制度。将医务社会工作作为专业系列纳入医学继续教育体系，对已取得资质的从业人员，落实常规继续教育，不断提高其专业素质和业务能力。

中国的医务社会工作从业人员主要有三种类型。第一类是医务人员转岗或兼职的医务社会工作者，他们往往经过在职医务社会工作系列培训后，在院内开展医务社工服务。这类人员是当前中国医务社会工作者的主体；第二类是医院聘用的专业社会工作者，他们多是社会工作专业毕业的本科生或硕士生，在经过一些基本医疗知识及医院管理制度的培训后，嵌入医疗团队的健康服务中。这类人员是未来中国医务社会工作的领军人物①；第三类是社会工作机构承接政府或慈善组织购买的社工项目后，派驻到医院的社会工作者，主要根据项目任务开展相应的社工服务。这类人员是推进各地医务社会工作的重要力量。从全国整体情况看，当前中国医务社会工作者的来源构成呈现鲜明的"医务人员为主，专业社工为辅"的特征。以上海市 2014 年的一项调查为例，在当时 103 家医务社工试点单位的 309 名医务社会工作从业者队伍中，专职社工仅有 79 名，兼职社工为 230 名；在 79 名专职社工中，具有社会工作专业学历背景的只有 29 名②。从医务人员转岗而来的社工，其优势是具备医学知识和临床诊疗经验，劣势是缺乏对社工理论和实务知识的系统了解。一些社工岗位的从业人员甚至不清楚医务社会工作的职责，对自己的身份及岗位也缺乏认同感。机构派驻的社工虽然能保证项目实施期间服务的质与量，但这种外部弱嵌入的服务，可能被医疗机构视为一种"外在和侵入性力量"，受到限制甚至排斥，难以真正地融入医疗团队，项目本身也难以长期持续。

尽管中国已有 200 多所高校开设了社会工作本科专业，30 多所高校有社会工作专业硕士（MSW）学位授予权力，但综合性院校培养的"通才型"社工学生，因缺乏医学知识，实习期间无法在短时间内以专业身份与患者、家属、医护人员等服务对象接触和互动；又因其对医疗机构的结构及管理制度认识不足，无法根据医院的体制建制开展跨部门工作，专业技能无法充分发挥③。医学院校培养的社会工作人才是否能更好地满足医疗机构的需求呢？福建医科大学于 2001 年开设了社会工作专业，是中国最早开设社会工作专业的

---

① 刘继同. 中国医务社会工作十年发展成就、主要挑战与制度建设路径 [J]. 社会政策研究，2017 (3)：66-78.

② 孟馥，张一奇，王青志. 从我国港台地区经验谈大陆医务社会工作发展 [J]. 现代医院管理，2014，12 (4)：38-41.

③ 孟馥，丁振明，张一奇. 浅析医务社会工作职前及在职教育中的缺项 [J]. 福建医科大学学报（社会科学版），2012，13 (3)：31-34.

医学院校。2003 年山西医科大学也开设社会工作专业，并在山西医科大学第一医院设立社工实习基地。研究表明，来自医学院的社工实习生虽然医学知识丰富，但往往缺乏运用相关社会工作实务技巧独立开展个案工作、小组工作等专业服务的能力，导致医院对社工的认同度仍然较低。

关信平[①]提出，对社会工作者专业能力的总体要求是"有效解决问题和满足需要的能力"，具体知能要求可分为 8 个方面：①宽广的知识体系。社会工作者既要了解现代科技、经济与社会发展的基础知识，又要掌握社会工作的理论与方法、计算机与信息技术、心理辅导技术、相关法律等专业知识；②扎实的理论水平。包括理论基础、运用理论解决问题的能力、理论研究能力等；③实务能力。包括在一线开展直接服务、参与社会治理、担任机构管理等的能力；④信息获取与处理能力；⑤沟通与协调能力；⑥适应能力与创新能力；⑦熟悉和运用与工作领域相关的法律法规及政策的能力；⑧专业社会工作的价值观与公信力。可见，合格的社会工作者的知能要求是比较高的，尤其要求知识体系的"广"。马凤芝[②]认为，因健康服务领域的专业间合作特征，健康社会工作的核心能力是人际沟通与跨专业合作能力，社会工作者需辨识专业合作中社会工作的责任和内容，在多学科团队合作实践中创建健康社会工作的知识、理论与方法。

曾守锤等[③]人发现，医院在社工岗位招聘中突出了对应聘者的学历（本科/硕士）、专业背景（接受过社会工作专业教育和训练）、持证情况（持有社工证书）和实务经验（具备一定的工作/实习经历）等专业化水平的资质性指标，同时看重应聘者的沟通、直接服务、资源链接、志愿者管理以及行政能力等表现性专业化水平的指标。但这一研究结果并不能说明医院不需要应聘的社工具有医学知识，只是具有医学基础的社工实属凤毛麟角。一般认为，专业的医务社会工作人才不仅需要系统掌握社会工作知识，还应掌握基础的医学常识，才更能胜任医疗场域的工作要求。学者们的分歧主要在于医学知

---

①　内容源自关信平在中国社会工作学会 2020 年会暨"社会工作应对突发公共卫生事件的理论、实践与制度建设"高端论坛上的报告"当前我国专业社会工作的体制优化和能力建设"。

②　内容源自马凤芝在中国社会工作学会 2020 年会暨"社会工作应对突发公共卫生事件的理论、实践与制度建设"高端论坛上的报告"社会工作与公共卫生危机管理——理论、实践与制度建设"。

③　曾守锤，朱海龙，钱燕. 上海医务社工的专业化水平和内涵研究——基于医院招聘要求的分析［J］. 重庆工商大学学报（社会科学版），2021（2）.

识在医务社会工作教育中的占比以及医学知识的获取方式上。

来自社会工作实务及教育系统的学者大多坚持医务社会工作的落脚点在社会工作上，认为对医务社会工作者的知能要求应以社会工作的知能为主，医学知识为辅。如有学者提出，"医务社会工作应该适度去医学化，因其本质上是社会服务，虽然需要一定的医学知识，但不是必需的充分条件"①。还有学者认为医务社会工作者的医学知识应到临床之后再根据具体科室的需求去补充，没有必要为高校社会工作专业的学生开设医学类课程。

来自医疗系统的管理者及医护人员大多强调医务社会工作者系统掌握医学知识的重要性。如上海东方医院的孟馥等人②提出，各高校社工系学生进入医疗机构从事医务社会工作前需要补充医学基础知识（包括解剖学、生理学、病理学、药理学、护理基础、医学心理学等）和人文医学基础（包括医学哲学、社会医学、医学伦理学、医患沟通等）。杜娟和张博坚③认为除医学课程外，高校还应同时为医务社会工作方向的学生增设处理医患纠纷的医事法学课程，让学生掌握处理医患矛盾的技巧；开设预防医学课程，让学生掌握如何帮助他人预防疾病、增进健康、延长寿命、提高生命质量的技能。还有学者建议由高校的医学院系和社会工作院系联合办学，共同开设医务社会工作专业；将有条件的医疗机构作为高等院校医务社会工作实习基地，促使高校社会工作专业的学生在院校教育期间熟悉医疗卫生领域的环境，掌握医学基础知识④。增加医学类课程必然要求大多数高校对现有的社会工作人才培养方案做较大调整，甚至可能因此压缩其他课程在课程体系中的占比，还可能引发师资力量不足、办学成本提高等问题。

## 二、美国健康照料领域医务社会工作者的知能要求

美国是当今世界上医务社会工作专业化和标准化程度最高的国家，其对

---

① 刘继同. 中国医务社会工作十年发展成就、主要挑战与制度建设路径 [J]. 社会政策研究，2017（3）：66-78.

② 孟馥，丁振明，张一奇. 浅析医务社会工作职前及在职教育中的缺项 [J]. 福建医科大学学报（社会科学版），2012，13（3）：31-34.

③ 杜娟，张博坚. 关于当前我国开展医院社会工作的几点思考 [J]. 医学与哲学（A），2017（10）：57.

④ 上海市卫生计生委医务社工课题组. 医务社会工作发展的政策思考与建议——基于上海市的探索与经验 [J]. 中国社会工作，2017（9）：19-22.

健康照顾领域医务社会工作者的知能要求可作为他山之石，对我国起到一定的借鉴作用。

美国社会工作者协会（NASW）认为社会工作者是医院跨学科团队的重要成员，他们与医生、护士、其他健康卫生领域的专业人员一起工作，使跨学科团队对患者所处的社会—心理—情感环境更加敏感。在跨学科的工作团队中，医务社工具有"人在环境中"的视角，能从整体观考虑患者的状况，在团队中发挥着枢纽作用。

医务社工在医院内可履行的工作职能包括：

■ 对患者及其家属进行初步的筛查和评估；

■ 对患者进行综合的社会心理评估；

■ 帮助患者和家属了解疾病和治疗方案，了解各种治疗或拒绝治疗的结果；

■ 帮助患者/家属适应入院：帮助案主适应角色改变，对疾病和治疗的情绪/社会反应有所因应；

■ 教育患者了解医疗团队各个成员的角色，促进患者和家属之间的沟通以及他们与医疗团队成员的沟通；

■ 对患者进行分级卫生保健（即急性、亚急性、家庭照顾）的教育；提升其对自身能力和可用资源的认识，帮助链接社区资源，并能提供预先指引；

■ 在患者和家属决策时提供支持；

■ 危机干预；

■ 对精神疾病能进行初步的诊断，并能为需要帮助的患者提供个体、团体和家庭治疗转介服务；

■ 对医院员工进行患者心理社会问题教育；

■ 促进医疗团队成员之间的沟通与协作；

■ 帮助患者执行出院计划，保证护理服务的连续性；

■ 提升患者导向服务；

■ 为医疗救助、耐用医疗设备和其他所需服务争取资源/资金，并能合理安排所获得的资源/资金；

■ 确保患者及其家人在出院后就护理情况与医疗团队进行沟通；

■ 在不同情景下（包括住院、门诊、家庭和社区），倡导患者和家庭的需求；

■ 在政策层面倡导患者的医疗健康权。

20 世纪初以来，社会工作一直是美国医疗保健体系中不可或缺的组成部分。现在社会工作者的身影已遍及疾病预防、公共健康、基础护理、特殊护理、康复训练、家庭健康、长期护理和临终关怀等领域。但由于医疗保健项目的筹资和提供方面的变化，以及社会工作实效数据的匮乏，美国医务社会工作者在医疗保健环境中的工作也面临巨大挑战。在全面实施《患者保护与平价医疗法案》（ACA）（2010）的新环境下，美国医务社会工作更加强调"三重目标"，即改善患者护理的质量和满意度、改善人口健康、降低人均医疗费用。社会工作者在医疗向导、行为及心理健康整合、慢性护理规划以及护理协调等多方面发挥着重要作用，帮助患者在不同的环境和不同的护理水平之间平稳过渡。

美国社会工作的职业门槛较高，社会工作从业人员须在社会工作教育委员会认可的学校或项目中获得社会工作学士或硕士学位。其《医疗保健环境中社会工作实践标准》（以下简称《标准》）的主要内容包括 13 个方面，这也是美国社会工作者协会对医务社会工作者制定的知能要求。

标准 1：道德和价值观

在医疗保健机构从业的社会工作者应遵守和促进社会工作专业的道德和价值观，并以 NASW 伦理守则作为道德决策的指南。

标准 2：资质

在医疗机构执业的社会工作者应具有由社会工作教育委员会认可的学校或项目授予的社会工作学士或硕士学位，应符合所在州或管辖区的认证许可要求，并应具备在医疗保健场所中从事社会工作所必需的技能和专业经验。

标准 3：知识

从事医务社会工作的社工，应当掌握并保持现有的理论知识和循证实践，并利用这些知识保证社会工作实践的质量。

标准 4：文化和语言能力

医务社会工作者需具备文化胜任力，即个人和系统对所有文化、语言、阶级、种族、族裔背景、宗教和其他多样性因素做出尊重和有效反应的过程，以承认、确认和重视个人、家庭和社区的价值，并保护和维护每个人的尊严。

标准 5：筛选和评估

医务社会工作者应通过收集用于制定循证护理计划的信息，对案主和适当的案主支持系统成员进行筛查和评估。

标准 6：护理计划和干预

医务社会工作者应制定和实施循证护理计划，以促进案主的福祉，并确保以案主和家庭为中心的连续护理。

标准 7：倡导

医务社会工作者应宣传案主和案主支持系统的需要和利益，并促进系统一级的变革，以改善成果、获得护理和提供服务。

标准 8：跨学科和跨组织合作

医务社会工作者应促进医护团队成员、其他同事和组织之间的协作，以支持、增强和提供有效的服务给案主和案主支持系统。

标准 9：实践评估和质量改进

医务社会工作者应参与对其执业行为的持续正式评估，以促进案主的健康和福祉、评估服务和资助的适当性和有效性，确保能力，加强实践。

标准 10：档案保管和保密性

医务社会工作者应及时提供文件，包括有关案主评估、干预和结果的相关信息，并应保障案主信息的隐私和保密性。

标准 11：工作量可持续性

医务社会工作者应负责任地倡导工作的量和范围，提供高效且优质的社会服务。

标准 12：专业性发展

医务社会工作者应承担自己继续发展的个人责任，并获得或满足他所服务的国家或司法机构的许可证或认证要求。

标准 13：督导和领导才能

医务社会工作者应努力在其机构内的教育、督导、行政和研究工作中发挥领导作用，并指导其他社会工作专业人员发展和保持一支强大的医务社会工作队伍。

可以看出，美国社会工作者协会并未对医务社会工作者的医学知识做明确要求，但鼓励社会工作者掌握一定的医学和诊疗知识，以更好地履行"帮助患者和家属了解疾病和治疗方案，了解各种治疗或拒绝治疗的结果"和"对精神疾病进行初步的诊断"等职能。虽然标准 2 和标准 3 没有规定医务社会工作者必须具备区别于其他领域社会工作者的特殊资质要求，但对标准的进一步解释中提出"在理想的情况下，未来的医务社会工作者应具备与医疗相关的教育或就业经验"，而"医疗保健场所中社会工作实践所必需的知识和技能包括身心/行为健康、医疗服务系统问题、社会工作者在医疗保健环境中的作用和责任"等。对案主进行综合评估包括"行为和心理健康状况，身体和认知功能，社会心理—精神健康"等内容。按照标准 12，"医务社会工作者应承担自己继续发展的个人责任"，在医疗保健环境中与社会工作实践相关的专业发展活动事实上包括了"临床护理、研究或技术、卫生政策和立法"等主题。我们将美国社会工作者协会的"标准"理解为：社会工作者在医疗保健环境中开展社会工作实践，应以社会工作知识和技能为主，医学相关知识为辅，倡导医务社会工作者主动学习相关医学临床和医疗管理知识，发展个人专业技能。如此，"作为一个医疗保健团队的成员，社会工作者才有能力区分社会工作和其他卫生学科的观点、价值观和干预措施；确保社会工作角色和职责清楚地划定并传达给团队的其他成员；向医护团队的其他成员提供关于案主和家庭福祉的心理社会洞察、指导和建议；描述参与支持案主的其他医护从业人员和组织的作用；与参与支持社会工作案主的所有专业人士、辅助专业人员和志愿者进行有效沟通"。

### 三、来自一线医务社会工作者的反馈

我们采用电话访谈和微信聊天的方式对 5 位一线医务社会工作者进行访谈，了解医务社会工作实践对"从业人员知能要求"这一问题的反馈。访谈对象基本情况和访谈提纲分别如表 7-1 和表 7-2 所示。

表 7-1　访谈对象基本情况

| 编号 | 所在单位 | 单位社工人数 | 访谈对象性别 | 访谈对象来源 | 访谈对象专业背景 |
|---|---|---|---|---|---|
| 访谈对象 1 | 深圳市龙岗区春暖社工服务中心 | 360 | 女 | 机构社工 | 社会工作 |
| 访谈对象 2 | 深圳市儿童医院 | 17 | 女 | 护士转岗 | 护理 |
| 访谈对象 3 | 成都翱翔社会工作服务中心 | 8 | 女 | 机构社工 | 社会工作 |

续表

| 编号 | 所在单位 | 单位社工人数 | 访谈对象性别 | 访谈对象来源 | 访谈对象专业背景 |
|---|---|---|---|---|---|
| 访谈对象4 | 重庆市石柱县人民医院 | 3 | 女 | 护士转岗 | 护理+社会工作 |
| 访谈对象5 | 重庆医科大学附属儿童医院 | 2 | 女 | 行政人员转岗 | 社会工作+公共管理 |

表7-2 访谈的主要问题

| 序号 | 问题内容 |
|---|---|
| 问题1 | 您认为医务社工是否需要掌握基本的医疗护理知识？还是不需要医学知识也可以满足工作需要？ |
| 问题2 | 你们现有的社工能满足医院对社工服务的需要吗？ |
| 问题3 | 你们开展医务社工服务遇到的最大困难是什么？ |
| 问题4 | 医院的医护人员对社工的工作有何认知？ |

访谈对象中有3位是医院社工部的工作人员，其中两位由护理人员转岗而来，另一位虽本科所学专业为社会工作，但并非直接由医院招聘到社工岗，而是从医院的行政部门转岗到社工部。这在一定程度上印证了早期医院内部社会工作者确系主要由转岗而来。而现在医院社工部更倾向于引进有社会工作专业背景的社会工作师，深圳市儿童医院、重庆医科大学附属儿童医院、重庆市石柱县人民医院近年都招聘了拥有社会工作本科或研究生学历的专职社工。

（一）医务社工是否需要掌握基本的医疗护理知识

从访谈结果看，即使同是由护士转岗而来的医务社工，对这一问题也有不同的看法。

医务社工在实际的工作中，其实是需要了解医疗护理过程的。这能帮助他们在开展服务的过程中更好地了解患儿及家长可能或即将遇到的问题，从而更全面地了解患儿和家长的需求，更好地提供服务。各种服务项目的发掘和设立，也要基于对患儿和家长治疗全过程的了解，看哪些问题是可以通过社会工作专业帮助其解决的。社工不是被动地接受患儿和家长的求助，好多家长其实自己辨别不清他们到底需要或是可以得到哪些帮助。我自己是学护理的，我感觉如果培训得好，医护人员做社工有优势，他们能更快地发现患者及其家属的需求，

当然这也需要通过开展实务不断积累经验。(访谈对象2)

访谈对象4虽然没有如访谈对象2那样强调医学知识的重要性,但也注意到社工在岗前了解医院环境、接受医院基本管理规程等对其顺利开展社工服务的影响。

在我们医院的社工中,我是由护士转岗的;还有一个是正式聘用有编制的,他以前是在社区做社工的,但是进医院后,因为医院环境不同,一开始在工作的过程中还是遇到过一些问题。综合性院校的社工学生到我们医院实习,我们会提前对她(他)进行培训,比如消毒啊、医疗垃圾分类啊这些基本的内容。然后她(他)到固定的科室,跟着医生护士查房,慢慢地就适应了。所以我觉得不存在因为她(他)缺乏医学背景,而难以融入医护团队的问题。(访谈对象4)

这两位访谈对象的观点不同可能与两家医院开展社工服务的具体内容及两地医务社会工作所处的发展阶段不同有关。访谈对象2来自深圳的一家三甲医院,该院从2013年就成立社工部开展医务社会工作,服务内容涵盖医疗救助、患儿及家长压力舒缓、康娱活动、健康教育、医护人员减压、志愿者活动等多个方面。随着医务社会工作的发展和医疗机构对其作用的认可,对医务社会工作者的要求也水涨船高。深圳市医务社会工作已走向了专业化和标准化的发展阶段。访谈对象4来自重庆的一家县级医院,该院2017年才成立社工部门,迄今为止,服务内容仍然主要以组织协调各种志愿者服务,招募管理志愿者为主,尚处于医务社会工作发展的初级阶段。此外,访谈对象4在转岗到医务社工岗位后便主动考取了初级和中级社会工作师证,较系统的专业知识学习可能提升了她对社会工作专业的认可度。

没有医学背景的访谈对象也并非都认为医务社工无须了解医学知识。访谈对象1来自深圳最大的一家专业医务社工机构,该机构成立于2008年,是全国百强社会工作服务机构优秀单位、深圳市5A级社会组织。这家机构在医务社工临床技能的培养上进行了诸多探索,如开展了"标准化患者面谈"培训,以提升医务社工的个案面谈能力。

以我个人浅见,医务社工是需要学习临床基础知识的,如果在学校就能学习掌握一定的医学临床基础知识是最好的,可以减少后续机构培养的时间成本。当然,医务社工价值观和专业伦理、专业知识和技能也很重要。特别

是价值观和专业伦理在校时就建构好的社工从业历程能顺畅、坚定许多！（访谈对象1）

访谈对象3对医务社工需要掌握基本的医疗护理知识的必要性也给予了肯定的回答。她目前就职于成都一家规模较小的专业医务社工机构，该机构成立于2012年，是成都市4A级社会组织。

我个人认为医务社工是需要掌握一些基本医学知识的，但可以根据服务对象而定。比如我们服务患慢性病的老人，可能至少需要知道哪些病是慢性病，高血压、糖尿病有哪些常见症状，饮食方面的注意事项等。我们做的是全人关怀，所以需要知道一点基础的医疗知识。有关疾病的、身心的一些知识还是需要掌握的。当然，这可能只是理想的状态。现实中很多时候我们的医务社工都没有掌握医学的基础知识，但需要在工作的过程中，接触服务对象时去做一些了解，或者是当遇到不懂的问题时及时请教医护人员，然后慢慢地积累一些基础的医学常识。（访谈对象3）

访谈对象5来自重庆的一家三甲医院，她也明确表示医务社工需要掌握医疗护理知识。

我觉得合格的医务社会工作者，一是要掌握扎实的社会工作专业知识，能够灵活地运用个案、小组、社区等工作方法开展专业服务；二是要掌握基础的医疗知识，在专科服务领域掌握基础的疾病和护理相关知识；三是要具备良好的沟通能力、共情能力、组织协调能力。（访谈对象5）

这几位来自临床一线的社会工作者大多肯定了医务社工掌握医学基础知识的必要性，而且没有医学背景的医务社工似乎更认可这一点。这可能与他们在实践中遭遇过因缺乏医学知识而引致的服务困境有关。但社会工作的专业知识、沟通协调和整合资源的能力，才是每一名临床社工都必须具备的核心技能，医学知识能为医务社工在临床科室开展服务时"锦上添花"，让他们更容易与医护人员找到"共同语言"，从而顺利地融入医疗团队；让他们更容易从患者及家属最关注的疾病问题切入，从而顺利建立专业关系。因此，即使医务社工需要掌握一些医学知识，对非医学类高校来说，也没有必要开设大量医学类课程，只需让学生了解医院，了解院内感染，了解常见疾病，奠定临床后续学习的基础，使其具备未来因应工作需要自学或阅读相关医学文献的能力即可。

### (二) 现有的社工能否满足医院对社工服务的需要

来自医院的访谈对象因医院管理层对社工工作的期待和要求较高，都对这一问题给予了否定回答。虽然深圳市儿童医院的医务社工服务内容丰富，形式多元，社工人数也较全国大多数医院为多，且链接到了众多的外部资源予以支持，但其访谈对象明确表示，"医院现有社工的服务远远不能满足医院管理层和患者的需求"。在社工服务尚处于起步阶段的重庆医科大学附属儿童医院工作的社工更是表示，该院无论是社工的人数，还是社工的知能水平都无法满足医院的要求。重庆市石柱县人民医院面对各科室的专业服务需求，也常常是巧妇难为无米之炊。

现在我们一是人力资源不足，无法满足临床医务社工服务量的需要；二是知识和技能不足，无法展现医务社工的专业效能，只能提供基础个案和小组服务，对专业性较强的个案无法有效介入，如危机干预等是我们目前最欠缺的；三是我们的资源系统还没建立，无法完全回应配备适应的医疗救助和专业服务资源。(访谈对象5)

我们现在提供的服务，门诊的话，就是导诊等那些常规的。病房的话，主要是义剪活动，(因为) 我们链接到一个美发机构的资源。个案、小组工作我们都有开展。但我们人手不够，好多活动开展不了。我们是县级医院，还要下乡，现在还要承担医院的考评工作，就更没有精力开展社工的专业服务了。(访谈对象4)

来自机构的访谈对象则随着实践经验的积累显示出对自身专业能力和服务质量的自信。

在我们机构，基本上如果有一年工作经验以上的同事，医院的一些基本需求是能满足到的。但是对于一些新同事来说，她 (他) 没有经验，她 (他) 的服务能力肯定还是不足的，需要在工作中不断地训练提升。(访谈对象3)

社工机构因为项目稳定性不足、社工待遇偏低等问题很难留住优秀人才是一个普遍现象，这直接影响了社工服务的质量，并间接影响到医院对社工服务的认可。

现在社工的流动性还是比较大的，项目有时候也存在一些不稳定因素，这就导致机构人员有一些流动。老同事流出，她（他）其实会把一些经验啊资源啊也同时带走。新同事进来，她（他）对这个医院周边的社区居民，周边的一些资源，可能就没有先前的同事那么了解，那么快掌握，也就没办法快速地运用。如果说有一个项目能持续几年，那我们这个团队也能持续下去。一直都是这个团队在做服务的话，我相信服务一定是会越做越好的。（访谈对象3）

越是高等级的医院对医务社工服务的质量和专业化水平的要求就越高，从而与医院的医疗技术水平相匹配，这就对社工部的工作形成了较大压力。而医院社工部普遍编制有限，引入机构社工提供服务便成为一种通用做法。机构社工的服务一方面难以融入医疗团队，实现医务社会工作理想的跨专业合作模式；另一方面其服务质量也很难真正达到医院的要求。这可能也会影响医院出资购买社工服务的欲望，大多数社工服务是由基金会等公益慈善机构或政府出资购买的。

**（三）开展医务社工服务遇到的主要困难有哪些**

从表面上看，不同的医院或机构开展社工服务面临的困境各有不同。但究其实质，都离不开"人"与"钱"这两种资源的匮乏。人力资源的不足包括社工数量不足和社工质量不够两个方面。资金资源的不足主要是因为政府和基金会给予的项目经费有限且项目周期较短，而医院拨付给社工部的经费就更加捉襟见肘。

最难的就是经费问题。我们医院的社工服务纯粹要靠医院承担费用。我们志愿者的活动经费、社工的活动经费，完全靠医院自己承担。我到深圳那些地方了解过，有些地方是一名社工配套10万元经费，这样来保证社工服务能正常开展。而我们在医院内提供的社工服务完全是免费的。虽然重庆市民政局有项目经费，但项目只在市区内，根本到不了下面的区县。（访谈对象4）

我们机构开展医务社工服务遇到的最大困难是人员的稳定和项目的稳定，项目不稳定是导致人员不稳定的一个重要原因。（访谈对象3）

在此种人财两缺的情形下，社工部或机构对接社会资源的"开源"能力便显得尤为重要。深圳市儿童医院社工服务开展得有声有色，在很大程度上得益于当地大量企业、基金会慈善资金的持续注入。重庆医科大学附属儿童医院也已将对接和引进外部资源作为社工部工作的重点。重庆市石柱县人民医院一直是以志愿者服务和企业赞助作为社工部工作的重要支撑。而各社工机构也以承接基金会等慈善组织的项目作为生存和发展的重要依托。

解决资金缺口的另一个思路是将社工服务由免费服务逐步转化为低收费服务，在保持其福利服务本质的同时，避免服务资源的过度消耗，同时部分弥补资金的持续短缺。在医务社会工作社会认知度较低的现状下，这条道路的可行性似乎较低。然而重庆市第十一人民医院已经进行了有益的尝试。他们的做法是将社工服务"打包"在康复项目中，并成功使这些康复项目纳入医保。这种方式的优点是可以实现社工服务价值的外化，缺点是合理对社工服务定价尚面临技术上的难题。事实上，美国医务社工服务的经费大约有34%是由联邦医疗保险（Medicare）和医疗补助（Medicaid）覆盖的。在中国台湾地区，医务社工服务的费用也主要来源于其民众医保。因此，将部分医务社工服务内容纳入医疗保险是一条值得探索的资金问题解决路径。

（四）医护人员对社工的工作有何认知

医护人员对社工工作的认知与社工在医院的身份以及社工服务开展的时间和数量密切相关。重庆医科大学附属儿童医院社工部成立的时间短，社工人数少，能开展的服务数量和种类也有限，导致很多医护人员并不知道医务社工在医院的存在及其职能。

我们医院的医护人员对社工的认知度一般，他们认为社工是资源链接者的角色较多，而对社工直接服务者的身份感触不多。（访谈对象5）

重庆市石柱县人民医院社工部的志愿者服务开展了多年，医院科室见证了其服务产生的社会效益（提高医院的知名度和美誉度），对社工部的认可度较高。

他们现在还是很认可我们的，毕竟我们开展工作已经好几年了。很多科室都希望跟我们合作，但我们实在是忙不过来。我们医院社会工作的价值就是我们一点点做出来的，他们看到了我们做的事。我到主城的大医院了解过，基本上他们不缺患者，所以我感觉他们的服务意识不强，不需要社工。但我们县级医院不一样，我们主动服务的意识还是很强的。（访谈对象4）

而对于机构派驻的社工来说，在医院得到医护人员的认可更为不易。医院领导的态度、合作时间的长短都会影响医护人员对社工工作的认知。

医院整体上对医务社工的认识不算充分，要看领导。有的医院领导比较稳定，他可能一直在那个位置上，分管这方面的工作，可能就会对社工比较熟悉。但有的医院领导变动得很快，分管的业务院长经常都在换，他对医务社工的认识可能就比较陌生。可能他认为社工就是志愿者，会要求我们做一些志愿服务，这就不能充分发挥我们社工的专业性和价值。这样也会影响到我们同事的工作积极性。""跟我们合作的医院中的重点合作科室对社工的认识还是比较深入和充分的。遇到一些问题、有一些困难的个案，医护会主动联系到社工。平时我们自己也会主动去跟医护团队做沟通，比如说我们要去做一些活动，有哪一部分需要医护人员一起合作的，或者去做一些回访的，就跟他们去沟通，他们都还是挺支持我们的工作的。对于一些合作比较少的医院，有些医护人员对社工确实不了解，没有怎么接触过，他就会以为我们是志愿者啊，甚至以为我们是护工。（访谈对象3）

总体而言，现阶段我国医务社工的知能水平尚不能达到医院的要求，与此同时，医院也没有为医务社工服务的开展提供足够的支持。医务社工在医院尚属新生事物，医护人员对社工工作的认知也存在一定偏差。医务社会工作实践中常存在供、需、买三方利益相关者，供给方提供的服务需同时达到需方和买方的要求。需方和买方对社会工作者知能要求的一致性和差异性问题也需予以考虑。

### 四、当前我国医疗环境下医务社会工作者需具备的知识和技能

根据前文的分析，我们归纳出中国当前医疗环境下医务社会工作者的知能要求清单。

（一）医务社会工作者需具备的 10 项能力

（1）组织协调。包括活动组织、资源协调、志愿者招募及管理、危机处理等能力。

（2）人际沟通。包括与各类个人、组织的沟通能力。

（3）资源链接和整合。根据案主的需求链接资金、医疗、心理、教育、生活服务等资源并进行整合，提高资源的利用效率。

（4）使用干预措施。包括使用认知行为疗法，慢性疾病自我管理，心理教育服务等手段提供直接服务。

（5）政策分析和政策倡导。使用科学的政策分析方法对社会问题进行调查，对社会政策进行分析，倡导社会政策的修改完善等。

（6）跨学科和跨组织合作。向医疗团队的其他成员提供关于案主社会心理问题的信息和建议，发展和维持跨学科和跨组织的伙伴关系等。

（7）对案主的社会心理问题、资源能力及健康需求进行评估。

（8）开发社会服务项目、实施社会服务、运营社会服务机构的基本能力。

（9）社会工作实践评估能力。如评估服务进展和案主满意度；评估项目或服务方案的过程和结果；向案主、服务购买方和医疗保健机构提供评估数据。

（10）社会工作文件记录及档案管理能力。及时记录有关案主评估、干预和效果的相关信息，并保护案主的隐私。

（二）医务社会工作者应掌握的 10 类知识

（1）社会工作专业伦理和核心价值观。

（2）社会工作学科基本理论与方法。

（3）社会工作实务。

（4）社会学基础知识。

（5）心理学基础知识。包括社会心理学、医学心理学、心理辅导等。

（6）医疗卫生法律法规。医疗保险、医疗救助、工伤保险等相关政策。

（7）医院社会工作者在不同领域的具体服务内容。涵盖急诊室服务、手术室服务、ICU 服务、肿瘤科服务、医护服务等多个方面。

（8）卫生管理知识。包括医疗卫生系统的组成；医院分级管理制度；医院的结构、功能、服务范围；医院管理制度等。

（9）临床医学常识。包括常用的医学术语、常见病的临床特点及治疗原则等。

（10）预防医学知识。包括传染病防控、常见慢性病防控、突发公共卫生事件处理等方面的基本知识。

## 五、医务社会工作课程体系的设置与优化

我们已经知道了培养合格的医务社会工作者的重要性和紧迫性，接下来就要思考如何对高校医务社会工作方向的课程体系进行科学设计，培养既有扎实理论功底又有适用实务技能的医务社会工作人才，以满足用人单位和服务对象的需求。虽然中国社会工作发展的特点是教育先行、实务在后，但在医务社会工作领域，教育远远滞后于社会发展的需求。尽管《医务社会工作》这门课程在国内部分院校已经开设，但相关课程并未结构化和形成体系。

### （一）人才培养模式

我国当前的医务社会工作教育主要围绕医院社会工作展开，主要有两种培养模式。一种是"社工为主，医务为辅"模式，主要是综合性院校在原有的社会工作课程体系中增开"医务社会工作"课程，作为一门选修课。华东师范大学、华东理工大学等高校都采用了这种模式。该模式培养出来的"通才型"社工欠缺医学基础知识是明显短板，在实习实践期间大多难以快速融入医院环境，并与服务对象和医护人员有效互动。另一种是"社工与医务并重"模式，主要是医学院校利用其在医学教育方面的优势，将其社会工作专业直接定位为医务社会工作（如山西医科大学）或公共卫生社会工作（如泰山医学院）。当前已有10余所医学院设立了医务社会工作专业。由于任课老师缺乏社会工作实务经验，该模式培养出来的医务社会工作者往往医学知识有余，社工实操技能不足。因我国医务社会工作整体仍处于起步阶段，尚无有说服力的实证依据来判定这两种人才培养模式何者为优。根据前文对医务社会工作者核心知识和能力要求的分析，笔者倾向于"以社工为主，以医务为辅"模式。

一直以来我国社会工作人才培养存在"理论化与学院式"偏好。重理论、轻实务；重助人方法技能学习、轻专业价值观培养；重专业知识灌输、轻专业能力培养的社会工作教育传统，影响了社工的专业服务能力，也影响了人才培养机构与用人机构之间的合作伙伴关系。具体到医务社会工作领域，亦是政府部门、社工教育机构、医疗卫生机构三者各自为战，造成医务社会工作制度发展和人才培养的"结构性难度"。加强医务社会工作人才实务能力的

培养，应加大实习实践基地建设力度，形成"共商，共建，共享"的人才培养模式。

伴随社会工作的职业化与专业化进程，医务社会工作教育应逐步从"通才教育"向"专才教育"转型。即一开始就明确"医务"的专业定位和培养方向，并围绕这一培养目标来设置课程和规划实践教学内容。围绕公共卫生社会工作、医院社会工作、康复社会工作、精神健康社会工作四大核心内容，创建有中国特色的医务社会工作职前教育与课程体系。建立医务社会工作者的继续教育体系，提高医务社会工作者的专业服务能力。目前我国医务社会工作仅停留在基础服务的普及上，未来将根据医学和医疗行业发展的轨迹及动态，逐步探索微观层面的服务和亚专业领域，如呼吸机使用者的照护、临终与哀伤服务、晚期肿瘤患者的生存质量提升和动物辅助治疗等[①]，开发细分专业服务领域的医务社会工作。

(二) 课程模块建构

近年来，北京大学、复旦大学、华东理工大学、厦门大学、四川大学等综合性院校的社会工作专业陆续增加了医务社会工作方向，开设了临床社会工作、精神卫生社会工作、心理援助与医疗康复等课程。

北京大学社会工作专业的本科生课程专业必修课包括：社会学概论、国外社会学学说、中国社会思想史、社会保障和社会福利、社会调查与研究方法、社会统计学、数据分析技术；社会工作概论、个案工作、群体工作、社区工作、社会工作实习、社会行政、社会政策；社会心理学等。可归纳为社会学、社会工作、心理学三大模块。

吉林大学社会工作专业本科生的课程模块与北京大学类似，也可以划分为三大模块。其核心课程包括社会学概论、社会保障概论、社会问题研究、社会调查研究方法；社会工作导论、个案社会工作、小组社会工作、社区社会工作、社会工作行政、社会政策概论、人类行为与社会环境；社会心理学等。

西南大学社会工作专业本科生的课程包括三个大模块。除社会学概论、管理学原理等学科基础课程；社会工作概论、人类行为与社会环境、社会心

---

① 孟馥，丁振明，张一奇. 浅析医务社会工作职前及在职教育中的缺项 [J]. 福建医科大学学报 (社会科学版)，2012，13 (3)：31-34.

理学、社会研究方法、社会保障学、个案社会工作、小组社会工作、社区社会工作、社会工作法规与政策等专业必修课程外；还设置了六个专业发展选修板块课程，这也是其课程设置的特色所在。这六个选修板块分别是：专业能力提升板块（如社会工作理论、社会工作项目管理）、综合素养板块（如心理健康理论与实践、现代社会福利思想等）、健康社会工作板块（如健康社会工作、老年社会工作等）、家校社会工作板块（如生命教育、家庭社会工作、学校社会工作等）、基层社会治理板块（如农村社会工作、人口社会学等）、发展创新板块（如志愿服务实务与案例、公益创投等）。其专业方向主要是健康社会工作、家校社会工作和基层治理这三个。

总体而言，综合性院校的课程模块都是以社会学和社会工作模块为主，辅之以少许心理学课程，医学类课程基本未包含。

医学院校社会工作专业的课程模块，凭借得天独厚的资源优势加入了大量医学类课程，相应地减少了社会学类课程的数量。

福建医科大学社会工作系是中国改革开放以来第一个以培养医务社会工作者为特色的社会工作教学研究机构，致力于培养既有社会工作价值理念，掌握社会工作理论知识和方法技能，又掌握系统的医学科学基础知识，具有创新精神和实践能力，能在医疗卫生、民政、劳动与社会保障等部门及其他社会团体、福利机构从事社会工作的复合型人才。该校有医疗关怀、居家养老、关爱城市"三失"（失学、失业、失管）青少年等三个特色实务领域。

山西医科大学社会工作本科主要人才培养方向为以下三个：医务/健康社会工作、青少年社会工作、社区社会工作。开设的主干课程有：社会学概论、社会调查方法、社会统计学；社会工作概论、个案工作、小组工作、社区工作、医务社会工作；普通心理学、社会心理学等。社会学类课程数量明显少于综合性院校。开设的医学类课程有：基础医学综合（人体解剖生理学、病理学与病理生理学、人体形态学）、临床医学概论、预防医学概论、护理学基础、社会医学、健康管理学等。医学类课程几乎占据了课程体系的半壁江山。

桂林医学院的医务社会工作本科生课程涵盖的学科门类更为丰富，包括社会学类、社会工作类、心理学类、医学类、管理学类、法学类等。其医学类课程涵盖基础医学概论、精神医学、临床医学概要、卫生学等；社会学类课程涵盖社会学概论、西方社会学理论、城市社会学、社会保障概论、社会福利、社会统计学、社会调查研究方法等；社会工作类课程涵盖社会工作概论、个案工作、小组工作、社区工作、人类行为与社会环境、社会工作行政、老年社会工作、学校与青少年社会工作、医务社会工作、社会工作政策与法规等；心理学类课程涵盖普通心理学、社会心理学、心理咨询与辅导案例分析等；其他还有管理学基础、法学概论等课程。如果上述课程都已实际开设，繁重的理论课学习任务势必挤占学生参与实践实习的时间。

综上，医务社会工作方向课程体系由社会学、社会工作、心理学、医学四大课程模块组成，课程的设置体现了医务社会工作人才的复合性，突出了应用性①。综合性院校以社会学和社会工作模块为主，心理学模块为辅。医学院校以医学和社会工作模块为主，社会学和心理学模块为辅。两种不同的课程体系设置在一定程度上决定了其培养的人才未来的职业走向。综合性院校毕业生主要走"全科"社工道路，主要以社会学的理论基础和社会工作的知识技能服务于医疗机构的各个科室或社区各类有需求的人群。医学院校毕业生可走"专科"社工道路，凭借较丰富的医学基础知识，可重点服务于某一科室或某类重点人群，在特定领域精耕细作。

## (三) 提高医务社会工作的实践教学效果

社会工作专业从 20 世纪初在美国诞生之日起，便被定位为职业教育，其特点在于与行业结合紧密、注重实务。我国也建立了"行业导向、项目载体、协同培养"的人才培养路径，将实习实践作为社会工作专业教育的重要内容。医务社会工作最常采用的实践教学模式是高校与医院建立专业联系，将医院作为医务社会工作方向学生的实习实践基地。传统的实践教学存在实践学时和环节偏少、考核制度不健全、经费支持不足、实践实习基地数量不够等问题。针对上述问题，石礼华和吴燕②提出了"课堂情境模拟+实验室操作+实践基地教学+公益机构服务"的实践教学模式，以多样化的实践模式弥补在医院实习机会及学时的不足。万真③提出了"大力联系医院、社区卫生服务站、

---

① 王志中，王霁雪. 新时代健康社会工作的前景展望 [J]. 中国社会工作，2017 (34)：31.

② 石礼华，吴燕. 医务社会工作专业实习督导问题与对策 [J]. 卫生职业教育，2020, 38 (4)：126-128.

③ 万真. 基于医务社会工作的医学院校课程育人体系建设 [J]. 西部素质教育，2020 (6)：184-185.

防疫站、健康类社会组织、残障类服务机构等，设立医务社会工作实践实习基地，把校外实践实习基地扩展到各类医疗保健机构"的建议。杜娟和张博坚[1]提出要建立医务社会工作实习督导体系，使学生在实习岗位上可以积累更多的实践经验。

提高医务社会工作的实践教学效果要思考三个问题：一是如何实现理论课程与实践课程的相互嵌入？二是如何解决高校医务社工实践导师不足的问题？三是如何实现医院（机构）督导和学校督导之间的有效衔接？

针对第一个问题，借鉴医学院医学生的培养模式，将"见习"纳入课程教学方案是一个值得探索的路径。马凤芝[2]认为，社会工作专业实习的定位应是协助学生将课堂上认知层面的静态知识转化为动态的实务操作能力和服务能力，但专业实践过程充满复杂性和不确定性，严谨抽象的科学理论可能并不能为实践提供针对性的行动指南。在医务社会工作这一专业化很强的领域，西方理论知识在我国的实践应用常常遭遇水土不服，而我国本土理论的提炼又远远落后于实践的快速发展。这使学校所教授的理论课程缺乏对健康领域所特有的需求的回应能力，造成社会工作的"悬浮式发展"。通过与医院等实践实习基地建立紧密的合作伙伴关系，学生在理论课程学习的过程中，定期或不定期到医疗机构见习或进行过程实习，一方面可及时观摩理论在实务中的使用流程和技巧，另一方面可根据临床实践对理论进行反思。见习内容包括：病房见习、门诊见习、个案观察、团体服务观察、社区服务观察等。到大三暑期实习时，再开展个案心理—社会评估、设计并开展团体服务、设计并参与社区服务等。借此，在学习的同时实践，在实践的过程中应用、检验和反思理论课程知识的适用性，解决专业实践中的实际问题。

针对第二个问题，外聘有临床工作经验的一线社会工作者或社工助理做高校的实践导师是一个常用的解决之道。譬如，上海东方医院是香港大学、复旦大学、华东理工大学、上海师范大学和上海政法学院等高校的社工实习基地，该医院相关人员就参与了上述院校医务社会工作课程的实践教学工作。

---

①　杜娟，张博坚. 关于当前我国开展医院社会工作的几点思考 [J]. 医学与哲学（A），2017，38（10）：54-57.

②　内容源自马凤芝在中国社会工作学会 2020 年会暨"社会工作应对突发公共卫生事件的理论、实践与制度建设"高端论坛上的报告"社会工作与公共卫生危机管理——理论、实践与制度建设"。

其承担的高校社工系毕业生职前教学的主要内容包括：医院结构、功能、角色和社会属性介绍；患者角色适应、患者心理及情绪反应、患者需求及患者权益探讨；医务社会工作典型案例介绍和影像资料观摩；个案、小组、社区、病房探访、病友俱乐部等不同形式服务实践等①。重庆医科大学附属儿童医院是西南大学的社工实习实践基地，该院每年在实习的第一周统一对实习生开展岗前培训，内容包括医院组织结构介绍、实习生管理制度解读、医院门诊与病房基本情况及注意事项、疫情防护、急诊科的社工介入、肿瘤患儿及家属陪护的心理疏导，以及各科的入科培训。还为每一位实习生指定了科室社工助理或护士作为实践导师。实践导师不仅可以帮助实习生快速熟悉科室环境，而且可以及时帮助实习生解决诸多生活和工作中的难题，对实习的顺利开展必不可少。

针对第三个问题，可采取机构督导和学校督导定期召开联席会议的形式开展合作督导。学生在医院场域的实习流程涉及了多专业领域的知识，实习教学自然也需多专业合作。一些医疗机构给实习生安排的督导是专业社工，也有一些医疗机构安排的督导是医护人员。学校督导和医护督导的有效沟通和合作也是建立学校与医疗机构常规性对话关系，实现教学、实践、科研三者紧密结合，确立跨专业学术共同体的重要契机。西南大学社工专业学生在医院的实习便采取了学校督导和医院督导的"双导师制"。双方利用线上和线下多种方式，开展合作督导，以提高育人和服务的水平。在合作督导的过程中还可以合作生产和建构有中国特色的医务社会工作理论、知识和方法，提高专业的实践效能。

在当前情境下，高校发展医务社会工作专业方向，培养医务社会工作人才还难以做到规范化和标准化。此时人才的培养不宜求大求全，而应注重建设自己的方向和特色，在构建学生医务社会工作核心能力的基础上，突出符合各院校自身特点的"自选动作"。

---

① 孟馥，丁振明，张一奇. 浅析医务社会工作职前及在职教育中的缺项 [J]. 福建医科大学学报（社会科学版），2012，13（3）：31-34.

# 第八章

# 健康治理视角下的医务社工服务专业供给

## ——社会工作实务能力的培养

党的十九大报告提出的建设健康中国的战略，为医务社会工作发展带来了机遇。医务社会工作不仅成为健康服务体系的重要组成部分，而且成为社会工作实务领域中社会需要最强烈、发展速度最快的领域①。但当前国内医疗机构所开展的社工服务整体效果却不尽如人意。对广东省医疗机构从业人员的问卷调查发现，虽然88.8%的调查对象认为有必要在医疗机构内部设立医务社工组织，但54.5%的调查对象认为已经开展的医务社工服务效果一般，9.7%的调查对象认为医务社工服务效果较差甚至无效②。医务社会工作者实务能力不足，未能有效解决诊疗过程中产生的社会心理问题，是造成医患双方对医务社会工作"双重不认同"③的重要原因。一直以来，我国社会工作人才培养模式存在"理论化与学院式"偏好，重理论轻实务。虽然近几年提出了"行业导向、项目载体、协同培养"的人才培养路径，希望通过实习实践教学加强对学生实务能力的训练，但专业实践过程充满复杂性和不确定性，以定律式命题为主要内容的社会工作理论对实际的、受时空限制的社会工作实践并没有必然的实务指引意义④。仅凭实习中简单的观摩和练习，也不能确保实习生能自动将课堂上习得的理论知识转化为医疗场域中所需的实务能力。打开从理论知识向

① 刘继同. 中国医务社会工作十年发展成就、主要挑战与制度建设路径 [J]. 社会政策研究, 2017 (3)：66-78.

② 钟鸣威，刘俊荣. 医疗机构从业人员对医务社会工作的感受性评价及分析 [J]. 社会工作与管理, 2018, 18 (5)：53-58.

③ 芦恒, 胡真一. "合法性"之后的"合理性"建设：不同医疗场域医务社会工作创新思考 [J]. 社会建设, 2017, 4 (3)：55-65.

④ 何国良. 久违的实践研究：创造社会工作学的路向 [J]. 中国社会工作研究, 第15辑, 2017 (2)：1-43.

实务能力转化的"黑箱",阐明转化发生的机制,对提高医务社会工作实习实践教育效果、培养社会紧缺的合格医务社会工作人才有重要指导意义。

本章描述了西南大学国家治理学院社会工作专业学生在重庆医科大学附属儿童医院"迪士尼欢乐屋"开展患儿康娱活动的实习过程,分析开展这类服务提升学生医务社会工作实务能力的实际效果。试图通过对这一学习过程的深入研究,提炼"从只掌握理论知识的社工学生成长为具备一定实务能力的社会工作者"这一转化过程的发生机制,为国内社会工作专业实习实践教育积累实践知识并提供行动参考。

## 一、理论知识、实务能力与经验学习理论

### (一) 理论知识与实务能力的关联

国际经济合作与发展组织(OECD)在 1996 年发布的《以知识为基础的经济》中将知识分为"能够编码的显性知识"和"可以意会但不能编码的隐性知识"两类。前者如事实知识、原理知识等;后者如技能知识、人力知识等。理论知识即能够编码的知识,是显性的、静态的①知识,其获得以理解和记忆为标志。能力是个体顺利进行某种活动所需要的个性心理特征②,主要包括获取知识的能力、运用知识的能力和创新能力。它是在掌握一定知识的基础上,于实践情境中运用知识解决具体问题的过程中形成的。能力的培养需要在实践中反复练习,逐渐内化,其获得以运用和创造为标志。社会工作专业的学生在进入实习场域之前已经掌握了较为系统的专业理论知识,这是他们实务能力形成的基础。但掌握理论知识并不必然导致实务能力的发展,实务能力的养成有其自身规律。

### (二) 经验学习理论回顾

从理论知识到实务能力的转化发生于在具体情境下开展实务活动的经验学习过程之中。杜威(John Dewey)在 1938 年提出"学习就等于经验加反思"。20 世纪 40 年代,勒温(Kurt Levin)强调经验是学习、变化的起点,随

---

① 蔡宝来,王会亭. 教学理论与教学能力:关系、转化条件与途径 [J]. 上海师范大学学报(哲学社会科学版),2012,41(1):49-58.

② 顾明远. 教育大辞典增订合编本(下)[M]. 上海:上海教育出版社,1998:1145.

后观察、分析资料，并归纳形成理论，最后反馈给主体用于调节以后的行为①。在经验和反思的基础上增加了理论抽象这一经验学习的内在要素。20世纪 50 年代，皮亚杰（Jean Piaget）强调互动学习，认为学习过程是"个体与环境之间周而复始相互作用的过程……其中融合了内部概念或经验图式的顺应过程和外部事件与经验同化到已有概念或图式的过程"②。增加了对外部环境因素影响的考量。美国学者库伯（David Kolb）在上述三位学者观点的基础上，提出了程序化的经验学习过程模型——经验学习圈四阶段模型。第一阶段"具体体验"，是让学习者投入一种新的活动，进行参与和体验；第二阶段"反思观察"，指学习者对已经历的体验加以回顾和思考；第三阶段"抽象概括"，指学习者理解所观察的内容，并内化为合乎逻辑的抽象经验；第四阶段"行动应用"，指学习者验证这些抽象经验，并将之运用到新情境中进行策略制定和问题解决③。如此，学习就成为基于经验的持续过程，是螺旋上升的经验领悟、知识创造及能力形成过程。

社会工作专业实习的目标是通过学生对实务活动的参与和观摩，经由具体体验、反思观察、抽象概括、行动应用等过程，将理论知识更好地转化为实务能力。但专业实习与普通的经验学习有两点不同。一是学生进入医院等实习场域之前已有较系统的专业理论知识积累，实务活动的开展以此为起点。这与经验学习圈模型的具体体验阶段并不完全相同；二是经验学习理论更多强调学习者内在认知因素的作用，相对忽视社会因素，如师生关系、生生关系等的影响。我们的研究以经验学习的视角展开，同时希望通过实践研究，对库伯的经验学习圈四阶段模型进行修正，使其能更好地运用于社会工作实践教育之中。

## 二、研究方法与研究设计

### （一）研究方法

行动研究由研究、参与、行动三要素构成，强调实务工作者于工作情境

---

① 房慧，张九洲. 库伯经验学习理论视域下的成人学习模式研究 [J]. 成人教育，2010（11）：12-13.

② KOLB D. Experiential Learning：Experience as the Source of Learning and Development [J]. Pearson Schweiz Ag，1983，1（3）：16-17.

③ 仲秀英，宋乃庆. 经验学习理论对数学活动经验教学的启示 [J]. 西南大学学报（社会科学版），2009，35（6）：129-132.

中观察与反思，并借由协同参与及反省评估的研究历程，采取具体行动以改善实务工作困境①。这与本研究"在实习过程中生产知识，并以产出的知识指导实习实践，提高学生实务能力"的宗旨相匹配，故本研究采用行动研究法。本研究参与者主要是实习学生和指导教师，其在研究中的角色如表 8-1 所示，双方共同致力于解决实习过程中遭遇的困境，提高社会工作实务能力。

表 8-1　研究参与者

| 参与者 | 人数 | 在研究中的角色 |
|---|---|---|
| 实习学生 | 12 | 是学习的主体，是需要提升实务能力的实践者。在行动中主要负责社工服务方案的策划和实施。 |
| 指导教师 | 3 | 既是与实习生共同探讨如何在医院开展社工服务的专业督导，又是需要总结实习教育经验的研究主体。在行动中主要负责提出方案修改建议，点评方案实施情况，组织总结反思等。 |

## （二）行动方案

2020 年 11 月，三名指导教师带领部分学生前往重庆医科大学附属儿童医院参访位于普外科的"迪士尼欢乐屋"，并与院方达成了利用这一平台开展医务社会工作实习，为患儿提供社工服务的共识。根据前期对该院住院患儿家属进行问卷调查的结果，患儿存在"玩手机等电子产品时间过长""不配合检查和治疗""对医院环境感到陌生和恐惧"三个突出问题，存在这些问题的患儿占比分别为 18%、18% 和 15%。据此，实习团队在讨论后确定了每周在"迪士尼欢乐屋"开展一次主题康娱活动的服务形式，借此丰富患儿的住院生活，减少他们对电子产品的依赖，提高医疗依从性和住院适应力。

学生的实务能力培养方案采取"观察—计划—行动—反思"的循环。第一次活动开展前现场观察医院护士开展的健康宣教活动，找到社工服务的切入点。之后的活动都是观察先行小组的活动方案和活动总结反思，再计划本组的活动方案。方案执行结束当天，责任小组完成书面总结反思。教师团队定期开展集中督导。计划通过四个月的实习，使学生初步具备从事医务社会工作的实务能力。

---

① 陈正益. 走出学术研究的象牙塔——论行动研究在社会工作领域的运用 [J]. 社区发展季刊. 2007，117：143-162.

## （三）实务能力评价指标

对社会工作者专业能力的总体要求是"有效解决问题和满足需要的能力"。结合美国社会工作者协会（NASW）制定的健康照料领域社会工作者的知能要求，我们认为，医务社会工作者的实务能力主要体现在十个方面：①组织协调；②人际沟通；③资源链接和整合；④合理采取干预措施；⑤政策分析和政策倡导；⑥跨学科和跨组织合作；⑦对案主的心理社会问题、资源能力及健康需求进行评估；⑧开发社会服务项目、实施社会服务、运营社会服务机构；⑨进行社会工作实践评估；⑩记录和管理社会工作文件及档案。根据患儿康娱活动策划和实施的特点，社会工作者开展这类服务主要需要其中①②③④⑦⑧⑩七个方面的能力。据此，我们从活动前、活动中、活动后三个维度制定了评价实习生实务能力的指标体系，如表 8-2 所示。共 12 个指标，每个指标的得分均为 1~10 分。

表 8-2　社工实习生实务能力评价指标

| 维度 | 实务能力 | 评价指标 |
|---|---|---|
| 活动前 | 开发社会服务项目 | ①活动主题明确、有意义 |
| | | ②活动方案完整、具体、有可操作性 |
| | 对案主的心理社会问题、资源能力及健康需求进行评估 | ③方案对服务对象有适用性 |
| | 合理采取干预措施 | ④活动的理论依据充分 |
| | 资源链接和整合 | ⑤准备充分（物资、对象招募、场地等） |
| | | ⑥资源动员和链接 |
| 活动中 | 组织协调 | ⑦小组成员分工合理、配合良好 |
| | 人际沟通 | ⑧各环节衔接流畅，节奏把控得当 |
| | 实施社会服务 | ⑨运用社工专业方法和技巧 |
| | | ⑩恪守社工专业伦理 |
| | | ⑪合理处置突发情况 |
| 活动后 | 记录和管理社会工作文件及档案 | ⑫活动文案及专业反思撰写归档 |

## （四）资料收集与分析方法

实习学生自行组成四个小组，每组三人。每次活动由一个小组全程负责。各小组轮流开展活动。图 8-1 为患儿康娱活动的开展流程。

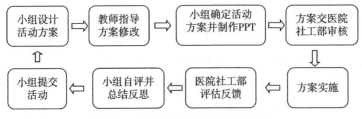

图 8-1　患儿康娱活动开展流程

我们收集每次活动的计划书、服务记录表、活动总结反思、实务能力学生自评表、教师督导记录等资料，并在实习结束后让学生进行深刻的经验回顾。

对实务能力自评表进行定量分析，呈现实习生实务能力的动态变化；对活动计划书、活动总结反思、督导记录、经验回顾等资料进行定性分析，探寻从理论知识向实务能力转化的机制。

### 三、提升学生实务能力的行动过程

整个流程中，除现场的方案实施外，其他环节均在团队微信群中进行，所有成员可以在线"围观"。我们把在线"围观"其他小组活动作为一种间接经验，弥补因每位实习生能亲身参与的康娱活动次数有限导致的直接经验不足。

（一）第一阶段：小组负责+外部指导——开展理性对话

第一期活动是在"迪士尼欢乐屋"已有观影活动的基础上附加社工服务部分。责任小组围绕当周计划播放的迪士尼电影《101 忠狗》的主题，结合社会学习理论和小组工作方法，反复商榷后设计出了"类小组"的活动形式。活动方案旨在通过观影，引导患儿认知父母的关爱，学习正向的亲子互动行为。活动内容包括观影前的破冰游戏、观影后的电影回顾、叠爱心送祝福三个环节，三位实习生各负责其中一个环节。教师团队对活动方案初稿提出的指导意见包括：活动的各个环节应围绕一个主题展开；需提前做好物资准备；预期活动开展中可能遇到的困难并准备应对预案等。在医院护士的协助下，这次活动招募到 10 名患儿参加。"第一次到医院开展服务，怀着激动忐忑的心情，硬着头皮把活动开展完。自己在心里想：'完了，开得那么糟。'但就在活动结束我送一个小男孩回病房的时候，他停下脚步笑着对我说：'姐姐，今天是我在医院里最开心的一天。'这句话给了我继续探寻专业实务的信心。"

（DQL 反思）。初次尝试，实习生就体验到了社会工作的专业意义感和价值感。医院社工部主任在活动结束后评估认为，这次活动的目标基本达成，但由于参加活动的患儿年龄差距较大，众口难调，活动难以满足每位患儿的需求；活动中，实习社工虽能亲切、耐心地与患儿进行沟通与互动，但社工之间分工并不明确。

吸取了第一期活动因观影时间太长、中途人员流失较多的教训，第二组同学决定另选时间单独开展社工服务。康娱活动应该以娱乐为主还是以教育为主呢？一位同学主张："应该以娱乐为主，小朋友玩得开心就好。"（微信群讨论）另一位同学反驳："即便是康娱活动，也需要凸显社会工作的专业性，考虑患儿的年龄、性别、身体状况，设计主题明确，有教育意义的活动。"（微信群讨论）

多数同学及教师支持后者的观点，但认为活动应兼顾趣味性。由于活动当天正值感恩节，该组同学将活动主题定为"感恩有你，医路同行"。内容包括制作 PPT 分享绘本故事（绘本为《原来妈妈也有起床气》）、介绍和讨论感恩节等，旨在通过活动让患儿感知亲人的关爱并学习表达感恩。社工部反馈这次活动中实习社工彼此间的配合有一定改善，但仍然存在多人在场，反到大家不知道自己该做什么的问题。

两期活动结束后，指导教师召集实习生进行了一次集中督导，重点分析了活动设计缺乏专业性、小组内分工不明确两大问题。教师团队指出，医务社会工作要突出服务对象是患者这一特殊性，在调查和评估患病儿童社会心理需求的基础上，依据专业理论设计能满足需求的主题活动；建议每次活动由一名主导社工把控活动开展节奏和流程，辅助社工协助带动气氛、回应患儿的个性化需求和处理突发事件。

这一阶段，实习生主要针对患儿"玩手机等电子产品时间过长"的问题，应用社会学习理论设计一些寓教于乐的活动，丰富患儿的住院生活。虽然学习居于干预的中心，但学习内容有很大随意性，方式也比较单调。学生实务能力的培养主要依靠实践和活动开展前后的多轮理性对话。按活动开展流程依次是：①小组成员在设计活动方案时的讨论性对话；②策划初稿完成后指导教师的指导性对话；③活动结束时社工部给予的反馈性对话；④督导活动中团队的总结探讨性对话。理性对话强化了学生的专业意识，也逐渐提升了他们的专业自信，为在下一阶段的实习中尝试更多专业方法奠定了基础。

（二）第二阶段：视频回放+集中督导——加强批判性反思

教师团队十分强调理论对实践的指导意义，"活动的实质是理论在实践中的应用，应在活动前后认真思考，你用了什么理论？活动应该怎么体现理论的运用？并不是所有的活动都只能依据社会学习理论设计。"（HL督导）第四期活动的主题是"我们都是好朋友"，方案设计的理论依据增加了社会支持网络理论。实习生希望通过观看视频和引导思考，让患儿认识友谊的重要性，学习交友技巧；并通过活动构建同伴支持网络，增加住院期间与病友的友好互动，减少对电子产品的依赖。

教师现场观察活动实施情况后，与学生的反思材料相对照，发现这种简单的事后反思遗漏了很多内容，于是在集中督导时增加了活动现场视频回放环节，以此加强批判性反思。回放视频时，实习生主动找出了"有些小孩到来的时间比预定早，在欢乐屋无所事事""社工讲解活动规则不够清楚，有些年龄小的孩子没有理解""个别孩子在活动中兴致不高"（督导记录3）等诸多问题。还你一言我一语地提出"可以在活动开始前播放音乐，由一位社工带领先到患儿跟随音乐进行律动""社工在活动开展前应反复演练活动规则的讲解脚本""增加活动中游戏环节的比重"（督导记录3）等应对策略。

康娱活动如何回应患儿"不配合检查和治疗""对医院环境感到陌生和恐惧"这两类问题呢？要解决问题首先需要分析问题背后的原因。实习生经讨论认为，除患儿身体的不适外，医院环境的高压力水平应是重要原因。教师给予启发，"那是否可以基于生态视角，从改变环境和改变认知两方面制定干预策略呢？"（ZL督导）实习生对之前开展的数次活动进行反思后提出：欢乐屋装饰的迪士尼风本身就是对医院既有环境的一种调整，患儿来到欢乐屋就暂时脱离了压力环境；社工在开展康娱活动时，为患儿创造了一个接纳性和支持性的服务环境，有助于改善医院的人文环境；除营造具有滋养性的环境外，还需要改变患儿对医疗环境的认知。据此，设计了"祛除病魔，医护陪我""吃药我能行""打针我不怕"等主题活动，希望促进患儿形成正确的就医观和自我管理能力，提高治疗依从性。此外还在活动的手工或绘画环节，引导患儿将作品赠送给自己喜爱的医护人员，融洽医患关系。医护人员在收到礼物后都表现得既惊讶又开心。这让实习团队体验到，即便是儿童，也具有与环境互动，重构医疗环境的潜能。

这一阶段，实习生应用了社会网络支持理论、认知理论、生态视角等理论，设计教育意义更加明确的主题活动，解决患儿的环境恐惧感和医疗依从性问题。实务能力的提升更多依靠对活动中所获具体体验的批判性反思，包括每位实习生的自我反思、小组内的集体反思、小组间的借鉴式反思以及指导教师带领下的深度专业反思。通过批判性反思发现活动中更多的细节瑕疵，关注活动设计"医务"特色的呈现。彼时，团队大部分学生都具备了设计康娱活动方案、与患儿进行沟通的基础能力，团队也养成了及时反思、及时记录活动资料并归档的习惯。

（三）第三阶段：活动再做一次——内隐经验的外显化

在一次活动中获得的经验往往具有内隐性，如果重复经历类似的活动，活动中的某些特性、思想、方法就可能因强化而形成相对外显的经验内容①。这启发指导教师，同一主题活动应该重复操作。经验学习圈的四阶段模型也表明，个体在一定情境中即使获得了某种经验，这种经验仍需在新的情境中进行证实、运用和发展。活动"再做一次"可以使学生的原初经验因再运用而得到巩固，可以对过于粗糙的原初经验进行改造和提炼，也可以检验批判性反思的成果是否已内化为学生的实务能力。之后的主题活动便都要求隔周再做一次。

第一个再做一次的活动从主题、形式到内容，在小组内都经过了反复讨论才确定。实际上第二次活动并不是第一次活动改进后的再做，而基本上是全新的活动。活动主题从"不一样的朋友"调整为"不一样的我"；活动目标从"患儿能接纳别人的不同"，调整为"患儿能正确认知自我、欣赏自己与别人的不同"；使用的绘本也发生了改变。只保留了前一次活动中患儿参与热情很高的破冰游戏。显然这样的改变并不符合教师团队对"再做一次"的要求。但该组学生认为，这样的改动是基于自我的概念和儿童自我认同的需求，更符合给病中的儿童以心理支持这一专业功能定位。学生在实务活动中已经体现出较强的自主性，并不一定遵循教师的指导和要求，而会进行独立的思考和尝试。

---

①　仲秀英，宋乃庆. 经验学习理论对数学活动经验教学的启示 [J]. 西南大学学报（社会科学版），2009，35（6）：129-132.

第二个再做一次的活动则基本保持了原活动的主体框架。活动目标为"促进患儿了解医生的工作，形成正确的就医观并主动配合医生的诊疗"，选择的绘本《你好，安东医生》也保持不变。首次活动方案设计了"患儿参与角色扮演，重现绘本情景"这一游戏尝试，但由于实施过程中前面的环节占用时间过长，不得不放弃。再做时，就在方案设计中为每一节活动指定了时长，并去掉了挑战较大的角色扮演环节，改为社工带领患儿通过掷骰子和翻卡片两种方式回顾绘本内容。患儿对新的互动方式很感兴趣，参与度很高。在活动结束前，社工进行了总结，再次强调主题，使得整场活动更加完整。改变了之前的活动一直存在的虎头蛇尾、草草收场的问题。

至此，康娱活动基本定型为三个组成部分：破冰（社工自我介绍和暖场游戏），主体活动（体现活动主题，多为绘本阅读和视频观看），创作与分享（延续主体活动，多为绘画和手工）。三个部分以一条主线贯穿始终，指导教师将其总结为"三环一线"。社工部反馈，实习生提供的康娱活动深受患儿及家长欢迎，一些患儿每天都期待"欢乐屋"开活动。有一位患儿在"欢乐屋"的留言簿上写道："我会再回来住院，参加活动的！"

这一阶段实习生将理论知识、实践经验、反思成果整合内化后，进行自我重构，再通过"再做一次"对内隐经验进行检验并外显化。因为第二次想要做得比第一次好，实习生往往在反思环节更加仔细，找出的问题更多，对活动方案的修改也更认真。

## 四、实务能力提升效果

无论是从学生每次活动结束后填写的实务能力自评表得分看，还是从他们的实习总结材料看，开展患儿康娱活动都明显提升了他们的实务能力。

### (一) 实务能力自评表分析

在学生进入具体实践场域之前，很难准确评价自身的实务能力，因此我们把第一次活动后的自评成绩作为基线。学生实务能力的变化情况如表 8-3 所示。

经过第一阶段的实习，学生"活动准备""小组分工配合""活动各环节衔接""专业方法使用"四项指标的自评分有明显提高；"活动主题""方案可操作性""资源动员链接""专业伦理恪守"等项指标的自评分略有提高。

经过第二阶段的实习，学生的"活动准备"项得分继续明显提高，除"小组分工配合""突发情况处理"两项外，其他各项指标的自评分也继续小幅提高。"小组分工配合"自评分的起伏可能是因为各小组在"每位组员各负责一个活动环节"和"每次活动设一位主导社工，两名辅助社工"两种分工方式之间进行着尝试。

在实习的第三阶段开启了活动"再做一次"的模式。比较实习第二阶段各项指标的得分均值和第三阶段活动做第一次的均值可以看到一个"奇怪"的现象——除"恪守专业理论"和"突发情况处理"两项外，其他各项自评分均有不同程度的下降。原因如下：一是第二阶段和第三阶段中间间隔了两个多月的期末考试和寒假，没有"趁热打铁"，学生的实务体验可能有"回生"现象。二是进入第三阶段后，学生对自身的要求更高，打分更"苛刻"。三是如果同一活动第一次做打分过高，"再做一次"便没有了提升空间。比较活动第一次做和再做一次的得分，发现12项指标中的11项得分均有所提高。显示出"再做一次"的必要性，如表8-3所示。

比较第三阶段末和基线各项指标的得分可以看出，经过四个月的实习（不计算考试和寒假造成的间隔期），实习生在"活动准备""各环节衔接""专业方法使用""专业伦理恪守"等指标上的得分均有明显提高。"文案撰写归档"项因指导教师自实习伊始即反复强调，实习生也积极配合，分值一直保持在较高水平。而"突发情况处置"这一问题始终未得到有效解决。

表8-3 实务能力学生自评分统计表

| 评价指标 | 基线得分均值 | 第一阶段得分均值 | 第二阶段得分均值 | 第三阶段（1）均值 | 第三阶段（2）均值 | 实习始末分差 |
|---|---|---|---|---|---|---|
| 活动主题 | 7.8 | 8.0↑ | 8.3↑ | 7.8↓ | 8.1↑ | 0.3 |
| 方案可操作 | 7.2 | 7.8↑ | 8.4↑ | 7.6↓ | 8.1↑ | 0.9 |
| 方案适用性 | 7.7 | 7.7 | 8.0↑ | 7.6↓ | 8.1↑ | 0.4 |
| 理论依据 | 7.4 | 7.4 | 7.9↑ | 7.5↓ | 7.9↑ | 0.5 |
| 准备充分 | 6.0 | 7.6↑↑ | 8.7↑↑ | 8.0↓ | 8.1↑ | 2.1 |
| 资源链接 | 6.8 | 7.4↑ | 7.7↑ | 7.2↓ | 7.6↑ | 0.8 |
| 小组分工 | 6.2 | 8.4↑↑ | 8.1↓ | 7.5↓ | 8.1↑ | 0.9 |
| 衔接把控 | 6.0 | 8.2↑↑ | 8.3↑ | 6.9↓↓ | 7.8↑ | 1.8 |

续表

| 评价指标 | 基线得分均值 | 第一阶段得分均值 | 第二阶段得分均值 | 第三阶段(1)均值 | 第三阶段(2)均值 | 实习始末分差 |
|---|---|---|---|---|---|---|
| 专业方法 | 6.4 | 7.6↑↑ | 8.3↑ | 7.4↓ | 7.9↑ | 1.5 |
| 专业伦理 | 7.4 | 7.8↑ | 8.4↑ | 8.5↑ | 8.7↑ | 1.3 |
| 突发情况 | 6.2 | 6.3↑ | 6.3 | 6.4↑ | 6.4 | 0.2 |
| 反思文案 | 8.4 | 8.4 | 8.9↑ | 8.3↓ | 8.8↑ | 0.4 |

## (二) 实习总结分析

对学生实习总结的分析发现,他们实务能力的提升主要集中在四个方面。

(1) 服务方案开发策划能力

通过多次活动内容策划和活动 PPT 制作,实习生掌握了活动设计的基本框架和活动开展的基本流程。"不仅学习到如何更加规范地撰写计划书,也对开展活动的相应理论、活动流程、物资准备等方面更加熟悉。在撰写方案中,活动对象的生理特点、此次活动的目的与主题、各个环节之间的连接度、活动的可行性与趣味性都需要反复思考和讨论。"(WQL 回顾)基于对活动中患儿反应的观察及对方案的反复尝试与改进,到实习结束时,学生设计的活动方案主题突出、结构完整。"我们现在的活动设计较之从前更专业,更符合患儿的需求,同时也更有趣。活动实施的各个环节患儿参与度都很高。活动能够在一定程度上形成对患儿的人文关怀和心理支持。"(WPQ 回顾)

(2) 团队合作与协调能力

由于活动采取了小组负责制,团队合作自然贯穿每次活动的始终。但最能体现合作意识和协调能力的是方案实施环节。"小组内部合作伙伴之间是需要磨合的,有时彼此并不是对方心中最合适的合作对象,会希望对方能更积极一点、主动一点。后面慢慢发现其实对方并不是不想做,只是当一人担任主导社工时,辅助社工处于一个被动地位,需要主导社工统筹一下具体的任务,需要坦诚直接的沟通。"(BXX 回顾)有了良好的团队合作与协调能力,才能做到合理分工,把控活动开展的节奏,及时处置突发情况。

(3) 实施服务能力

在社工提供服务的过程中,与服务对象建立专业关系是至关重要的环节。然而医院患者的流动性很大,在一周一次的康娱活动中,每次社工服务的患儿基本并不相同。因缺乏前期接触，社工与患儿建立专业关系并不容易。经过多次尝试和反思，实习生发现，"活动前如果小朋友多次在欢乐屋看到社工的身影，哪怕他（她）没有进来与社工接触，都能在一定程度上解除他（她）的戒心，他（她）会觉得这是熟悉的人。在活动前，如果陪提前到来的小朋友聊聊天、玩玩游戏，他（她）在活动过程中也会活跃得多。"（DHJ反思）即便是短暂的活动前接触，也能一定程度地消除孩子的陌生感和防范意识，建立对社工的身份认同。活动开始时，经由这个别孩子的示范，就可以带动其他孩子快速融入活动当中。

（4）沟通能力

沟通需要练习语言技巧，也需要合理使用非语言符号，更重要的是沟通方式要适合服务对象的认知水平和互动习惯。"刚开始到欢乐屋和小朋友们接触总会感觉尴尬，找不到合适的沟通方式。现在学到了很多沟通小技巧，比如，什么时候用封闭式提问、什么时候用开放式提问、多使用鼓励和期待的语气、注意小朋友的眼神等。如果小朋友不回应，我也有了一些缓和尴尬气氛的'妙招'。现在我发现自己在生活中都开始关注与人沟通的方式了。"（QGZ总结）当实习生将具体体验抽象化后迁移运用到学习、生活的多个领域中，而不再局限于一个特定情境时，就标志着能力已经形成。

### 五、转化的发生机制

实习过程就是学生带着课堂学习所得的系统性理论知识投身于真实的实践情境之中，解决充满不确定性的具体问题，随着经验的累积，逐步提升实务能力的过程。我们的研究验证了经验学习圈模型中"具体体验""反思观察""抽象概括""行动应用"四环节在从理论知识向实务能力转化过程中的重要作用。

（1）具体体验

经验，包括直接经验和间接经验，其本身就是技能的重要组成部分[1]。实习生每设计一次主题活动，都使用了社会工作的一种或几种理论作为支撑，都在做理论联系实践的尝试。每带领或"围观"一次主题活动，都体验到成

---

① 王怡，孙二军. 教师经验学习的多项度分析及有效策略［J］. 当代教育论坛，2020（1）：92-97.

功的喜悦和失败的教训。"实务开展过程中的不确定性和机动性很强,所有的不确定性于社工而言都是对随机应变能力的考验和锻炼。在不断地实践中,确有总结到一些实务经验,也能够感受到大家的小小进步,但依然还有太多需要成长的地方。"(LDS 反思)教师严格要求实习生在活动实施当天就完成和提交服务记录表和活动总结反思,起到了将每一次活动的具体体验进行梳理并清晰记录下来,便于未来开展反思的作用。实务能力就在一点一滴的经验中积累起来。

(2)评价反思

做中反省是社会工作者的重要技能[1],经由对具体体验的评价与反思,实习生形成内隐的默会知识(tacit knowledge)。默会知识是构建于个人经验基础上,未被精确化的、不能被系统表述的、在行动中起"支援意识"作用的知识[2]。它在个体接受理论知识时起过滤作用,在运用理论知识时起引导作用,促使实习生不断对自己在实践中遭遇的问题情境进行重构。无论是实习第一阶段的理性对话、第二阶段的批判性反思、第三阶段"再做一次"时对方案的反复修改,还是每次活动结束后要求责任小组成员填写的实务能力自评表,都推动着实习生对自己和他人的实践活动做出评价和反思。"如何在欢乐屋活动中更好地体现社工的专业性是一直困扰我们的问题。这一问题的解决一方面需要更深刻地理解理论,另一方面离不开实践中更多的尝试。每一次活动不应该写完总结报告就算结束,在回顾所有活动、每月交流讨论时依然需要不断反思,只有这样,才能从这些活动中凝练出真正具有指导意义的技能。"(WPQ 反思)

(3)抽象概括

在经验理论视角下,知识本身就是一种高水平、发展到一定程度的经验,是经过时间积累、实践检验后逻辑化、系统化的经验[3]。在评价与反思的基础上,实习生将理论知识与实践经验进行归纳、辨别、整合、改造,借助抽象

---

[1] 刘卫华,励娜. 培养社会工作者理论与实践结合的技能:反省的实务 [J]. 社会工作,2013 (3):58-64,155.

[2] 蔡宝来,王会亭. 教学理论与教学能力:关系、转化条件与途径 [J]. 上海师范大学学报 (哲学社会科学版),2012,41 (1):49-58.

[3] 夏淑玉. 从杜威"经验"理论看深度学习的发生 [J]. 四川师范大学学报 (社会科学版),2020,47 (3):110-118.

思维，将零散、具体的实践知识概括为有示范性、指导性的知识，指向专业问题的有效解决。在实习生对患儿的医疗环境恐惧感和医疗依从性问题进行分析和提出介入策略时，这种抽象概括就已经得到了一定体现。更为集中的体现则是在实习后期，经过反复实践，团队的康娱活动最终定型为"三环一线"模式。

（4）行动应用

实习第三阶段要求活动"再做一次"便是对抽象概括所得实践知识进行行动应用的强调。对学生实务能力自评量表的分析表明，行动应用对由理论知识转化而来的实务能力有很好的巩固作用。通过行动应用，理论知识和实践经验整合内化后外显化为实务能力，并在后续的学习和实践中不断系统化、逻辑化。在对理论知识和实践知识进行了多次行动应用后，实习生感受到课堂上储备的理论知识远不足以满足实务开展的需要。"我们的活动开展确实应有理论基础，除了之前经常用到的几个理论，还需引入游戏治疗、绘画治疗、生命教育、家庭治疗等方法和理论，在实践中探索其为何适用，调整不适用的方面。"（WQL反思）理论知识指导着实务的开展，实务能力形成后反过来又推动了进一步的理论知识学习需求，形成良性循环。

经验学习理论是基于个体学习而不是团队学习提出的，经验学习圈模型也没有涉及外部因素对个体学习的助推作用。研究发现，对团队实习而言，以下四个因素对学习和转化的影响也很突出。

（1）触发性事件

实践中偶遇的触发性事件可能极大激发实习生将理论知识转化为实务能力的内驱力。"有一次我发现一位患儿的母亲状态不太好，于是和她进行了交流。从她的讲述中我大致了解了她面临的几个问题。我很想为她提供专业帮助，她的这些问题作为个案我也知道可以从哪些方面开展服务。但是自己的专业知识都停留在书本上，到了实际场景中还是不知道该从哪里做、该怎么做。最终我只扮演了一个倾听者的角色。当时那种无力感让我深深体会到'纸上得来终觉浅，绝知此事要躬行'，我需要通过大量实务活动来提升自己的专业能力，使理论和实践更完美地融合。"（DQL回顾）遭遇这一事件的实习生在此后的实习过程中，主动尝试，积极思考。指导老师评价"她的实务能力是以肉眼可见的速度在提高。"（XY督导）

（2）同伴支持

实习生在开展康娱服务过程中时时遭遇各种始料未及的困境，同伴的支持既能及时救场，推动活动顺利进行，又提供了一次实务能力的现场展示，对小组其他成员起到很好的示范和启迪作用。"我做主导社工的那次活动，有个小孩一直不遵守事先宣布的活动纪律，我提醒了好几次他也不听。我想语气严厉些制止他，又觉得社工不应该这样对服务对象。正在我不知所措时，我的同伴走过去对那个孩子说：'你再这样就要被扣小星星了哟，那样就得不到今天的奖品了！'那个孩子马上就听话了。原来这个问题处理起来可以这么简单，就是用了强化理论！"（QGZ反思）以小组形式开展服务，在活动方案设计阶段可以集思广益，思维共振；在活动实施阶段可以合理分工，扬长避短；同伴之间的专业沟通和情感支持，对小组成员彼此的成长也有着重要意义。

（3）组间学习

"看其他小组每次的活动方案或听督导会上其他小组的经验分享，我可以从旁观者角度分析他们的优势和不足，轮到我们组制定方案时，会注意避免再犯别人已经犯过的错。看到别的小组不时推出一些新创意，我现在在看书或者看综艺时也会想到其中的活动/游戏是否可以运用到我们的活动方案中去。"（QGZ反思）他者经验既扩大了转化发生的经验基础，也催生了小组间潜在的学习竞赛。

（4）教师督导

实习过程中，教师的角色从最初的实习生的指挥者逐步转变为实习生的支持者。在实习第一阶段，教师主要是直接为实习生答疑解惑、提供专业指导。在第二阶段，转而更多启发和引导学生自己解决问题。到第三阶段则把重点放在帮助学生对实践知识进行抽象概括上。"经过老师的指导，我们掌握了一些处理问题的方法，更多考虑到提升活动专业性；在平时开展活动时，老师也会针对我们的计划书、活动海报进行点评，让我们及时修改……正是这样，让我能够不停地进行自我反思、学习和成长。"（BXX反思）在与实习生之间频繁且密切的互动中，教师除了提供专业上的指导和建议，给予更多的是心理支持，鼓励他们不断尝试、创新，接纳他们的坚持甚至错误。

内部认知行为过程与外部影响因素相结合形成了推动理论知识向实务能

力转化的双层机制，如图 8-2 所示。

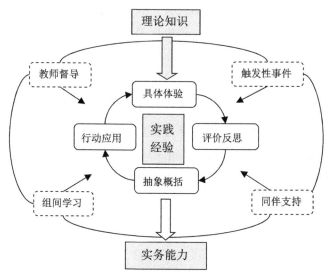

**图 8-2　理论知识向实务能力转化的机制**

## 六、结论与讨论

加强专业实习实践是培养学生实务能力的重要手段，也是满足患者及医护人员对合格的医务社会工作人才需求的重要手段。"实践是人类实际地处理自身与世界关系的能动活动过程。但人类在实际地处理自身与世界的关系之前，必须观念地处理自身与世界的关系"①。抽象的理论知识的掌握是实习生实务能力形成的前提。实务能力是在将理论知识与实践经验耦合的过程中生成的思想与行为能力②。通过对实习生在"迪士尼欢乐屋"开展的系列患儿康娱活动的行动研究，我们主要有如下两点发现。

（1）社会工作专业实习生开展患儿康娱活动类服务，主要是提升组织协调、人际沟通、资源链接和整合、合理采取干预措施、开发和实施服务项目、记录和管理社会工作文件及档案的能力。对其他医务社会工作者需具备的实务能力的提升作用较有限，这些方面能力的提升需要学生到临床科室承担和

---

① 王炳书. 实践理性辨析 [J]. 武汉大学学报（人文科学版），2001（3）：270-275.

② 李太平，刘燕楠. 教育研究的转向：从理论理性到实践理性——兼谈教育理论与教育实践的关系 [J]. 教育研究，2014（3）：4-10.

参与个案工作、小组工作等实务活动，逐步培养。

（2）从理论知识向实务能力的转化，在个体内部经历了具体体验阶段的实践参与、理论应用和经验获取；评价反思阶段的效果评价、经验回顾和专业反思；抽象概括阶段的理论知识与实践经验整合内化、知识体系重构、实务能力形成；行动应用阶段的实践知识再检验和实务能力外显化的一系列认知和行为过程。实习过程中偶遇的触发性事件、来自同伴的支持与鼓励，小组间的学习与竞争，教师的全程督导等都是促进转化发生的重要外部影响因素。采取团队实习的方式，构建平等的师生关系、互助的生生关系，在学习共同体内营造安全与信任的氛围，充分发挥共同体内讨论、分享、合作、互帮互助、榜样示范等积极作用，有利于加快理论知识向实务能力转化的进程，提高团队整体实习效果。

# 第九章

# 健康治理视角下的医务社工服务合作供给

## ——医务社工助理作用的发挥

治理的特点是去中心化和去层级化，即权力向社会、向地方让渡，各治理主体之间形成复杂的资源依赖关系。健康治理是多元主体为维护和增进人民的健康福祉而协商合作，采用多种手段作用于健康的多种影响因素的过程。医务社会工作作为健康服务体系的组成部分，需要社会工作者与其他健康服务主体展开良好的合作。在医疗机构中，最常见的合作模式是医务社会工作者加入医疗团队中，成为医疗团队的一员。但实践中已经出现了另一种新型合作模式——将医生、护士等纳入社会工作团队中，成为社工团队的一员。

医务社会工作是社会需求最强烈的社会工作方向，如在全国广泛铺开，医疗卫生领域将是吸纳专业社会工作者最多的领域[①]。但当前全国大多数医院还没有成立社会工作部，即使成立了，专职医务社工师的数量一般也寥寥无几。在临床实务中，社会工作者还面临融入医疗团队困难、医疗专业知识欠缺、社会认知度不高等困境。为了解决这些问题，国内一些医院开始探索医务社会工作开展的一种新型模式——在院内聘用兼职医务社工助理。这一做法促进了社工部与临床科室的有效对接，有助于及时发现临床需求，有效介入特殊案例；也有助于利用院内资源，在不增加医院用人成本的前提下缓解因专职医务社会工作者人手不足对社会工作开展形成的制约；还能借助医务

---

① 刘继同. 中国医务社会工作十年发展成就、主要挑战与制度建设路径 [J]. 社会政策研究，2017（3）：66–78.

社工助理队伍，在医院内部扩大社会工作的知晓度，提升社会工作服务效率[①]。聘用医务社工助理是一种值得深入探索的带有中国特色的医务社会工作开展模式。如何选拔医务社工助理？如何合理界定医务社工助理的职能？如何激励医务社工助理的工作积极性？……这些问题都有待研究。

## 一、区分助理社工和医务社工助理

"助理社工"和"社工助理"虽然从字面上看非常相似，只有词序的不同，但前者的落脚点在"社工"二字，助理社工是专业的社会工作师，"助理"代表政府权威部门对其职业水平的认定；后者的落脚点在"助理"二字，社工助理不一定需要专业的社会工作师担任，"助理"代表用人单位对其角色的界定，其主要职能是协助专业社工师开展服务。

依据《社会工作者职业水平评价暂行规定》和《助理社会工作师、社会工作师职业水平考试实施办法》，从 2006 年 9 月 1 日起，国家对在社会福利、社会救助、社会慈善、残障康复、优抚安置、卫生服务、青少年服务、司法矫治等社会服务机构中从事专门性社会服务的专业技术人员实行职业水平评价制度，纳入全国专业技术人员职业资格证书制度统一规划。通过职业水平评价，取得社会工作者职业水平证书的人员，表明其已具备相应专业技术岗位工作的水平和能力。助理社会工作师是社会工作职业中的初级水平，其资格获取需要通过《社会工作综合能力（初级）》《社会工作实务（初级）》两个科目的考试。参加助理社会工作师考试的人员，应具备下列条件之一：

（1）取得高中或者中专学历，从事社会工作满 4 年；

（2）取得社会工作专业大专学历，从事社会工作满 2 年；

（3）社会工作专业本科应届毕业生；

（4）取得其他专业大专学历，从事社会工作满 4 年；

（5）取得其他专业本科及以上学历，从事社会工作满 2 年。

可见，助理社工作为社会工作的一种职业等级，需要通过全国统一考试后予以认定。虽然无社会工作专业学习背景者也可以报考，但报考者必须具

---

① 傅茜，傅丽丽，徐虹. 某儿童专科医院医务社工有效融入医疗团队的实践探索［J］. 中国医学伦理学，2008（3）：282-285.

备一定的社会工作从业经验和实务能力。

医务社工助理是医院为解决专职医务社工师人力资源不足，主动进行制度创新的产物。一般由医院制定相关制度，在院内已有医务人员中聘任，对应聘者的专业背景及社会工作实务经验也未做严格要求。目前，医务社工助理并非医疗系统中一种正式的、独立的岗位，担任医务社工助理也不能代表任职者的职业水平。设置这一兼职岗位，是作为社会工作人力资源的延伸，辅助专职社工师开展临床实务。如对患儿及家属的社会心理问题进行预估、将需要转介的个案转介到社工部、在医患群体中推广医务社会工作理念、指导社会工作专业实习生开展临床服务等。这种医务社会工作供给模式是对当前我国医院现实情境的一种本土化适应，也是一种基于中国实践情境发生的医务社会工作专业社会化。

## 二、复旦大学附属儿科医院的探索

复旦大学附属儿科医院（以下简称"复旦儿医"）于2003年成立社会发展部，开展公益慈善和志愿者管理。2012年社会发展部更名为社会工作部（以下简称"社工部"）。该院医务社会工作经历"嵌入、介入、融入"三个发展阶段后，逐步形成了多元合作的发展模式。目前社工部配备专职医务社工师10人，分临床片区开展社会工作服务，在临床服务、公益慈善、健康促进、志愿管理、员工关怀、社会倡导等领域发挥着重要作用。

### （一）医务社工助理的招募和管理

为了更好地与临床对接，社工部从2014年起面向全院招募有爱心且认同社会工作专业理念的优秀医护人员，组建医务社工助理队伍。先后选择了33名善于沟通、乐于助人、有社工潜质的优秀医护人员担任医务社工助理，覆盖23个临床医疗科室。助理队伍人员构成以最初的护士为主，逐步扩展到包括医生、医技人员及行政人员在内的多元构成。医护人员本身具备医学知识，有丰富的临床经验，平日在工作中与患儿及其家属接触密切，对患者情况了解比较深入、全面。他们加入医务社工助理队伍，一方面，能及时向社工部转介有服务需求的案主。另一方面，经培训后的助理也能直接运用社会工作的沟通技巧和简单的专业干预方法为患者提供一些社会心理服务，有助于建立和谐互信的医患关系。

医务社工助理的招募、审批、筛选完成后，社工部组织助理团队分层分批参加了社会工作理论及实务知识的培训。院内培训每年至少两次，院外培训每年至少一次。通过持续的继续教育，不断提升助理团队的专业化水平。除培训外，社工部还组织医务社工助理参与社会工作知识学习型小组，帮助他们提升实务能力。在社工部的培训指导下，20位医务社工助理报名参加了全国社会工作者职业水平考试，其中12位取得了助理社会工作师证书①。

为完善对助理团队的管理，复旦儿医从2015年开始探索医务社工助理管理制度。先后出台了《医务社工助理招募办法》《医务社工助理管理办法》《社工部个案转介制度》等规范性文件，对助理们进行统一管理、精细培训和业务流程规范。

（二）医疗游戏辅导队伍的建设

2018年2月，社工部联合社会组织共同启动了儿童医疗游戏项目。除几个试点科室外，社工部还与护理部联合在全院各个病区招聘游戏辅导员储备人才，以打造"一科室一游戏员"为抓手，提高医疗游戏的落地效率。选聘游戏辅导员旨在令其通过游戏的方式协助儿童熟悉医院、适应住院、降低对医疗操作的失控感和恐惧感。医疗游戏辅导员属于社工助理队伍中在病房提供专精型服务的人才。

在医院社工部、护理部及人力资源部联合发出的《关于院内招聘病房医务社工助理暨医疗游戏辅导员的通知》中，医疗游戏辅导员岗位的招聘要求为：①恪守伦理道德原则，追求公平正义的实现和社会福祉的提升；②性格开朗、乐于助人、富有同理心，善于与人沟通；③工作认真、做事高效、观察敏锐、有团队精神、乐于学习和接受改变；④从事医院工作至少3年及以上，中高年资或有艺术特长（如绘画、手工、表演、故事阅读等）的护理人员优先；⑤保证每周至少8小时在病房从事医务社工助理暨游戏辅导员岗位相关工作；⑥参与过志愿服务、组织过患儿或家长的活动、管理过慈善救助及物资、对接过社会工作实习生和专科志愿者优先。评聘过程综合考量应聘

---

① 傅丽丽，简杜莹，张灵慧. 儿童医疗游戏辅导的项目化运作研究——基于复旦大学附属儿科医院医务社工的实践探索 [J]. 中国社会工作，2019（36）：39-43.

人员的工作能力、沟通能力、性格特质以及个人对所在科室人文关怀工作开展设想等方面。

培训与考核是提升儿童医疗游戏辅导员能力的主要渠道，医院对游戏辅导员进行了系统化培训。培训课程包括医务社会工作理论概述、医务社会工作实务技巧、游戏辅导方法教学以及实训模拟等。课程内容紧扣实践，课后还布置有作业以巩固教学效果。作业主要基于临床真实案例，锻炼、提升学员的沟通与表达技能，内化社会工作的服务价值与理念。课程共计 24 个课时，由来自高校社会工作系的教师、儿童医疗游戏专家进行现场授课。课程培训结束后，通过考核的方式对儿童医疗游戏辅导员进行资质认证。对考核合格者授予岗位聘任证书与工作章，明确医疗游戏辅导员的工作内容和岗位职责。借此，既可从系统的组织架构上保证实践活动的开展，也可实现对游戏辅导员的岗位准入和统一监督①。

社工部为每位医疗游戏辅导员配备医疗游戏道具一套，共 7 个游戏包。各专科医疗游戏辅导员根据各自所在科室的特点，使用游戏包开展符合患儿特点的医疗游戏辅导。医疗游戏辅导的形式有两类：第一类是以个案为干预单位，自实施首次干预开始持续追踪，改善患儿就医经历或助其度过某段特殊的治疗时期。如对 PICU 与父母分离的危重患儿，首先使用"陪伴游戏包"中的故事机"陪伴"患儿，缓解其对 PICU 环境的陌生感与恐惧感；随着病情逐渐平稳，采用折纸游戏缓解患儿的孤独感。第二类是以某个临床场景为干预单位，单次给予游戏辅导。如抽血中心的医疗游戏辅导员使用"分散注意力游戏包"中的手偶、摇铃、图书等道具，在患儿接受采血之前的瞬间分散其注意力，帮助其顺利完成静脉采血②。

（三）医务社工助理的职能

在复旦儿医，医务社工助理的主要职能是在病房开展个案转介、实习生带教、慈善救助、社工理念倡导等工作。以个案转介为例，医务社工助理预估后转介到社工部的个案，社工部进行资料收集并对其问题进行正式评估。

---

① 傅丽丽，简杜莹，张灵慧. 儿童医疗游戏辅导的项目化运作研究——基于复旦大学附属儿科医院医务社工的实践探索 [J]. 中国社会工作，2019（36）：39-43.

② 顾莺，张晓波，傅丽丽. 儿童医疗游戏辅导护理专业队伍的建设与管理 [J]. 中国护理管理，2019（5）：761-764.

如属社会——心理相关的问题，则由专职医务社工师直接介入，根据个案需求予以心理辅导、关系调适等；如属医疗——生理相关的问题，则由医务社工助理介入，根据个案具体需求提供入院适应、医疗游戏、术前准备、术中支持等服务。专职的医务社工师和兼职的医务社工助理之间功能界限比较明确，也较好地发挥了各自的专业优势。

通过医务社工助理们在临床的需求调查和评估，该院专职医务社工师深入临床提供服务的工作成效大为提升。通过学习社会工作专业知识，医务社工助理们也改善了自己的临床本职服务水平，从一定层面上防止了医患纠纷的发生，促进了医患互信，提升了患儿家庭的就诊满意度。

### 三、重庆医科大学附属儿童医院的本土化尝试①

重庆医科大学附属儿童医院（以下简称"重庆儿医"）社工部于2018年12月成立，曾到上海等地学习考察，走访了复旦儿医、上海儿童医学中心等医疗机构和社会组织。按照上海市《关于推进医务社会工作人才队伍建设的实施意见》中的人员配置标准，"儿科、精神卫生、肿瘤、康复等专科医院每100~300张床位配备1名专职医务社工"。重庆儿医拥有渝中、两江两个院区，编制床位2480张，平均开放床位1925张，而社工部仅有2名专职社工，远远无法满足医院医务社会工作发展的需求。参考同行业专科医院的做法之后，2019年6月，社工部向医院提交了《关于设置医务社工助理岗位的提案》，建议设置医务社工助理岗位，促进社工部与临床的有效对接，共同推进医务社会工作的开展。院长办公会通过了这一提案。考虑到重庆与上海两地社会工作发展阶段的较大差距，社工部在启动招募工作时，对医务社工助理任职条件的要求无论是工作年限还是投入助理岗位的工作时间，都低于复旦儿医。该院选拔医务社工助理的具体条件为：①认同社会工作服务理念，尊重并接纳服务对象，有爱心、有耐心，热心公益和慈善事业；②2年及以上医护工作经历（或院内行政工作经历），能够安排时间投入助理岗位工作（3小时/每周）；③具有丰富的临床（或其他专业）经验，良好的沟通协调、团队协作能力，有心理咨询师、康复师、营养师等相关证书或特长者优先。对应

---

① 本部分调查系与重庆医科大学附属儿童医院社工部合作完成。

聘者的考核分为科室考核和面试考核两个环节。科室考核主要是组织科室负责人或对应主管职能部门负责人对申请人进行综合素质评价。面试考核主要是由党办、社工部和团委的负责人组成考核小组对申请人进行现场面试，考评适岗能力。综合两个环节的考核结果，最终选拔出15人担任首批医务社工助理，2人担任医务社会工作顾问，覆盖到两个院区的15个临床医技科室。

### （一）什么样的人最有可能成为医务社工助理

如表9-1所示，重庆儿医医务社工助理团队主要由护士组成，除了12名护士，还有1名医生、1名药师、3名行政人员；女性占据了团队的82%，整个团队只有3名男性；年龄范围集中在26~36岁，只有两名医务社工顾问年龄稍长。

社工部承诺给医务社工助理的待遇仅有：①因利用个人时间进行医务社工助理兼职工作，给予一定的津补贴；②获得固定周期的医务社会工作相关服务技巧培训、轮流外出参加医务社会工作相关会议或培训的机会；③凡参加社会工作职业资格考试通过者进行对应级别的一次性奖励。实际上在医务社工助理制度实施之后，津补贴的给付方式及数额并未明确。虽然这样的待遇本身并不优厚，但仍然吸引到33名应聘者，其中有一位护士长和一位资深行政人员。对助理们应聘动机的调查发现，"帮助他人""提升自我"两者出现的频数最高。

表9-1　重庆医科大学附属儿童医院医务社工助理（含顾问）团队构成

| 序号 | 性别 | 年龄（岁） | 所在科室 | 职务 | 应聘动机 |
|---|---|---|---|---|---|
| 1 | 女 | 27 | 肿瘤外科 | 护士 | 为肿瘤患儿多提供一些帮助 |
| 2 | 女 | 29 | 肾脏内科 | 护士 | 给慢性病患儿及其家庭更多关爱和帮助，帮助他们顺利回归社会 |
| 3 | 女 | 29 | 体检部 | 护士 | 能为更多的人尽绵薄之力 |
| 4 | 女 | 29 | 胸心外科 | 护士 | 帮助更多的人 |
| 5 | 女 | 29 | 血液肿瘤科 | 护士 | 分享快乐 |
| 6 | 女 | 30 | 急诊医学科 | 护士 | 服务，奉献，自我提升 |
| 7 | 女 | 31 | 骨科 | 护士 | 通过工作发现临床护理工作需要社工 |

| 序号 | 性别 | 年龄（岁） | 所在科室 | 职务 | 应聘动机 |
|---|---|---|---|---|---|
| 8 | 女 | 32 | 静脉配置中心 | 药师 | 帮助他人，提升自己 |
| 9 | 女 | 35 | 泌尿外科 | 护士 | 借此专业平台，帮助更多的人 |
| 10 | 女 | 35 | 分诊科 | 护士 | 解决患者被遗弃在院的临床困境，帮助弱势患者 |
| 11 | 女 | 36 | 分诊科 | 护士 | 帮助别人，学习更多知识 |
| 12 | 女 | 36 | 烧伤整形科 | 科室秘书 | 分享爱 |
| 13 | 男 | 26 | 病员服务中心 | 职员 | 学习新知识，想成为一名专业的社工 |
| 14 | 男 | 29 | 内分泌科 | 护士 | 完善梦想，提升自我能力 |
| 15 | 男 | 30 | 肿瘤外科 | 医生 | 丰富阅历，提升自我 |
| 16 | 女 | 56 | 胃肠新生儿外科 | 护士长 | 做好事不能少我一个 |
| 17 | 女 | 48 | 门诊部办公室 | 职员 | 尽自己最大的努力帮助需要帮助的人 |

这一结果启示：最有可能发展成为医务社工助理的是较年轻（40岁以下）、有一定工作经验、乐于助人的护理人员。这些人正处于职业生涯的上升期，对医疗保健工作有较强的认同感，对提升自我也有强烈愿望。

（二）如何对医务社工助理进行培训

为了让医务社工助理能胜任岗位工作，社工部对其进行了系列培训。按照社工部制定的培训工作方案，培训采取正式培训与非正式培训相结合的方式进行。正式培训主要利用助理的业余时间，通过专题讲座让助理们短、平、快地掌握医务社会工作基本知识与技巧，或派员参加高校、行业举办的医务社会工作继续教育班及相关会议（如部分助理参加了西南大学客座教授、美国密歇根大学 Brian Perron 在西南大学暑期课程周所上课程的学习）；非正式培训主要根据助理个人的意愿，自发参与线上相关课程或专业书籍、影视资源的学习，社工部负责提供和推荐资源信息。在助理们正式上岗前，社工部对其进行了3期共30个学时的集中岗前培训。培训内容包括医务社会工作阐释及发展思路、医务社会工作理论知识和实务方法、社会工作服务项目设计与管理、个案预估与转介、医疗救助资源讲解等。由社工部主任和西南大学社会工作专业教师主讲。

为了增强培训效果，社工部对助理们进行了问卷调查和小组座谈，了解其对培训效果的期待、在培训中遇到的困难、对培训内容的要求等。

1. 对培训效果的期待

助理们对培训效果表达的需求按出现频次由高到低依次是：①将所学知识灵活应用于实践。对应用程度的期待则从独立完成社会工作项目，到协助开展社工活动不等。如一位助理希望通过培训"可以单独进行社工项目策划与实践"，另一位助理则希望培训后"能胜任医务社工助理工作，协助社工部开展医务社工服务"。②提高自身综合能力。一方面能借此"提高为患儿及其家庭服务的水平"，另一方面也能"遇见更好的自己，让生活更有意义，让生命更有价值"。③具备基本社工理论知识。要求高的，希望"熟悉一个案例的整体服务流程和实际操作技巧"；要求低的，也希望"提升对社会工作的适应能力"。④能够长期坚持培训的开展。只有保持培训的可持续性，才能"（让我们）向社工助理专业性逐步靠近"。

2. 培训中遇到的主要困难

困难主要集中在三个方面：①如何将培训所学运用于临床实践。助理们表示，即便经过了岗前培训，通过了课程考核，他们仍然不知如何将所学理论和方法应用于临床实践，为患儿家庭解决社会心理问题。医学临床实践让他们深谙纸上谈兵与实战能力之间的差距悬殊，对临床医学训练模式形成的路径依赖也让他们提出了观摩实践（类似见习）、完整参与临床真实个案服务（类似实习）的培训要求。②本职工作与培训时间冲突。医护人员本职工作十分繁忙，有些需要倒班，闲暇时间并不固定，很难保证按时参加每一次现场培训。解决这一问题既需要医院管理层对医务社会工作的大力支持；也需要社工部做好培训规划，提早通知培训时间，让助理们做好时间安排；更需要采取"线下+线上"的双重培训渠道，为那些无法参加现场培训的助理提供在线学习机会。③社会工作理论知识欠缺。通过几次集中的培训，很难保证助理们对医务社会工作的理论和方法有系统把握。而缺少这种系统的训练，助理们对提供专业的社会工作服务缺乏信心。

3. 对医务社会工作知能要求的认知

经历了岗前培训后，在助理们看来，成为一名医务社工师最需要的技能是人际沟通能力、案主的问题/能力/需求评估能力；其次是组织协调能力、资源整合能力、社会工作实践评估能力；再次是具备干预措施的能力、政策倡导能力、跨学科合作能力。成为一名医务社工师最需要的知识是社会工作实务知识、医务社会工作不同形式服务的实践案例；其次是社会工作的伦理和价值观、医疗卫生和医疗救助等政策法规、心理学知识、医务社会工作概况、医院社工在急诊室/手术室/ICU 等场域的具体服务内容；再次是处理医患纠纷的医事法学知识、社会工作理论、社会学基础和健康管理学知识。虽然培训讲师讲了不少具体干预方法和项目策划的内容，但助理们仍然认为人际沟通、案主评估等通用性较强的能力才是最重要的，也是他们最需要的。应该说，这种认知是符合医院管理部门对医务社工助理岗位职责的定位的，毕竟，助理们本职工作繁忙，很难有足够的时间和精力单独开展个案或小组工作。助理们看重的专业知识，是指向性、问题导向性非常明确的知识，社工实务、服务案例、医疗救助政策等皆是如此。

4. 感兴趣的培训主题

助理们感兴趣的培训主题依次是：①社会服务项目设计与管理，②医疗救助的途径与资源，③医院志愿者的招募与管理，④医患沟通与医院纠纷处置，⑤突发事件危机干预。这些培训主题都是医务社会工作的实务内容，从调查结果可以看出，助理更偏好的是常规性的社工实务，已经开展了医务社工服务的医院都有项目设计与管理、医疗救助、志愿者管理这三类工作。而医疗纠纷的处置和突发危机的介入对社会工作者的综合能力及专业素养要求更高，且并非医务社工师可以单独完成，对这类复杂事务感兴趣的助理较少。

调查结果显示了助理们对实操技能和实务知识的明显偏好。

调查结果对医务社工助理培训内容设计的启示是：首先，内容设计应突出实务导向，增加实践环节；其次，重视人际沟通、案主评估等通用性较强的能力的培养；再次，培训内容宜少不宜多，宜精不宜广，避免开设过多理论课程占用助理们宝贵的学习时间；最后，可以将医学人文和社会工作专业价值观的培训内容进行整合，使助理们能顺利将医学伦理与社工伦理对接，找出共同内核，增强对社会工作专业的认同感。

调查结果对医务社工助理培训开展方式的启示是：第一，应保持培训的持续性，让助理们逐步且不断地提升助人能力。定期或不定期的培训也搭建起了一个助理们相互分享和集体学习的平台，有利于增强团队的凝聚力；第二，应增加培训的灵活性，将线下学习与线上学习结合、个人自学与集体辅导结合、院内学习和院外学习结合，为助理们提供灵活的学习方式和学习渠道；第三，可尝试培训目标的多元化，对不同科室的社工助理进行差异化培训，如对经济困境患儿较多的肿瘤、血液科医务社工助理重点进行医疗救助的培训，对诊疗焦虑较常出现的骨科、烧伤整形科医务社工助理重点进行医疗游戏的培训等。也可考虑设置几个培训方向供助理们根据科室实际需求自主选择。

通过调查我们也发现，从助理中发展专业医务社工师是有可能的，有一位助理就明确表示"希望能成为一名优秀的专业社工"。

（三）医务社工助理应该做什么

在《关于设置医务社工助理岗位的提案》中，社工部设置的医务社工助理岗位职责如下。

（1）负责对接科室医务社会工作服务需求，可以预估并向社工部转介特殊个案，协助医务社工开展个案、小组、社区（活动）等专业服务；

（2）协助医务社工专业实习生带教工作、医务社会工作实践研究工作；

（3）协助有需求的患儿及家庭对接基金等慈善资源进行就医帮扶；

（4）参与公益项目或活动的策划，负责公益空间的运营和管理；

（5）参与社会组织、志愿团体在院内开展志愿活动的组织管理；

（6）协助进行医务社会工作宣传与倡导，收集科室、服务对象等相关方的评价与建议。

助理职责突出了"协助"和"参与"的特性，对助理辅助专职医务社工师开展服务的定位进行了具体阐释。助理直接负责的工作有两项——"对接科室社会工作服务需求""运营和管理公益空间"。前者指明了在医务社会工作服务的供给系统中，医务社工助理起到的主要作用是"衔接"，除衔接社工部与临床科室外，还包括衔接志愿者与服务对象，衔接社工实习生与医护团队等。后者则是一项较复杂的工作。重庆儿医到2020年已经建成并开放使用的公益空间只有设在普通外科的"迪士尼欢乐屋"。这一公益空间目前由所在科室医务社工助理负责管理，开展的具体活动包括科室护士对患儿家长的定期健康宣教活动、高校社工实习生组织的患儿康娱活动、迪士尼动画电影观影活动以及对患儿开放的自由玩耍时间等。实际上，在公益空间的运营中，医务社工助理无法全部"负责"，主要仍是"协助"，比如社工实习生每周去开展患儿康娱活动之前，助理将活动海报进行张贴并在病房进行通知和招募，活动结束后将空间消毒和关闭等。

对比复旦儿医与重庆儿医对医务社工助理职能的界定发现：两家医院的共同之处是医务社工助理都要从事个案预估、个案转介、实习生带教、慈善救助和社工理念倡导工作；不同之处是复旦儿医的医务社工助理直接提供医疗游戏等项目服务，重庆儿医的医务社工助理参与管理公益空间和志愿活动。医务社工助理是医务社会工作领域的新生事物，各医疗机构对其岗位职责的界定也处于摸索和尝试阶段。从目前的情况来看，确定医务社工助理的岗位职责时要充分利用助理们的医学专长和密切接触临床的工作特点。首先，发挥其衔接医疗服务和社工服务的作用；其次，在社工部的指导下增强和扩大健康宣教的效果；最后，通过培训使其在临床诊疗活动中嵌入社会工作的理念、技巧和方法。

### 四、医务社工助理的激励机制

护士、医生、康复治疗师等医务人员多是凭借自己的助人情怀和自我提升期待加入医务社工助理队伍，主要利用自己的休息时间来参加培训和开展部分社工服务。如果没有合理的、长效的激励机制，很难维持和提升他们从事这项兼职工作的积极性。一般而言，激励手段主要包括薪酬激励、荣誉激励、工作激励、精神激励四类。从复旦儿医和重庆儿医医务社工助理制度的实施情况看，薪酬本不是吸引医务人员应聘医务社工助理的主要动机，社工部给予的有限薪酬也无法形成足够的引力。因此激励需从荣誉、工作、精神方面着手。

激励理论认为，工作效率与职工的工作态度有直接关系，而工作态度则取决于需求的满足程度和激励因素。

内容型激励理论着眼于满足人们需要的内容，即人们需要什么就满足什么，从而激起人们的动机。主要包括马斯洛的"需要层次论"、赫茨伯格的"双因素论"、麦克利兰的"成就需要激励理论"等。美国心理学家马斯洛于1943年初次提出了"需要层次"理论，把人的需求分为生理需要、安全需要、爱与归属需要、尊重需要、自我实现需要五个层次。1954 年又增加了求知需要、求美需要，从而形成七个需求层次。按照这一理论，对医务社工助理的有效激励，应建立在满足其尊重需要、自我实现需要、求知需要等高级需要的基础上。赫茨伯格把影响工作态度的因素分为保健因素和激励因素两类，保健因素包括组织政策、管理技术、同事关系、工资待遇、工作环境等，这些因素的改善可消除职工的不满情绪；激励因素包括成就、赏识、挑战性的工作、增加的工作责任以及成长和发展的机会，这些因素可以给人带来积极的态度。按照这一理论，对医务社工助理的有效激励，需建立和谐的团队关系，确保工作内容的丰富性、挑战性和工作安排的适切性、成长性，并给予团队成员及时的肯定和鼓励。麦克利兰认为，在人的生存需要基本得到满足的前提下，成就需要、权利需要和合群需要是人的最主要的三种需要。有成就需要的人对胜任和成功有强烈的要求，他们乐意接受挑战、敢于冒风险、愿意承担所做工作的个人责任。权利需要较强的人有责任感，愿意承担需要的竞争，喜欢影响别人。合群需要强烈的人渴望获得他人赞同，高度服从群体规范，忠实可靠。按照这一理论，对医务社工助理的有效激励，需对助理们增能赋权，明确责任，持续进行岗位内容和管理制度的创新。

过程型激励理论重点研究从动机的产生到采取行动的心理过程。主要包括弗鲁姆的"期望理论"、豪斯的"综合激励力量理论"、洛克的"目标设置理论"等。期望理论认为，人们之所以采取某种行为，是因为他觉得这种行为可以有把握地达到某种结果，并且这种结果对他有足够的价值。按照这一理论，对医务社工助理的有效激励需给其合理确定岗位目标和责任，令其对医务社会工作既有一定控制感又能从中获得成就感。豪斯把期望理论和双因素理论进行综合，提出了"综合激励力量理论"，既强调任务本身效价的内激励作用，又兼顾了因任务完成而获取外在奖酬所引起的效价。按照这一理论，对医务社工助理的激励须从内、外激励两个方面入手，对完成岗位责任的助理应予以表彰和奖励。"目标设置理论"探讨了目标具体性、挑战性和绩效反馈的作用。洛克认为，目标本身就具有激励作用，能把人的需要转变为动机，再由动机支配行动以达成目标，外来的刺激是通过目标来影响动机的。按照这一理论，合理设置目标责任本身就是对医务社工助理的一种激励，这就要求目标的设置要清晰、有挑战性、责任到位、可反馈，且要考虑助理对目标的自我效能感。

综合上述经典激励理论的观点，我们认为：①对医务社工助理团队的有效激励应建立在对其需要的调查基础之上。对重庆儿医的调查发现，助理们应聘这一兼职岗位主要是为了满足自身"帮助他人"和"提升自我"的内在需求。"帮助他人"可以获取尊重，"提升自我"可以实现乃至超越自我。因此，不断提供新知，增强他们助人的能力，为他们提供施展才能的广阔舞台，可以维护其参与医务社会工作的持久性。②应努力为医务社工助理团队营造学习、协作、团结、助人的组织文化。通过组织文化建设增强团队的凝聚力，有益于助理产生归属感。重庆儿医在首批医务社工助理岗前培训结束后，举办了正式且较为隆重的上岗仪式，由医院党委书记、党委办公室主任、团委书记为医务社工顾问和助理颁发聘书。此举正是社工部打造组织文化的一个重要举措。③明确医务社工助理的岗位责任与目标。岗位责任需在医务社会工作内容丰富性和对助理本职工作特征的适切性之间寻求平衡。岗位目标需要具有一定的挑战性。④加强医务社工助理团队的能力建设。由于医务社工助理不是社会工作专业毕业，需为其建立社会工作专业理论和实务的培训和继续教育制度，并通过集体学习、理性对话和批判性反思实现从知识到能力的转化，提升助理团队的专业化水平。⑤赋予医务社工助理一定的自主权限，帮助他们因地制宜地在科室开展临床医务社会工作服务，并做到责权一致。⑥对助理的工作绩效进行及时反馈，对其工作成绩予以奖励与表彰。通过年度考核和评优活动引入竞争机制，促进其改进工作业绩，激发工作热情。

## 五、结论与讨论

虽然对在岗（社会工作岗）医护人员（尤其是护士）进行医务社会工作专业培训是在短时期内建立一支宏大医务社会工作专业队伍的最现实、最快捷、最实用、成本最低和社会经济效果最好的方式，但医务人员经在职培训后，首先宜担任医务社工助理，待经过系统学习取得社会工作师证书后，担任全职医务社会工作者更为适合。

本章通过对复旦儿医和重庆儿医两家医院实施的医务社工助理制度进行研究，得出以下结论。

（1）医护人员加入社工团队是健康治理的一种新型合作模式。社工师与医护人员之间的合作，不仅限于传统的医务社会工作者加入医疗团队的模式，在医疗机构聘用医护人员担任医务社工助理是一种值得深入探索的、有中国特色的医务社会工作开展模式。

（2）医疗机构中最有可能发展成为医务社工助理的是较年轻、有一定工作经验且乐于助人的护理人员。

（3）对医务社工助理的培训要突出实务导向，增加实践环节，注重人际沟通、案主沟通等通用性技能的培养。培训方式需具有联系性、灵活性。

（4）以项目推展专业服务是渐进壮大医务社工助理团队的有效路径。通过项目推展医务社会工作服务，可以明确医务社工助理的工作内容，进行更有针对性的培训。上海儿童医学中心和复旦儿医开展的儿童游戏服务项目就是如此。助理对社会工作的专业方法不追求十八般武艺样样精通，只需选择符合科室主要疾病患儿需求的1~2种技术或方法，认真学习，具体应用，深入探索精准化和专病化的社会工作干预模式。

（5）加强制度建设是激励医务社工助理工作积极性的基础。需设立和完善医务社工助理的人力资源规划、培养、管理和薪酬福利制度，使得医务社工助理队伍稳定发展。加强社工部与医务处、护理部、团委等相关部门的合作，可为医务社工助理制度的顺利实施奠定基础。

（6）参与社区健康治理可拓展医务社工助理发挥专业特长的舞台。社区是让助理们发挥医学和社会工作双重专业背景优势的广阔天地，社工部可将医院社工服务与社区健康服务整合，组织医务社工助理开展社区服务，满足社区健康需求。将医务社会工作的服务领域前移到院前，延伸到院后，普及健康知识，倡导社区照顾，形成以人的健康为导向、以不同情境下医务社会工作服务为载体的全过程的整合型服务模式①。

---

① 傅茜，傅丽丽，徐虹. 某儿童专科医院医务社工有效融入医疗团队的实践探索［J］. 中国医学伦理学，2008（3）：282-285.

# 第十章

# 健康治理视角下的医务社工服务联动供给

## ——家属志愿者的开发

　　每个人都是自己健康的第一责任人，同时也对家庭和社会负有健康责任。因此，患者及其家属自然地成为健康治理的重要主体。在本书第三、四、五章当中，我们都只把患者及其家属作为医务社工服务及志愿服务的对象，但按照社会工作"助人自助"的服务理念，患者及其家属也可以成为志愿服务乃至医务社工服务的主体。尤其是在小组工作和社区工作中，动员和组织患者及其家属通过自身经历和经验"助人"是常见的工作手段。

　　国内很多医院的医务社会工作都是从组织开展志愿者服务这一非专业助人服务起步的。医务社会工作走上专业化发展道路之后，志愿者队伍也仍然是医务社会工作者的重要联动力量，志愿者管理成为社工部的重要工作内容。根据一些学者的调查，目前医疗机构志愿者的来源主要包括三个部分，一是医院内部的医务人员，二是高校的学生，三是社会人士，其中高校学生占据了大部分比例[1][2]。医疗机构引入外部志愿者的方式主要有两种。一是直接引进志愿者团队，医院与志愿者团队签订合作协议，确定服务内容和服务频次，日常管理交由团队长进行团队管理；二是医院面向社会公开招募志愿者，对申请者进行筛选后开展岗前培训，再根据志愿者的特长安排合适的服务岗位。当前医疗机构的志愿者服务虽然取得了一些成绩，但也面临一些问题，例如

---

　　① 汪云，张兵，王延照，等. 公立医院志愿者服务的困境与对策研究 [J]. 安徽卫生职业技术学院学报，2016（1）：3-5.

　　② 陆人杰，陈颖，阮丽花，等. 新媒体与健康教育协同发展的医院志愿者管理模式探索 [J]. 解放军医院管理杂志，2018，25（9）：67-69.

志愿者来源不足、流动率高、志愿服务持续时间短；服务时间相对集中，不能有效覆盖全部工作时间；志愿者对医院的环境、流程、服务技能、患者心理等掌握不足，服务质量不高等①②。针对这些问题，学界和实务界从志愿者招募、志愿者培训、志愿者考核、志愿者激励等方面进行了许多有益的探索，也积累了大量的宝贵经验③④。但是目前实务和理论界努力的方向主要集中在如何在医院外部发展志愿者队伍，而忽视了医院内部的一股潜在志愿者力量——住院患者家属。虽然现实生活中存在患者家属之间的互帮互助，但服务的范围和内容都相当有限，尚未形成一股持续性和制度化的力量。党的十九大报告提出"打造共建共治共享的社会治理格局"，那么在医疗机构中，能否在社工部的组织、管理和协调下，充分发挥患者家属的积极性和主动性，让他们参与到志愿服务的队伍中来，从而实现部分患者家属从服务对象到服务主体的转变，最后形成医患共建共治的健康治理新格局呢？⑤ 遗憾的是，目前学界尚未对患者家属志愿者这一主题开展相关研究，更没有基于实证调查基础上的分析。

我们首次提出建立患者家属志愿者团队的观点，联合重庆医科大学附属儿童医院社工部对该院住院部患者家属开展了深入的调研，并以此为基础探讨了建立患者家属志愿者队伍的必要性及优势、可行性与策略。调研分为深度访谈和问卷调查两个阶段进行。第一阶段，首先是对医院的社工部、团委、医护人员代表进行访谈，了解目前志愿者服务的开展情况、对志愿者服务效果的期望等内容；然后深入住院部的各个病房，与患者家属进行深度访谈，初步了解他们就诊过程中遇到的问题以及参与志愿服务的意愿。第二阶段，在访谈的基础上，设计调查问卷，对患者家属开展大规模的调查。一个患儿如果有多个家属陪同的，以最经常陪伴和照顾患儿的家属作为调查对象。共发放问卷 342 份，回收 338 份。

---

① 关婷，周庆环，郝徐杰，等. 我国三甲医院志愿服务现状调查与分析［J］. 中国医院，2013（4）：5-7.

② 严民，齐晓敏. 医院志愿者服务管理的探索［J］. 江苏卫生事业管理，2013（4）：136-137.

③ 汤佳，沈杏华，郭迎，等. 医院志愿者管理及服务创新初探［J］. 中国医院，2011，15（11）：76-77.

④ 窦华丽. 医院门诊志愿者队伍建设与管理的探讨［J］. 中医药管理杂志，2017（13）：184-186.

⑤ 考虑到门诊患者家属停留时间短、流动性大，因此志愿者的发展对象主要为住院部患者家属，下文患者家属均指住院部患者家属。

## 一、发展患者家属志愿者的必要性

### (一) 患者家属对志愿服务有强烈的需求

医疗机构开展志愿服务，这不仅是国家政策的要求，更是患者及家属强烈的期盼。住院期间，患者及其家属经常面临一系列经济方面、心理方面、生活方面、知识方面、医患沟通等方面的问题，并因此产生了一系列需求。在访谈中，我们经常听到患者家属如下的表述：

"现在一个人照顾小孩，抬小孩不方便，经常需要请他人帮忙"（20191105J03），"孩子想回去读书，如果医院可以开展兴趣课程，想来参加"（20191106J05），"孩子对自己的病很沮丧，很少说话，比较内向"（20191105J03），"对孩子的病情很担心，比较有压力"（20191106J04）。

许多患者家属无力解决这些问题，因此希望寻求他人的帮助。当我们进一步询问"是否需要志愿者服务"时，93%的患者家属认为需要。当问及"您希望在住院部新增或完善哪些志愿服务"时，选择导医服务的患者家属有77%，选择陪诊服务的患者家属有56%，选择生活支持服务的患者家属有34%，选择艺术陶冶服务的家属有33%，选择学业辅导服务的有31%，还有4%的家属认为应该增加其他服务，如节假日庆祝活动、缓解家属焦虑感、提供与病情相关的知识等（见图10-1）。由此可见，住院部患者家属对志愿服务有着比较强烈的需求。

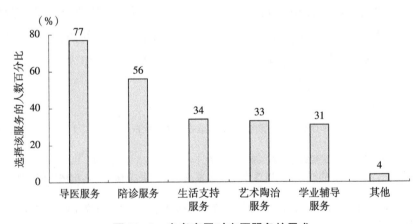

图 10-1　患者家属对志愿服务的需求

## （二）人力资源在时间和能力上的错位导致志愿服务需求的增加

在调查中我们发现，在绝大部分时间里，大部分患儿的陪护家属人数在 2 人及 2 人以上，照护的家属数量比较多，为什么还会对志愿服务产生巨大的需求呢？首先，患者是儿童，家属既要负责儿童的饮食起居、又要陪伴抚慰、还要办理各种就诊事项，陪护和照料的工作量本身就比成人患者要大。其次，存在照护人员的时间和照护需求不匹配、照护人员的能力和照护需求不匹配的问题。例如，当多位家属同时在场的时候，如果患儿状态良好，部分家属可能处于空闲状态，而当其他家属离开只剩下一人时，患儿则可能出现一些需要多人照料的情况。再如，有些家庭虽然爷爷奶奶都在场，但依然无法胜任办理相关手续、辅导孩子学业等工作。最后，即便有的时候家属可以自己解决问题，但如果有志愿服务的话，可以极大节省时间和精力。例如，当家属不熟悉线路的时候，如果有志愿者引导，就可以大大节省摸索的时间。所以，即便总体上患者家属人员较多，但由于人力资源在时间和能力方面的不匹配，以及出于节省成本的考虑，患者及家属对志愿服务依然有较大的需求。

## （三）现有志愿力量不足

事实上，重庆医科大学附属儿童医院已经建立了志愿者服务站，为患者及家属开展了一系列服务活动。但是目前该院志愿者的来源以该市 3 所高校的学生为主，比较单一，且流失率大，不稳定；志愿者服务的时间主要集中在周末或寒暑假；服务的场所主要集中在人流量更大的门诊，住院部的志愿者则很少。根据该院的统计数据，在 2019 年，共有 404 位大学生在儿童医院提供了志愿服务，志愿服务覆盖的天数为 42 天，占全年天数的 11.5%，单个志愿者服务的天数最长为 6 天，最少为 1 天，平均服务天数为 2.19 天。

在传统的志愿者来源中，医院内部的医务人员熟悉业务流程、具有专业知识，但他们本身业务繁忙、工作压力极大，从事志愿活动的时间非常有限。

一位医生谈道："我每天接诊患者约 80~90 人，平均 3~5 分钟就要接诊一个患者，常常连略微安慰患者的时间和力气都没有"（20191104Y01）。

即便有医生为患者开展过一些服务，也常感觉异常疲倦，希望能有其他志愿者来接替。

某护士说道："我们科的一位医生在上班期间多次穿着玩偶服为患儿跳

舞，缓解患儿紧张情绪，很受欢迎。但次数多了医生就感觉非常倦怠，希望此类事情由其他志愿者接手"（20191104YH）。

高校学生尤其是医学院的学生是理想的志愿者，但服务时间相对集中，只能涵盖周末和假期。社区的老年人时间充裕，但他们的身体状况、路途交通安全等都是医疗机构要慎重考虑的因素。

在目前医院志愿者资源本身就比较紧张的情况下，有必要转变思维，积极扩展志愿者来源，从住院部患者家属中组建和培养志愿者队伍，使他们互帮互助，形成持续稳定的志愿服务。

## 二、组建患者家属志愿者团队的优势

与其他从医院外部招募的学生志愿者或社会志愿者相比，患者家属志愿者具有五个方面的优势。

### （一）患者家属具有从事医院志愿活动的便利性

患者家属由于照看患者，本身就待在医院，无须为从事志愿活动付出额外的交通成本。而且患者家属提供志愿服务主要是利用照顾患者的空余时间，并不耽误其主要工作，所以提供志愿服务的机会成本相对较小。其他志愿者需要特意安排时间和行程，且往返住处和医院的路途上会花费一定的时间和金钱成本，尤其是距离远的志愿者，在路途上耽搁的时间就更多了。

### （二）组建患者家属志愿者团队有助于实现志愿服务的常态化

许多学者提到，某些机构的志愿服务存在"运动式""突击式"的特点[1][2]，即志愿服务集中在特定时间、特定任务上，而其他时段基本处于空白状态。目前重庆医科大学附属儿童医院也难以避免这种情况，由于志愿者主要是高校学生，学生平时课业繁忙，主要利用周末和寒暑假的时间来从事志愿服务，因此服务覆盖的时段相对有限。但医院病房的患者每天都有，相应地，患者家属也是每天在场，有很多家属甚至24小时都在医院陪护。因此，

① 蔡宜旦，汪慧. 试论青年志愿者参与动机的引导和激励 [J]. 广东青年干部学院学报，2001（4）：30-34.

② 谭建光，周宏峰. 中国志愿者：从青年到全民——改革开放30年志愿服务发展分析 [J]. 中国青年研究，2009（1）：76-81.

只要组织者发展出一定数量的患者家属志愿者，且合理安排值班时间，那么就可以做到每天都有志愿者在岗，就能实现志愿服务的全面覆盖和常态化。

### （三）患者家属志愿者更容易获得其他患者和家属的信任

住院部的患者家属一般都经历过完整的看病流程，他们在就医流程、科室和检查室的地理位置、各种自助设施的使用方法、病患的基本生活照料和护理等方面具有一定的经验，可以和其他患者家属分享这些经验甚至教训。某些家属可能会对医院的工作人员产生怀疑，但是对患者家属的现身说法更容易信任和接纳。相比其他志愿者，患者家属志愿者与其他家属有着共同的境遇，更能理解其他家属的境况，能更有针对性地进行劝慰和帮助，因此也更容易被其他患者家属所亲近和信任。

### （四）发展患者家属志愿者可以合理利用人力资源

由于该院医疗水平高超，前来就诊的患者络绎不绝，医院的固定床位总是爆满，而且走廊上经常加满了床位。每个床位除了患儿，一般还有 2~3 位陪伴和照料的家属，以及时来探望的亲戚朋友，所以住院部的病房显得特别拥挤。病房本身就拥挤，如果从外部招聘志愿者，就进一步增加了拥挤的程度。如果能在患者家属中发展志愿者，通过家属之间的互帮互助，就可以在不增加人流量的情况下满足患者的多种需求。当志愿者家属队伍比较成熟后，某些患者家庭还可以减少陪护的人数，从而减少病房的拥挤程度。

### （五）参与志愿活动有助于丰富患者家属的陪护生活

患者家属在医院的陪护生活既是繁忙劳碌的，也是枯燥乏味的。根据我们的调查，在患者家属面临的各种问题中，"检查或治疗等待时间太长，等待期间无所事事"这一问题的严重程度位居榜首，甚至超过了经济压力、沟通障碍等问题。我们进一步询问患者家属"在照顾患者之余经常做的事情是什么"，前三位分别是玩手机、与病房其他人聊天、睡觉，在病房内看电视、远程处理家庭或工作上的事情、病房附近溜达、阅读书籍报刊以及其他的人数比例非常少（见图 10-2）。所以，从时间上看，一些家属确实存在一些空闲的时间，而这段时间并没有被有效利用。一方面患者及家属存在志愿服务的强烈需求，另外一方面部分患者家属又无所事事。如果能把这部分时间转化为志愿服务时间，则既能满足部分患者的服务需求，又能丰富部分家属枯燥乏味的陪护生活。同时，对于参与志愿服务的家属来说，在劝慰别人的同时自己也能获得与孩子疾病作斗争的信心和勇气。

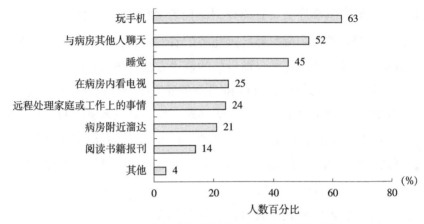

图 10-2　患者家属在照顾患者之余常做的事情

## 三、组建患者家属志愿者队伍的可行性分析

组建住院部患者家属志愿者队伍是否具有可行性呢？我们从患者家属参与的主观意愿、时间条件、年龄和学历结构、流动性四方面分析建立家属志愿者队伍的可行性。

### （一）主观意愿

我们用"您愿意在空余时间为医院的其他人提供力所能及的志愿服务吗"来了解患者家属参与志愿服务的意愿。336 名被调查者回答了此问题，有 250 名受访者回答愿意，占回答人数的 74.4%，25.6% 的回答者表示不愿意。对于回答"不愿意"的人，我们追问了他们不愿意提供志愿服务的理由。其中，45% 的人选择了"我很忙，没有时间去帮助别人"，41% 的人选择了"我担心自己做不好，反而给别人或给自己带来不必要的麻烦"，剩下的人选择了其他的理由，例如"志愿服务没有报酬""自身身体原因""没有义务去帮助别人"等。从调查结果看，将近四分之三的患者家属愿意参与志愿服务，因此组建家属志愿者队伍是有充足的后备力量的。

### （二）时间条件

患者家属在医院的最主要任务是照顾和陪伴患者，尤其是当患者是孩子时，这种陪伴几乎是全天候的。正因为孩子需要时刻陪伴，如果只有一位家属在场，当需要走出病房办理其他事项时，就无法分身，因此绝大部分患儿都有两位及两位以上的家属陪同。在多位家属在场的情况下，实际上有很多家属是有较多的空余时间的。例如，在调查过程中，我们发现一位住院部的患者有三个陪护的家属，分别是爷爷、奶奶和妈妈。由于孩子平常都是爷爷奶奶照顾，所以吃饭睡觉都需要爷爷奶奶在身边，否则就容易哭闹。但爷爷奶奶文化水平不高，办理各种手续、与医护人员沟通都存在一定困难，因此妈妈也请假前来处理。由于这家人来自外省，妈妈无法每天往返医院和单位，所以妈妈白天就待在医院，晚上爷爷奶奶照顾孩子时，她就回医院附近的宾馆休息。在我们访谈她时，她已经在医院待了十多天，她表示每天空闲的时间很多，过得很无聊，她也乐于参加一些志愿服务和公益活动。

为了了解患者家属在多大程度上愿意奉献自己的空余时间，我们询问了患者家属每天愿意提供志愿服务的时间。在那些愿意提供志愿服务的人中，50%的人提供志愿服务的时间在1个小时以内，41.2%的人提供志愿服务的时间为1~2个小时，愿意提供2小时以上志愿服务的人员约为8%（见表10-1）。由此可见，单个家属提供志愿服务的时间总体上比较短，但这是在未考虑任何动员和激励的情况下患者家属愿意无偿提供的服务时间。如果医院进行适当的动员和激励，家属可能会增加提供服务的时间。

表10-1　患者家属每天可以提供志愿服务的时间（N=250）

| 提供志愿服务的时间 | 频次 | 百分比（%） | 累计百分比（%） |
|---|---|---|---|
| 1小时以内 | 125 | 50 | 50 |
| 1~2小时 | 103 | 41.2 | 91.2 |
| 2~3小时 | 12 | 4.8 | 96 |
| 3~4小时 | 3 | 1.2 | 97.2 |
| 4小时以上 | 5 | 2 | 99.2 |
| 缺失 | 2 | 0.8 | 100 |

（三）年龄和学历结构

志愿服务的内容非常广泛，不同类型的志愿服务对志愿者的知识、能力要求有所不同，但总体上讲，志愿服务对专业知识和技能的要求并不像社会工作者那样严格，也不受专业资格的限制，大部分人经过简单的培训都能胜任一定的志愿服务。患者家属来自不同教育背景、不同年龄层次、不同区域、不同民族，每个人可以根据自己的能力选择不同的服务类型。调查结果显示，在愿意提供志愿服务的患者家属中，21~40岁的青壮年家属约占87%，大学及以上学历的患者家属约占45%（见表10-2）。由于该院是儿童医院，患者家属青壮年比例较高，高学历比例也较高，因此在年龄和教育水平方面能胜任志愿者的工作。

表10-2　愿意参加志愿服务的患者家属年龄及教育程度分布（N=250）

| 年龄 | 频次 | 百分比（%） | 教育程度 | 频次 | 百分比（%） |
|---|---|---|---|---|---|
| 20岁及20岁以下 | 2 | 0.8 | 小学 | 18 | 7.2 |
| 21~30岁 | 98 | 39.2 | 初中 | 60 | 24 |
| 31~40岁 | 119 | 47.6 | 高中 | 59 | 23.6 |
| 41~50岁 | 22 | 8.8 | 大学 | 110 | 44 |
| 51~60岁 | 8 | 3.2 | 研究生 | 3 | 1.2 |
| 61岁及61岁以上 | 1 | 0.4 | | | |

我们在问卷中罗列了七项常见的志愿服务，询问患者家属愿意提供哪些志愿服务。调查结果显示，患者家属愿意提供的志愿服务涵盖了所有七项服务项目，但每项服务选择的人数比例不一样（见图10-3）。指引线路是患者家属最乐于从事的志愿服务，选择的人数高达84%，其次是临时看护，选择的人数高达59%。选择人数最少的是为病患儿童提供陪伴和娱乐活动（如阅读绘本、讲故事、做游戏等），选择人数仅为26%。这或许是因为一些患者家属认为这项服务对知识和技能有一些要求，因此教育程度较低的家属可能觉得自己无法胜任。为了检验教育程度和是否选择陪伴娱乐服务之间的相关性，我们进行了列联表分析，并使用卡方检验和关联系数对二者进行独立性检验。检验结果显示（Pr<0.01），二者之间确实存在着显著的正关联，即教育程度越高越倾向于选择这项服务。这意味着组织者在安排具体的服务内容时，应当根据志愿者的教育经历分配不同的志愿服务工作。

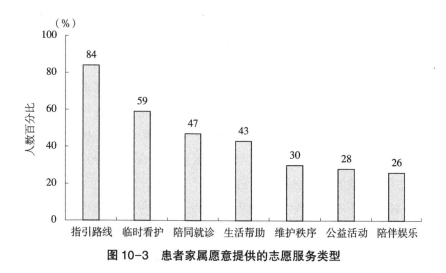

**图 10-3　患者家属愿意提供的志愿服务类型**

## (四) 流动性

发展患者家属志愿者面临的一个主要问题是，患者家属在院时间比较短、流动性比较强。根据该院 2018 年的统计数据，患者住院时间大部分在 3～14天，平均住院日为 7.53 天，所以患者家属真正能提供志愿服务的天数不是很长。但是，服务时间短、流动性强的问题不是患者家属志愿者独有的问题，大学生志愿者同样存在这个问题。如前文所述，在 2019 年，该院的大学生志愿者服务的天数最长为 6 天，最少为 1 天，平均服务天数仅为 2.19 天。患者家属志愿者虽然流动性强，但是数量较大，存量比较稳定。患者家属志愿者就像一个流动的蓄水池，虽然每天有家属志愿者离院，但每天也有新的家属入院，在数量上可以维持大体平衡。此外，部分家属由于患者需要定期复诊，他们也会多次到医院陪护，对于这些患者家属，他们累积的在院时间就比较长。针对患者家属服务时间短、流动性强的特点，医疗机构可以扬长避短，采取一系列措施来维持志愿服务的稳定性，并激励一些患者家属志愿者向长期志愿者转变。

## 四、组建住院部患者家属志愿者队伍的策略

### (一) 发挥社工的主导作用，形成"医务社工+志愿者"的共建共治模式

上述调查结果显示，大部分患者家属愿意提供志愿服务，但是总体上愿

意提供志愿服务的时间较短，且患者家属具有较强的流动性。如果单纯依靠患者家属的爱心和热情自发地提供服务，那么志愿服务容易出现盲目性、短期性、范围的有限性等缺陷。为了形成规范、稳定、持续的志愿服务，需要由相对固定的人员进行组织、管理和协调，在志愿服务的需求者和供给者之间架起一座桥梁。由于医务社会工作者的服务和志愿者服务有诸多交叉和互补之处，因此有学者指出，在医院志愿服务中可以采用"医务社工+志愿者"的工作模式，将社会工作的专业化与志愿服务的大众化充分结合，形成有效的、系统的、长效的医院志愿服务制度①。

医务社会工作者具有专业的知识和技能，他们可以成为志愿服务项目的策划者、组织者、管理者，成为家属志愿者的培训者、支持者、督导者②；而家属志愿者可以是医务社工的协助者、项目的执行者、情况和意见的反馈者。这种"医务社工+志愿者"模式能够充分地发现和释放医疗场域中的各种人力资源优势，其核心在于能够将患者及其家属的潜能和优势充分挖掘出来，服务于病患群体，在助人的同时更好地帮助自己。同时可以减缓医护人员的压力，改善医护服务质量，增强病患群体对医疗服务的满意感。通过医院内部医患资源的有效整合与利用，可以为患者搭建起一个相对稳健而良好的医护支持系统。

专职医务社工和医务社工助理可以分工合作，在患者家属志愿者队伍的组建和运作过程中承担起主导责任。专职社工师负责志愿工作的统筹安排，制定招募、培训、日常管理、激励等环节的标准和实施方案，而医务社工助理在自己所在的各个科室组建以科室为基本服务场域的患者家属志愿者队伍，并对志愿者进行基本的培训和日常管理。由于服务对象为同一个科室的病患，患者家属志愿者既方便照顾自己的家人，也方便在闲暇之余为他人提供服务，而且同一科室的病患疾病较为类似，志愿者能够把照顾家人的经验和知识运用到其他服务对象。

各个科室可以在科室的护士站设立志愿服务岗，由愿意提供志愿服务的

---

① 倪敏一，徐军. "医务社工+志愿者"服务模式的实践与思考 [J]. 管理观察，2016（34）：63-67.

② 史心怡，刘光雯，李成碑. 优势视角下医务社工对医院志愿者管理工作的研究——以上海市S医院为例 [J]. 中国社会工作，2017（36）：61-64.

患者家属轮流值守①，需要志愿服务的患者可以通过医院的呼叫系统或患者群呼叫志愿服务。鉴于患者家属志愿者服务时长较短，每一个班次的在岗时间不宜过长，同一时间段可以采用"以老带新"或"其他长期志愿者+患者家属志愿者"的方式安排多位志愿者，方便新来的志愿者熟悉服务内容和流程。在专职社工及其助理的组织协调下，通过分时段安排值班志愿者等方式，以志愿者的数量优势来克服单个志愿者服务时长短、流动性强的缺陷；通过合理配置人力资源，让志愿者扬长避短、发挥比较优势，从而克服单个家庭时间与任务不匹配、能力与任务不匹配的矛盾。

### （二）赋权增能，健全落实志愿者的保护机制

志愿者在从事志愿服务的过程中也会面临各种风险，如人身安全的风险、精神损害的风险、职业中断的风险、侵权的风险等②，这些潜在的风险会对志愿者的积极性产生消极的影响。因此，医疗系统可借助多种方式为家属志愿者赋权增能，提升防范和处理风险的能力，使他们充分看到自我潜能发挥的价值和意义，并能有效地参与志愿服务。比如，在个人层面上，通过家属志愿者优势分析和相关知识技能培训，让志愿者感觉到自己有能力去影响或帮助其他患者和家属；在人际层面，可引导志愿者个人与医护人员及其他病患家属合作，建立足够的人际关联和志愿服务行动系统；在制度层面，健全落实志愿者的权益保护机制，减少甚至消除患者家属参与志愿服务的担忧。

具体而言，医疗机构的志愿者面临的人身方面的风险除了意外事件，可能更多地来自感染传染性疾病方面的风险。医疗机构可以通过购买保险、配备相应的防护物资、进行必要的防护知识培训、提供免费的治疗等措施来保障志愿者的人身安全。医疗机构志愿者精神和心理方面的伤害可能来自服务对象的误解和过分的要求、服务对象死亡带来的哀伤、医疗机构对志愿者工作的不认可等因素。为了减少志愿者精神和心理方面的伤害，医疗机构可以采取以下措施：为志愿者配备标识，便于服务对象识别志愿者身份；明确志愿者服务的内容，拒绝服务对象的不合理请求；医疗机构对志愿者的付出给

---

① 特殊情况下志愿者甚至采用留下电话和床号以及利用患者家属微信群、QQ 群等方式进行值守。

② 聂洋洋，穆青. 志愿服务发展研究　志愿服务过程中风险的预防与救助 [J]. 中国青年研究，2010（10）：8-12.

予及时的反馈和激励；医务社工师对志愿者进行情绪上的疏导和安抚等。患者家属志愿者遭遇职业中断的风险较小，因为他们的志愿服务本身就是短期性、业余性的行为，对他们的本职工作一般不会产生大的影响。

志愿者的侵权风险是指，在志愿服务过程中，由于种种原因，志愿者的行为给他人带来了伤害。医疗机构志愿者的侵权风险常常来自对服务对象的伤害。例如，由于搬运方法不对而对骨折的病患造成更大的伤害。侵权风险容易让志愿者卷入法律纠纷，所以它往往成为阻碍患者家属从事或继续从事志愿服务的重要因素。根据我们的调查，在不愿意提供志愿服务的患者家属中，41%的人选择了"我担心自己做不好，反而给别人或给自己带来不必要的麻烦"这个原因。为了保护志愿者的积极性，一些国家从制度上设计了志愿者免责保护机制——志愿者进行志愿服务时，除非有故意或者重大过失，否则不对其服务行为造成的损害承担责任①。目前我国还没有志愿服务免责保护的明确规定，所以难以直接援引法律规定。但是，医疗机构或者患者家属志愿服务者可以在提供志愿服务前进行免责申明，与服务对象达成免责协议，以避免不必要的纠纷。另外，医疗机构也应当尽量避免安排志愿者从事侵权风险较高的服务。

（三）以需求为导向对患者家属志愿者实施多样化的激励

志愿者参与志愿活动出于不同的动机，国内外的一系列调查和研究表明，参与志愿活动的动机主要包括：①志愿者的利他主义动机；②获得更好的职业发展和工作技能；③获得荣誉和社会的赞扬；④使自己或其家庭成员获益；⑤希望加入某个团体，与他人建立友好联系；⑥获得成就感②③④。学者的研究也表明，志愿者的初始动机实现程度越高，他们志愿服务的水平越高、时间越长，后续从事志愿行为的可能性也越高。反之，他们可能放弃志愿服务。因

---

① 聂洋洋，穆青. 志愿服务发展研究 志愿服务过程中风险的预防与救助 [J]. 中国青年研究，2010（10）：8-12.

② MUELLER, MARNIE W. Economic Determinants of Volunteer Work by Women [J]. Signs：Journal of Women in Culture and Society, 1975, 1 (2)：325-338.

③ 吴鲁平. 志愿者的参与动机：类型、结构——对24名青年志愿者的访谈分析 [J]. 青年研究，2007（5）：31-40.

④ 张薇，袁蕙芸. 上海市公立医院志愿者参与动机调查研究 [J]. 中国医院，2016（12）：79-80.

此，医疗机构应当采取一些措施，弥补志愿者的成本，满足志愿者的心理期待，以激励志愿者积极开展志愿活动。目前许多医疗机构采取了一系列激励办法和措施，如实行会员积分制，根据积分高低进行物质和精神奖励①②。在现有的志愿者激励措施中，常见的物质激励包括提供就餐券、停车券，提供交通补贴、购买保险、免费体检等；常见的精神激励包括口头表扬、授予荣誉称号、评选星级志愿者、对优秀事迹进行宣传、提供学习和培训机会等③④。

　　激励措施要达到最大的激励效果，应该先了解志愿者本身对志愿回报的期待。在本次调查中，我们用"如果您愿意提供志愿服务，你是否要求回报"这一题目来测量患者家属从志愿服务中期望获得的回报。51%的受访者愿意提供志愿服务是出于纯粹利他的动机，他们选择了"志愿服务本来就是奉献爱心，不求任何回报"这一选项；35%的受访者出于互利互惠的考虑，他们选择"当我提供服务后，我希望我和我的孩子在需要帮助时能优先获得帮助"；5%的受访者期望获得经济方面的补偿，他们选择"志愿服务占用了我一定的时间和精力，希望医院给予一定的经济补助"；3%的受访者更看重精神和荣誉方面的奖励，他们选择"我希望医院能够给予精神和荣誉方面的奖励"；另外还有6%的受访者选择了多种回报方式（见图10-4）。由此可见，在这些愿意提供志愿服务的患者家属中，将近一半的人期望获得某种形式的回报，其

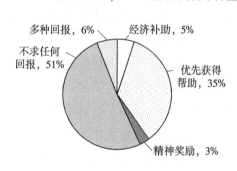

图 10-4　患者家属期望获得的回报

中对优先权的期望远远高于对物质和精神方面的回报。

　　患者家属参与志愿活动的性质与其他志愿者不一样，他们首要的任务依

　　① 景春风. 探索会员积分制在医院志愿者管理中的应用［J］. 现代医院管理，2014（1）：35-37.

　　② 曹露琼，曹毅. 探索积分制对医院志愿者管理的效用［J］. 江苏卫生事业管理，2019（8）：1050-1051.

　　③ 蔡宜旦，汪慧. 试论青年志愿者参与动机的引导和激励［J］. 广东青年干部学院学报，2001（4）：30-34.

　　④ 黄春燕. 公立医院志愿者服务可持续发展研究［J］. 卫生经济研究，2019（7）：69-71.

然是照顾好患病的家人，志愿服务只是在照顾患者之余从事的活动，所以他们最关心的问题还是生病的家属能否得到适当的照顾和治疗、自己提供志愿服务的同时能否照顾好自己的家人。因此，这种行为虽然也具有公益性和利他性，但本质上是一种互助合作行为，通过这种互助合作，实现患者家属之间在时间和人力资源方面的优化配置。了解了这一点，我们就不难理解，在他们期望的回报中，为什么"当我提供服务后，我希望我和我的孩子在需要帮助时能优先获得帮助"这一选项会成为最受欢迎的回报方式。但是，如果单纯依靠患者家属自己的互助行为，很难保证互助的对等性，这将大大降低患者家属持续提供志愿服务的积极性。因此，需要医疗机构采取一定的激励措施，以补偿志愿者的付出。针对患者家属志愿者，以下激励方式既能满足患者家属的核心需求，又不会对医院增加太多的成本。①减免陪床费用。患者家属晚上需要陪伴照顾患儿，减免陪床费用既可以减轻患者家属一定的经济负担，也方便陪伴照顾患儿。②免费体检。对不享有免费体检福利的家属志愿者，医院可以提供免费体检作为对志愿服务的回馈，让他们有机会了解自己的健康状况。③赋予志愿者及其家属一定的优先权。例如，在需要帮助的时候优先获得其他志愿者帮助的权利，志愿者本人或家属优先挂号、检查和复诊的权利，优先获得健康教育的权利等。对于那些需要定期带孩子复诊的家属来说，这种激励方式可以让家属更积极地参与志愿服务，以便患儿下一次能够及时得到诊治，这些家属也就更容易转变为长期志愿者。当然，不同的患者家属志愿者需求不尽相同，医院可以提供菜单式的激励方式，让他们能选择更适合自己的回馈方式。此外，激励应当根据志愿者的服务时长划分不同档次，并通过累进制的方式加大对长期志愿者的激励，以鼓励部分患者家属志愿者向长期志愿者转变。

## 五、结论与讨论

医疗机构开展志愿服务不仅是国家政策的要求，也是患者的期盼，更是医疗机构减轻医护人员压力、改善医患关系的重要手段。目前许多医疗机构的志愿者主要依赖于高校学生，来源比较单一。针对这种现状，有必要转换思维，发挥患者家属的主动性和积极性，组建具有互助性质的志愿者队伍，实现外部志愿者和内部志愿者的共建共治、实现医疗机构和患者家属的共建共治。患者家属志愿者具有较多的优势：患者家属本身待在医院，具有服务的便利性；患者家属全天候陪护在病房，可以实现志愿服务的常态化；患者家属一般都经历过完整的看病流程，具有一定的经验优势；患者家属志愿者具有身份上的优势，更容易被其他患者家属信任和接纳；患者家属志愿者可以在不增加人流量的情况下满足患者的多种需求，减少病房的拥挤程度；参与志愿活动本身有助于丰富患者家属的陪护生活。

在重庆医科大学附属儿童医院对住院部患者家属进行的深度访谈和问卷调查结果显示，约四分之三的受访者愿意为他人提供志愿服务，愿意提供志愿服务的时间长短不等，大部分在每天 2 小时以内，愿意提供的志愿服务内容涵盖了所有的志愿者项目。从愿意提供志愿服务的患者家属年龄及教育程度分布来看，青壮年患者家属比例较高，高学历比例也较高，因此在年龄和教育水平方面能胜任志愿者的工作。可见，组建患者家属志愿者队伍具有可行性。但患者家属志愿者存在流动性强、每天服务时长短的缺陷。为了形成规范、稳定、持续的志愿服务，需要医疗机构进行组织、管理和协调，在志愿服务的需求者和志愿者之间架起一座桥梁。应当发挥医务社工及医务社工助理的主导作用，形成"专业的医务社工+流动的志愿者"的共建共治模式，实现志愿服务制度长期稳定运转。医疗机构还应当健全落实志愿者的保护机制，以需求为导向对患者家属志愿者实施多样化的激励。

本章提出了组建患者家属志愿者的构想，建构了评估可行性的几个维度，并提出了组建患者家属志愿者的具体策略。研究的局限在于，调研的对象仅为一家医院的患者家属，没有涵盖不同类型的医院，所以研究结果只能给其他医疗机构提供参考，不能简单地外推到所有的医疗机构。不同医院患者类型不同，患者家属的数量不同，志愿服务内容也不尽相同，所以其他类型的医疗机构在决定组建患者家属志愿者队伍之前，最好能对患者家属参与志愿服务的意愿进行调查。此外，由患者家属自我报告的参与意愿和实际的参与行为之间可能会存在一定差距，机构在评估组建患者家属志愿者队伍的可行性时要考虑这一因素。

# 第十一章

# 基于供求匹配模型的医务社会工作服务清单制定

广义的医务社会工作体系框架主要由医疗保险与医疗保障社会工作、公共卫生社会工作、医疗和医院社会工作、精神健康社会工作、康复社会工作、社区健康和家庭健康社会工作六大领域组成，其中医疗和医院社会工作是最主要、最核心、最基础和最古老的医务社会工作服务领域①。医院社会工作者的基本职责包括十个方面，一是评估患者的社会心理和健康需要，开展健康教育；二是协助患者、家属适应医院环境和医疗服务流程；三是为患者、家属提供社会支持和福利服务；四是协助医患之间的有效沟通，预防和减少医疗纠纷，提高医疗服务质量；五是为弱势群体和所有需要帮助的患者、家属提供医疗救助，满足基本医疗需要；六是制定、实施出院计划，减少患者的住院时间，降低医疗服务成本，建立以医院为基础的医疗照顾和家庭为基础的社区健康服务的连续谱；七是为患者、家属提供社会支持和家庭福利服务，解决患者因疾病导致的形形色色的社会问题；八是开展社区工作，组织社区募捐，从事资源管理，参与医院内部管理和医院外部公共关系；九是开展医院内部的危机干预和突发公共卫生事件，尤其是开展急诊室社会工作，化解风险；十是从事医院社会工作教学实践、实习督导、科学研究、政策倡导和专业组织发展等工作。②我国现阶段的医院社会工作整体上还处于发展的初级阶段，医疗机构一般没有足够资源提供以上十种类型的服务，而是根据临床需求和可用资源，选择性提供部分服务。

---

① 刘继同. 国内外医院社会工作的研究进展与发展趋势 [J]. 中国医院，2008，12 (5)：1-3.

② DAVIDSON K W，CLARKE S S eds. Social Work in Health Care：A Handbook for Practice. Part I [M]. New York：The Haworth Press，1990：66-76.

在日本，不同类型的医疗机构中，医务社会工作的职责范围存在较大差别。如在特定机能型医院，即拥有高水平的医疗技术、仪器和科研能力的医院，医务社会工作者往往参与出院转院计划的制定，负责与下级医院进行协调和联络，处理经济困难患者援助以及不明身份患者的确认等意外事件；而在社区医疗支援型医院中，医务社会工作主要是给患者提供和介绍医疗机构的利用方法，协助患者合理利用社区资源；在疗养型病床群，医务社会工作者则主要是对病情经常反复的患者进行能持续接受且必要的治疗和护理的环境整理等。[①] 那么在我国，医疗机构应如何因地制宜地确定符合本土需求的医务社会工作服务内容呢？

本章首先采取文献研究法分析全国医疗机构医务社工服务的主要内容；接着探讨清单制在医务社会工作岗位职责确定中的应用可行性；之后基于供求匹配的视角构建医务社工服务清单制定模型；再以重庆医科大学附属儿童医院为例，使用模型对供给和需求进行匹配，为该院拟定医务社工服务清单，以一个具体案例演示供求匹配模型的具体操作流程和使用方法；最后对研究结果进行讨论，并得出结论。

## 一、全国医疗机构医务社工服务供给状况

在中国知网以"医务社工"为关键词，搜索 2010 年至 2020 年的期刊文献，共获得 288 篇。从中筛选出涉及医院已开展的医务社工实务的文献，剔除精神卫生社会工作文献，并将分析同一家医院的文献内容合并，最后获得 50 家医院的相关文献可供分析。其中，二级医院 8 家，三级医院 42 家；东部地区医院 40 家，中部地区医院 6 家，西部地区医院 4 家。将文献中提及的医院社会工作服务内容编码录入后用 Excel 进行统计，结果如表 11-1 所示。

表 11-1　医院提供的社工服务种类及频次

| 排序 | 服务种类 | 频次 | 百分比（%） |
|---|---|---|---|
| 1 | 患者及家属精神抚慰和心理疏导 | 44 | 88 |
| 2 | 链接资源，为患者构建社会支持系统 | 31 | 62 |

---

① 芦鸿雁. 日本医务社会工作的特征及其对我国的启示 [J]. 医学与社会，2009（8）：54-55.

续表

| 排序 | 服务种类 | 频次 | 百分比（%） |
|------|----------|------|------------|
| 3 | 提供和解释疾病及其诊治信息 | 30 | 60 |
| 4 | 组织病友互助活动 | 30 | 60 |
| 5 | 贫困患者医疗救助 | 26 | 52 |
| 6 | 住院患者陪伴及康娱活动 | 22 | 44 |
| 7 | 志愿者管理 | 18 | 36 |
| 8 | 协助就医及适应医院环境 | 17 | 34 |
| 9 | 患者家庭社会关系协调 | 15 | 30 |
| 10 | 充当医患沟通的桥梁 | 15 | 30 |
| 11 | 医患关系改良活动 | 13 | 26 |
| 12 | 社区健康教育和健康促进 | 12 | 24 |
| 13 | 协助处理医患纠纷 | 11 | 22 |
| 14 | 临终关怀 | 9 | 18 |
| 15 | 出院计划及离院后跟进服务 | 8 | 16 |
| 16 | 医院宣传等院务支持活动 | 8 | 16 |
| 17 | 哀伤辅导 | 5 | 10 |
| 18 | 医护人员减压、关怀 | 5 | 10 |

可见，目前已经开展了医务社工服务的医院主要是东部发达地区的技术实力较强、规模较大的三级医院。这些医院无论是管理理念还是经济实力都占据明显优势，这些优势也是他们推动医务社会工作福利性服务的重要支撑。最常开展的五类服务中，患者及家属精神抚慰和心理疏导是最能体现社工专业特性的服务；通过资源链接，为患者构建社会支持系统是社工重要的助人手段；提供和解释疾病及其诊治信息可以减少患者因信息匮乏引起的恐慌、焦虑和对治疗结果不切实际的期待，以较从容和理性的心态配合治疗；组织病友互助活动可以起到精神抚慰、社会支持、提供信息等多重作用；贫困患者医疗救助则是一种重要的扶贫活动，体现了社会工作保护弱势群体生存和发展权的价值取向。

## 二、清单制在医务社会工作中的应用

制定医务社会工作服务清单是给医院社工部确权、定责、划界的重要手段，借此可形成边界清晰、权责一致、运转高效的部门职能和科学有效的监督、评估和协调机制。

清单制源于20世纪后期西方国家开展的新公共管理运动。英国在梅杰任首相时期曾大力推动"把政府公共部门服务的内容、标准、责任等公之于众，接受公众监督，以提高服务水平和质量"的公民宪章运动。我国清单制的实践始于行政权力改革，之后逐渐扩散到市场治理和社会治理领域，内容也从政府权责清单扩展到负面清单、公共服务清单、社区自治清单、社区事务准入清单等方面。作为一种颇具潜力的技术治理机制①，清单制也可以应用到医务社工服务等更为广泛的领域。

关于政府权责清单的性质主要有"规范性法律文件说""信息公开说""自制规范说"三种观点。"规范性法律文件说"认为，政府权责清单划定了行政权的边界，可制约权力，应为具备法律效力的规范性法律文件；"信息公开说"认为，权责清单是行政机关主动公开的列表形式的政府信息；"自制规范说"认为，权责清单是行政机关为实现自我控制而制定的内部行政规则②。刘启川③提出，责任清单因追责内容的存在较之权力清单具有更丰富的规范意蕴，在行为模式上也更强调行政主体的服务性和回应性，应定性为行政自制；而权力清单应定性为信息公开行为，其最大实效为经由公开获致监督效果。公共服务清单是政府向社会公众提供基本公共服务的"承诺书"，也是公众享有基本公共服务的"说明书"④，制定公共服务清单既框定了部门服务职责和标准，又方便公民有针对性地获取和评估服务，同时还为公民监督政府的公共服务行为提供了有效渠道⑤。社区清单式治理则是将治理主体、治理资源、治理事项和治理权力结构等诸多治理要素通过目录清单的形式罗列出来⑥，在规范社区治理过程的同时亦可起到减少社区负担的制度功效。各类清单在制度内容上有"划定功能边界"和"集成功能目标"之分，在制度功能上存在

①　解胜利，吴理财. 从"嵌入—吸纳"到"界权—治理"：中国技术治理的逻辑嬗变——以项目制和清单制为例的总体考察［J］. 电子政务，2019（12）：95-107.

②　曾哲，曾心良. 权责清单软性属性的证成及规制［J］. 南京社会科学，2019（5）：102-108.

③　刘启川. 责任清单编制规则的法治逻辑［J］. 中国法学，2018（5）：103-122.

④　李红星. 地方政府构建基本公共服务清单制度的维度分析［J］. 学术交流，2019（10）：124-130.

⑤　付建军. 清单制与国家治理转型：一个整体性分析框架［J］. 社会主义研究，2017（2）：78-85.

⑥　叶良海，吴湘玲. 清单式治理：城市社区治理新模式［J］. 学习与实践，2018（6）：108-115.

"效率导向"和"公平导向"的差异①。医务社工服务清单是以清单的形式将医院社工部提供的服务内容予以明确并公示，兼具公共服务清单的"对外公开信息"、责任清单的"对内规范自制"、社区自治清单的"划定职能边界"等多重属性。

清单可以作为机构编制评估审批及部门绩效考核的依据之一②，但各地政府制定的权责清单内容存在较大差异。其中既有因地方自治需要及各省地理环境、人口资源、经济发展等不同而产生的合理差异，也有因权责清单制定标准不一致、不符合标准规范及人为因素等造成的不合理差异③。明确清单的制定程序，形成一致的清单编制模式是减少清单间不合理差异的重要手段。不同类型的清单制定程序并不完全相同。一份完整、规范的权力清单的产生，包括法律依据的梳理、厘权、清权与放权、确权、清单的审查与批准、晒权等若干阶段④；责任清单的编制则要求过程透明公开，重视普通民众不同程度的事前、事后参与和专家学者的全程参与⑤；基本公共服务清单是民众基本需求与政府供给能力的交集，其制定需遵循需求导向⑥；社区治理清单的编制过程若汲取民意不足就会导致清单式治理的合法性困境⑦。无论是梳理法律依据、保证公民参与，还是公开清单内容，都服务于清单内容和制定程序的合法性目的。对医务社会工作而言，合法性更多地来自对服务对象需求的回应和管理部门对其服务权能的认可。虽然不同医院服务清单的内容可能存在差异，但形成一致的清单编制模式，减少清单间的不合理差异，对保证医务社工服务的规范性十分关键。

---

① 彭勃，付建军. 城市基层治理中的清单制：创新逻辑与制度类型学 [J]. 行政论坛，2017 (4)：38-45.

② 梁远. 让权责清单在落地运用中结出制度硕果 [J]. 中国行政管理，2018 (8)：13-17.

③ 徐军，王国栋. 省级权责清单差异性研究：原因、问题、规范 [J]. 深圳大学学报（人文社会科学版），2019，36 (2)：93-101.

④ 崔野. 权力清单制度的规范化运行研究：含义、困境与对策 [J]. 中州学刊，2018 (5)：7-15.

⑤ 刘启川. 责任清单编制规则的法治逻辑 [J]. 中国法学，2018 (5)：103-122.

⑥ 李红星. 地方政府构建基本公共服务清单制度的维度分析 [J]. 学术交流，2019 (10)：124-130.

⑦ 吴湘玲，叶良海. 城市社区清单式治理的实践困境及其优化 [J]. 湖湘论坛，2018 (4)：56-62.

一个医院新成立的社工部该如何制定自己的服务清单呢？综合性医院和专科性医院、一、二级医院和三级医院服务的患者不尽相同，患者的心理社会需求可能有所差异，不同医院的内在禀赋及可以链接的外部资源也有较大差别，因此在制定服务清单时不宜简单复制先行医院的做法。而应同时考虑所在地需求及供给两方面的具体特征，制定本土化的医务社工服务清单，集中有限资源于需求最迫切的环节或领域。如此，社工服务才能产生最大的投入产出效率和社会效益，在以医护人员为主体的医疗保健机构得到普遍认可，并实现社工服务的可持续供给。

## 三、医务社工服务清单制定模型的构建

我国现阶段的医务社工服务普遍面临资金和人力不足、医护队伍对社工服务的感受性评价较低[①]等问题，在这种情形下，把真正需要帮助的对象筛选出来，把最迫切、最普遍的需求辨识出来，对有限的可用服务资源进行优化配置，就成了制定服务清单的关键。

### （一）厘清真实需求

服务清单应以对公共需求信息的及时获得、识别和回应为基础，清单的内容是服务信息分类管理与分级公示的全方位展示[②]。厘清医务社工服务需求可分为三个步骤：①需求信息调查。调查可采取观察、访谈、问卷调查等方式进行；②需求信息评估。用问卷调查法获取的大样本信息可直接用统计软件对不同需求进行排序，评估各类服务的需求量，分析需求类型与调查对象特征之间的关系。用其他方法获取的信息可用专家主观赋权法等方法进行排序和评估；③需求信息分级。可把服务需求按对患者健康权益的影响程度从低到高分为1~3级，按受益人数从多到少分为甲、乙、丙三类。

在调查患者需求的过程中应注意识别虚假无需求和虚假有需求。虚假无需求主要源于传统诊疗服务模式中，医患双方都专注于生理层面疾病的治疗，并未意识到医院还可以提供心理社会层面的服务，因而导致实际调查到的医

---

①　钟鸣威，刘俊荣. 医疗机构从业人员对医务社会工作的感受性评价及分析 [J]. 社会工作与管理，2018，18（5）：51-56.

②　高红. 论基本公共服务清单制度：公共价值管理的视角 [J]. 求实，2017（7）：43-53.

务社工服务需求总量偏小。虚假有需求主要源于我国医务社工服务,是一种免费的公共品,公众的"搭便车"心态可能导致调查到的服务需求总量大于实际需求。为规避这两个问题,调查宜以询问就医过程中遭遇的问题或困境替代询问患者需要何种服务。

## (二) 确定有效供给

美国学者穆尔[①]提出的公共价值管理"战略三角"对确定社工服务的供给有重要借鉴意义。该模型强调公共价值、支持环境与运作能力三要素的作用,即依据公共价值理念确定组织的任务或目标;在公共价值创建过程中通过与多元参与主体的良性互动争取支持环境;提供生产公共价值所必需的资源、运行机制和执行力等[②]。服务清单作为一项制度供给,其制定必然是价值关联的。因此首先需要明确医务社工服务的价值目标。在对政府主管部门、医院管理层、医护人员、患者及其家属等多元利益相关者进行价值偏好分析的基础上,结合医学伦理和社会工作伦理,在多种价值取向之间进行权衡。

接下来梳理开展服务所需的各种资源。医务社会工作中相关资源由工作者"自身资源"、工作者所在的"场域资源"及可获取的"社会资源"三者共同构成。医务社会工作者的"自身资源"强调工作者在积累足够知识及技术资本的前提下,能够推动医务社会工作介入过程的进展;"场域资源"是指在医务社会工作介入的医疗卫生场域内部相关有益资源的获取;"社会资源"则强调医务社会工作者与政府、企业、媒体、民间组织等外界资源之间的动员和运用能力[③]。当前国内医院社工部普遍编制有限,开展服务在很大程度上依赖于社工部链接外部资源的能力。故可把资源分为现有资源和待开发资源两个层面。前者如医院专职社工、医务社工助理、院内医护志愿者、社工专业实习生等人力资源和社工服务经费、医疗救助经费等基金资源。后者如机构社工、社区志愿者、患者家属志愿者、公共卫生工作者等人力资源,相关基金会项目、政府项目、企业公益支出等资金资源,社区可提供的空间资源,

---

① 马克·H. 穆尔. 创造公共价值:政府战略管理 [M]. 伍满桂,译. 北京:商务印书馆,2016:278.

② 钟晓华. 公共价值治理范式对社会治理的重构 [J]. 国外理论动态,2016 (8):93-101.

③ 芦恒,胡真一. "合法性"之后的"合理性"建设:不同医疗场域医务社会工作创新思考 [J]. 社会建设,2017,4 (3):55-65.

可以和高校等机构共同开发的信息资源等。

最后，在价值取向的统摄下，根据供求匹配原则，将可用的服务资源与调查中析出的服务需求进行匹配，匹配成功的即列入服务清单。清单的制定模型如图 11-1 所示。根据该模型的特征，我们将其命名为供求匹配模型（Demand-Supply-Matching，DSN）模型。

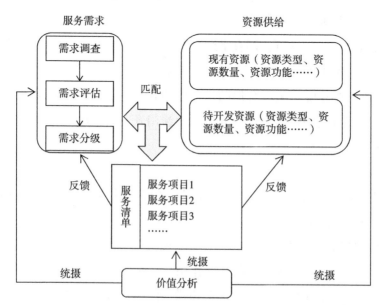

**图 11-1　医务社工服务清单制定的 DSM 模型**

### (三) 清单的管理

拥有清单不等于拥有清单制度。除了把服务项目拟定出来，如果对医务社工服务采取清单制管理，还需明列每项服务的范围和标准、申请所需条件、服务流程及方式等，借此提高服务的针对性、有效性以及社工部的执行力。清单制是一个囊括制定清单、落实清单、评估清单、调整清单的动态过程[①]。清单拟定后，还需根据执行情况及需求和资源的变化情况，适时审视服务项目的合理性、回应性，对服务效果进行评估，并对清单内容做出动态调整，提升清单的制度效用。

---

① 吴湘玲，叶良海. 城市社区清单式治理的实践困境及其优化［J］. 湖湘论坛，2018（4）：56-62.

## 四、供求匹配模型的应用实例

本节我们在调查重庆医科大学附属儿童医院患者（家属）对医务社工服务的具体需求及医院提供社工服务可用资源的基础上，使用供求匹配模型为该院制定医务社工服务清单。

### （一）住院患者的需求调查

2019 年 11 月 4—6 日，调查小组对医院部分医护人员和患儿家属进行了访谈。共访谈医护人员 23 人，住院患儿家属 16 人。2019 年 12 月 17—30 日，调查小组在医院住院部采取分层随机抽样的方式，以科室为分层单位，按照开放床位的五分之一进行抽样，开展了问卷调查。共发放问卷 342 份，回收问卷 338 份。

1. 访谈结果

访谈发现，住院患者（家属）的社会心理需求主要集中在 5 个方面。

（1）情绪抚慰需求

中国传统医学有"七情致病"之说，现代医学的生物—心理—社会模式也肯定了心理问题与生理问题的交互作用。住院患儿中存在心理和情绪问题的不在少数，长期住院的患儿可能会烦躁、焦虑，重症患儿可能会恐惧、绝望。面对孩子的负面情绪，多数家长除了给孩子买玩具、玩手机哄着，并没有找到合适的抚慰方式。

"这个病对孩子的性格有影响，她现在的脾气比以前暴躁多了。以前你说啥她都听，现在都要听她的。要啥就得买啥。一直玩手机，我们怕她眼睛玩坏了，劝她两句，她都要吼。"（20191106D01）

患儿的情绪问题常常影响到诊疗活动的依从性，给医护人员造成不少困扰，很多医护人员都希望患儿的情绪能得到及时抚慰，从而更好地配合诊疗。

"很多小朋友怕打针，有些还不检查、不治疗。有些不听话的小朋友需要三五个医护人员同时按住才能完成治疗。"（20191105H01）"希望社工来医院后能做一些心理辅导，安抚小孩对吃药打针的疼痛、害怕、恐惧。"（20191106H01）

事实上，需要情绪抚慰的不仅是患儿，还有部分家长。家属通常要承受医患沟通、患儿行为、医疗处置、经济负担等多种压力，易产生紧张、易怒、焦虑等压力症候。但大部分家属都没有意识到情绪问题需要且可以寻求帮助，只是默默承受。

"刚来的那几天，签了好几次孩子的病危通知书。我老婆的状态很不好，几乎是崩溃的，之前还有奶喂孩子，现在连奶都没有了。不过都已经过去了，只能接受这个现实。"（20191105D04）"肿瘤这类疾病是会复发的，很多家属在孩子复发后会出现暴躁、抑郁等心理问题。一床的患者是二次入院了，当时她妈妈看到医生开的单子，立刻就瘫软在护士站站台。"（20191106H05）

尽管部分医护人员注意到患者对人文关怀的需求，但大多无暇顾及。

"慢性病、长期治疗的患者的心理健康很重要。如果能和家属详细讨论患者的病情和处理方式，可以缓解家属的情绪焦虑。但我们的工作量太大了，常常连安慰一下患者的时间都没有。"（20191104Y01）

也有少数医护人员尝试在诊疗过程中同时扮演疾病治疗者和情绪疏导者的双重角色，但角色之间的冲突影响了情绪疏导效果，也妨碍了角色扮演的顺利进行。

"当我们去询问患者的疼痛度，表示关心时，小孩可能会因害怕医护人员而大哭。如果是社工或志愿者穿着便装去询问，可能更容易被接纳。"（20191105H02）

生命价值理论是当代医学道德的主导思想，该理论同时强调生命满足人自身效用的自我价值和为社会创造物质财富和精神财富的社会价值，要求医学界对患者的身、心健康进行整体守护[1]，患儿和家属情绪和心理问题的存在为社会工作者加入医疗团队提供了合法性基础。

（2）诊疗信息需求

尽管该院多数科室已经开展了一些形式的健康宣教活动，但患者的信息需求仍未得到满足。访谈发现了其中两个原因。一是健康宣教活动的效果不

---

① 王明旭，赵明杰主编. 医学伦理学［M］（第5版）. 北京：人民卫生出版社，2018：21.

确定。教育是决定健康水平的一个重要社会因素①，当前医院普遍采取的健康宣教方式对受教育程度较高的家庭更加友好，从而可能进一步拉大不同群体间的健康不平等。

"我们科针对患儿家长开展了家长讲座，也制作了科普手册，但也存在部分家长听不懂、看不懂的情况。"（20191105H03）"文化水平偏低的家属，对药物的使用及操作流程不是很清楚，也不怎么注意孩子的饮食，恢复起来会差一点。"（20191106H02）

二是信息供求的侧重点不一致。医方提供的信息主要是告知患者"应该怎么做以配合治疗"，而患方需要的信息主要是"医生做了什么，为什么要这样做，这样做能不能治好我（孩子）的病"。

"孩子做手术的时候，手术时间一直不确定，我们家属也不知道医生的安排，孩子就一直饿着肚子等。问护士，护士也是一问三不知。希望医院能多告诉我们一些手术的安排、效果、后遗症相关信息。"（20191105D01）

医患间信息不对称可能导致患者对治疗结果期望过高，甚至超出了生命科学当前可以达到的限度。在医生职业声望下降的大环境下，信息不对称也给医患间的不信任埋下了隐患。加上媒体的推波助澜，容易诱发医疗纠纷。这种不信任可能从人与人之间的人际不信任发展为一种对机构组织或对制度的系统不信任。要重构系统信任，制度与环境条件的营造是关键。

"现在家长对治疗的要求越来越高，但对医疗水平的了解却又不够深入，不清楚以孩子的情况，现今手术能达到的最高水平如何。如果之前医生能让家长了解手术能够达到的水平和医生能够提供的水平，家长对手术的不满可能会减少很多。"（20191105Y02）"有些家长在来这里之前自己做了一些功课，在网上查阅了一些资料，或者打电话给熟悉的医生咨询过，一知半解的，然后就容易对我们医生的处置产生质疑。"（20191104Y03）

社会工作者参与诊疗信息沟通与医护人员的不同之处在于，可以将专业的医学术语转化为通俗易懂的语言，并有更多的时间和沟通技巧解释、回应

---

① HERD P，GOESLING B，HOUSE J S. Socioeconomic Position and Health：The Differential Effects of Education versus Income on the Onset versus Progression of Health Problems ［J］. Journal of Health & Social Behavior，2007，48（3）：223-238.

患者的疑问，从而提高沟通效果。但这也对医务社工的专业素养提出了较高要求。

（3）延续照护需求

现代医疗体制及医保政策决定了患者出院时多半尚未痊愈，院后康复尚需时日。由于缺乏医学常识，部分家属对患儿出院后的延续照护需求强烈。出于巩固疗效的考量，医护人员对出院跟进和随访也十分关注，但当前延续护理涵盖的内容尚不足以解决患者出院后要面对的诸多问题。

"患儿出院之后还有很多问题，如何护理，如何融入社会，如何融入学校，都是问题。虽然我们科每周四定期由护士进行电话随访，还利用智慧医院进行院外康复指导，但我们能为患者做的实在有限。"（20191105H01）

社会学家通常将患病视作一种越轨行为，医学的功能就是对这种不可欲的越轨进行社会控制①，对患者的标签化和社会排斥则是另一种形式的社会控制。当患者出院后，医学治疗即告解除，但社会排斥仍继续迫使患者被禁锢在"患者角色"之中。

"每次回家她都想去幼儿园，想跟附近小区的小孩一起玩，可是她头发掉了，戴着口罩，其他家长就会以为她有传染病什么的，不让孩子跟她玩。"（20191106D01）

参与延续照护是社会工作者融入医疗团队的重要切入点。一方面，通过与院外机构对接，为患儿康复构建一个良性的社会支持系统；另一方面，通过链接社区机构或志愿者服务部分替代患儿因疾病导致的社会关系网络缺失状况，通过改变周围人群对疾病的认知，解释患儿社会功能回归正常等"去标签化"过程，消除对患儿过度的社会控制，扩大社会包容度。

（4）医疗救助需求

经济困境在部分家庭中现实地存在着，但不同家庭有不同的应对方法。传统的求助于亲友、现代的利用网络筹款平台向社会求助、以购买保险的方式规避疾病给家庭经济带来的风险等，访谈中均有案例可寻。

"我们这是第五次来治疗了。已经住了二十几天，一天几千元。我们只有

---

① 威廉·考克汉姆. 医学社会学［M］. 11 版. 高永平，杨渤彦，译. 北京：中国人民大学出版社，2012：110.

求助于社会，通过'水滴筹'筹了六万元。"（20191106D01）"孩子没有医保，错过了医保的交钱时间。我们是农村人，根本不晓得新生儿可以提前三个月购买医保。手术前都用了六万元，现在医疗费用根本负担不起，靠借钱给孩子看病。"（20191106D02）"我们全家都买了商业保险，娃刚出生我们也给她买了。娃从三个多月起就住院，到现在住了三十几天了，用了好几万。买了保险全部都能报销，这块就没多大问题了。"（20191106D02）

虽然我国已经建立了多层次的医疗保障体系，但仍然有家庭因不了解政策而与保障失之交臂。因此，社工介入贫困患者的救助，首先要熟悉相关政策和项目，并进行广泛宣传。其次是利用优势视角，和患者家庭一起把自身资源和环境资源开发出来应对短期困境。但是，使患者认识到自身和环境的问题及优势所在、和患者一起寻找解决问题的办法，只是社会工作的初级目标，协助患者家庭规划长期的经济问题解决方案，提高自助能力，促进案主及其家庭的独立成长和独立解决问题的能力才是社会工作的更高目标。

（5）导医助医需求

重庆医科大学附属儿童医院楼层和科室分布较复杂，对于一些需要办理手续或做检查的患者来说是不小的障碍，这也使得助医导医服务需求较为普遍。

"我曾看到一个年轻小伙子在医院走廊上哭，一问才知道是不知道怎么办住院手续，也不知道科室的路怎么走。小伙子都这样不知所措，带孩子看病的老年人就更难了。"（20191105H01）"孩子小，去挂号、开药都需要抱着。办住院手续时我一个人抱着孩子在医院几栋楼里跑来跑去地搞了好久，很不方便。"（20191105D02）

助医导医涉及的内容较为繁杂，有一些服务是普通志愿者稍加培训即可胜任的，还有一些需要志愿者具备一定的专业背景或特长。

"之前我们这里来了个藏族患者，他说什么我们不懂，我们说什么他也不懂。碰到这样的特殊患者，要是能及时联系到懂藏语的志愿者来帮忙就好了。"（20191105H05）

这就需要社工部在招聘志愿者的时候，注重收集志愿者的专业特长、兴趣爱好等信息，并根据这些信息对志愿者进行分工管理。

2. 问卷调查结果

患儿及其家属在就医过程中遭遇的主要问题如表 5–17、表 5–18 所示。问卷调查结果与访谈结果基本一致，住院患儿需要的主要是情绪安抚服务、康娱陪伴服务和医疗信息服务；患儿家属需要的主要是健康教育等活动类服务、出院跟进、医疗救助、导医助医等服务。

（二）医院开展医务社工服务的现有资源

医院社工部的成立意味着该部门获得了提供社会工作服务的权威资源。有了权威资源，在内部人、财、物等实质资源不足的情形下，社工部可以合法地整合外部有助于组织目标实现的资源。开放、连接和协调是社工部门可持续发展的必要条件。

1. 人力资源

该院有专职医务社工 2 人，另在院内选聘了 2 名医务社工顾问、15 名兼职医务社工助理。顾问及助理本职工作均十分繁忙，能投入社会工作服务的时间有限，较适合承担健康教育、个案转介、协助社工开展服务、志愿者引领培训等职责。该院的志愿者目前主要来自包括医学院在内的 3 所高校，学生志愿者总数虽多，但服务时间少、流动性大，远不能满足患者的需求。对流动性过大的志愿者开展系统培训既不经济也难以操作，这极大限制了志愿者服务的内容和效果。

2. 资金资源

除社工部的日常运转经费外，该院院内救助资源主要是"小天使专病救助基金"和"贫困基金"。前者的救助对象主要是家庭经济特别困难而无力支付医疗费用的青少年儿童，一般总救助金额不超过 2 万元。后者的救助对象是病情危重、特殊，且有治疗希望的住院贫困儿童，根据疾病严重程度，给予 3000~50000 元的救治资金支持。两项基金的救助力度对重症患儿均较为有限。

3. 信息资源

多个科室都有自制的健康宣教手册和视频，主要以家属和具有较高认知水平的青少年患者为传播对象。专门针对儿童的科普读物和视频作品较少。尚未有部门对院内健康宣教材料加以系统整理。

### 4. 场地资源

老院区患者多、空间小，住院部大部分科室的走廊布置加床，较难找到开展小组活动的场所。新院区室内外场地都相当开阔，可打造类似深圳市儿童医院 Vcare 公益空间的活动场所。

## (三) 医务社工服务清单的拟定

按照供求匹配理论模型，医务社工服务清单要以价值分析为基础，依据服务需求与可用资源匹配的结果来制定。

### 1. 提供医务社工服务的价值分析

现代社会将健康视作公民的自然权利，守护人类健康、促进社会和谐是医疗机构的神圣使命。依据《世界卫生组织宪章》，"健康权不因种族、宗教、政治信仰、经济及社会条件而有区别"。我国的《社会工作者道德指引》也把"平等对待和接纳服务对象"作为基本伦理。可见，公正是医疗服务和社工服务共同的基本价值取向。

党的十九届四中全会《决定》提出要"关注生命全周期、健康全过程，完善国民健康政策，让广大人民群众享有公平可及、系统连续的健康服务"，明确了健康服务相关制度的设计应以广泛覆盖、公平公正为价值取向。从近年相关政府部门的文件中也可以看出，主管部门推动医务社会工作的主要目的是增进医患沟通，调节医患关系，改善患者就医体验。重庆医科大学附属儿童医院成立社工部的初衷是"完善医疗全人服务体系，增加医学人文关怀，促进医患关系和谐"。以此推论，医务社工服务的定位应是：以患者为主要服务对象，注重扩大服务覆盖范围；以弱势群体和特殊患者为服务重点，保障其基本健康权益。其价值取向是公平与效率并重。故宜优先开展服务受益面广的项目和对患者健康权益影响大的项目。

### 2. 医务社工服务的供求匹配关系

根据问卷调查结果，我们对服务项目的分类采取如下标准：将住院患者及家属遭遇的问题中"非常严重"和"比较严重"两项合计占比≥20%的对应服务项目归入甲类，计3分；两项合计占比<20%但≥10%的对应服务项目归入乙类，计2分；两项合计占比<10%的归入丙类，计1分。对服务项目的分级标准是：影响患者获得医疗服务的为3级项目，计3分；影响患者治疗

效果的为 2 级项目，计 2 分；影响患者就医体验的为 1 级项目，计 1 分。据此，医院开展医务社工服务的项目优先顺序（部分）如表 11-2 所示。

表 11-2 各类医务社工服务的分级分类得分

| 服务项目 | 分类得分 | 分级得分 | 总分 | 备注 |
|---|---|---|---|---|
| 医疗信息 | 7 | 2 | 9 | 解决孩子不配合治疗、家长等待期过长、对孩子疾病了解少等问题 |
| 医疗救助 | 3 | 3 | 6 | 为贫困家庭解决医疗费用问题 |
| 延续照护 | 3 | 3 | 6 | 解决患儿离院后的照护问题 |
| 心理疏导 | 4 | 2 | 6 | 解决孩子对医院环境的恐惧、脾气暴躁、情绪低落等问题 |
| 助医导医 | 4 | 1 | 5 | 解决家属不了解就医流程、不熟悉医疗科室分布等问题 |
| 康娱陪伴 | 2 | 1 | 3 | 解决患儿玩电子产品时间过多等问题 |

各项服务的资源需求与医院现有可用资源的匹配结果如表 11-3 所示（√号数量表示对该资源的需求量或供给量大小）。

表 11-3 各项医务社工服务所需资源的供求匹配状况

| 服务项目 | 人力 | | 资金 | | 信息 | | 空间 | | 供求匹配结果 |
|---|---|---|---|---|---|---|---|---|---|
| | 需求 | 供给 | 需求 | 供给 | 需求 | 供给 | 需求 | 供给 | |
| 医疗信息 | √√ | √√ | √√ | √ | √√√ | √√ | √ | √ | 基本匹配 |
| 医疗救助 | √ | √ | √√√ | √√ | √ | √√ | — | — | 基本匹配 |
| 延续照护 | √√√ | √ | √√√ | √ | √ | √ | — | — | 人力资金不足 |
| 心理疏导 | √√ | √ | √ | √ | √ | √ | — | — | 基本匹配 |
| 助医导医 | √√√ | √ | √ | √ | √ | √ | √ | √ | 人力不足 |
| 康娱陪伴 | √√ | 无 | √√ | √ | — | — | √√ | √√ | 人力资金不足 |

3. 拟定清单

根据各项服务所需资源的供求匹配结果，我们为重庆医科大学附属儿童医院拟出如下医务社工服务清单。

（1）传递疾病诊疗知识、参与健康教育等医疗信息类服务。医务社工助理、院内医护志愿者、医学院学生志愿者可提供这类服务，但需加强传播方式的可接受性，关注传播效果。可增加专项资金，整理各科室散在的健康宣教资料，制作适合少年儿童学习的"健商"教育系列读本或音频、视频作品，将医疗信息服务的对象从家属扩展到患儿。

（2）医疗救助类服务。社会工作者开展此类服务的重点是通过对接更多的政府政策项目和基金会支持项目，增加救助资金的来源；指导、协助符合条件的患者申请救助，保障人人享有必需的医疗保健服务，维护患者健康权益。

（3）对患者及其家属的心理疏导类服务。医院已有的专职医务社工、兼职医务社工助理可主要负责提供这类服务。鉴于专职社工人手有限，社工助理本职工作繁忙的实际情况，可引入专业社工机构入驻此类服务需求较强烈的若干科室，打造重症儿童医务社工服务示范项目，之后逐步扩展到其他科室。

以上三类服务所需的各种资源基本可实现供求匹配，可作为优先开展的服务项目。

（4）医务社会工作者参与出院计划制定和院外延续性服务。医院部分科室已经开展了此类服务，社会工作者要做的是将心理社会服务整合到已有的延续护理服务当中。针对该类服务人力和资金缺口较大的问题，可先在已有丰富延续护理经验的科室试点，探索"社工+延续护理"整合型健康服务的开展模式，待取得明显健康效益后再向其他科室推广。

（5）助医导医类服务。这类服务主要由志愿者完成。医院院外志愿者服务目前只在门诊开展，并未深入到病房。需大力开发社区志愿者、家属志愿者和企业志愿者等，丰富志愿者队伍后，增加病房志愿者服务项目，逐步打造一支分布于各科室，精干、固定、长期的志愿者队伍。

（6）康娱陪伴类服务。这类服务对人力、资金、空间均有一定要求。普通陪伴服务可由经专门培训后的志愿者提供，促进患儿身心康复的活动类服务则需具备专业技能的工作人员带领和组织。可先行开展讲故事、看绘本等资源需求较低的床前陪伴活动。

这三类服务的开展均需动员和整合大量外部资源，可视各类资源的开发情况陆续推出。

## 五、结论与讨论

对比全国总体医务社工服务供给状况和重庆医科大学附属儿童医院的社工服务需求发现：①患者及家属的精神抚慰和心理疏导、提供和解释疾病及其诊治信息、贫困患者医疗救助、住院患者陪伴及康娱活动、导医助医是各医院供给较多的服务，这些服务在重庆儿童医院的住院患者中也有较强需求；②重庆儿童医院住院患者（尤其是重症患者和慢性病患者）需求强烈的出院计划及跟进服务仅排在表 11-1 的第 15 位。这可能是因为，一方面社工部更希望医院管理层看到社工服务在院内产生的效果，从而容易获得管理层的支持；另一方面院外服务需要院内社工与社区卫生服务中心、社区社工、学校社工等院外资源无缝对接，但目前国内大部分医院还没有与院外机构，尤其是非医疗机构，共建整合型健康照护体系的理念和机制。

社会工作要建立自己的专业地位，就需要通过划分与其他专业的边界，确定自身在医院生态系统之中的生态地位[①]。制定医务社工服务清单是给医院社工部确权、定责、划界的重要手段。研究表明：

（1）供求匹配模型是制定医务社工服务清单的可用工具。该模型简单直观，具有较强的可操作性；便于随服务需求和可用资源的变动对清单内容进行调整，具有较好的动态适应性。

（2）制定医务社工服务清单可实现四个功能：方便服务对象有针对性地主动获取服务；提高其他部门对社工部职责权限的认知；为医院管理部门制定对社工部的考核指标提供依据；为社工部和慈善组织、社会机构、志愿者团体等资源的精准对接提供匹配框架。

（3）服务清单的制定和实施有利于社会工作在医疗领域取得合法性。合法性是组织成长必不可少的资源，它以制度的三大要素——规制、规范和认知为基础[②]。医务社工服务的合法性路径主要有三条：不断完善的制度建设、广泛认同的专业标准和切实可见的服务成效。通过制度建设，包括政府政策

---

① 何雪松，侯慧. 社会工作专业化进程之中的"分"与"合"——以上海医社会工作为案例的研究 [J]. 河北学刊，2018（4）：163-168.

② W.理查德·斯科特. 制度与组织：思想观念与物质利益（第 3 版）[M]. 姚伟，王黎芳，译. 北京：中国人民大学出版社，2010：61.

和医院制度对医务社工服务的规定，取得规制合法性①；通过医务社工服务清单的制定及清单制的实施等，形成广泛认同的专业标准及职业准则，取得规范合法性；通过专业服务成效的展示②，如提高患者整体健康水平、降低医疗保健费用、减少医疗资源浪费等，得到服务对象、医疗团队乃至社会大众的认可和倡导，取得认知合法性。

（4）院后跟进类服务的需求与供给之间存在较大缺口。2015年世界卫生组织提出的以人为中心的一体化健康服务（People-Centred and Integrated Health Care）将健康服务的内容从疾病治疗拓展到疾病预防、疾病管理、健康促进、社区照护等领域③。美国国家科学、工程和医学研究院（National Academies of Sciences，Engineering，and Medicine）④ 于2019年制定了将医疗服务与社会照护一体化的总体战略。上海已在探索由院内、院社衔接和基层社区三重医务社工服务构成有机整体，推动医疗健康服务体系的完善⑤。这些都标志着原有的健康维护过程和健康服务系统正在被重新定义，构建包括社工服务在内的整合型健康服务体系是医疗卫生事业未来的重要发展方向。医务社会工作者在院内工作的关键是在医疗领域中与其他团体合作，与医务人员形成专业互补关系；在院外工作的关键是对接基层医疗机构和社会服务机构，在整合型健康服务体系中发挥桥接作用；在整个健康服务系统中起到克服各服务提供主体及服务内容碎片化的作用。从医院走向社区，由医院社会工作转型为健康照顾社会工作，为有需要的人群整合并提供具有健康照顾性质的社会服务是未来我国医务社工服务发展的必由之路。

（5）对就诊患儿适时开展健康教育是提高少儿"健商"的有利契机。

---

① 王杰，徐选国. 我国社会工作的合法性困境及其路径重构 [J]. 中国农业大学学报（社会科学版）. 2018（2）：41-49.

② 卢玮，吴文湄. 医务社会工作多重服务逻辑的合法性路径研究——以深圳市儿童医院为例 [J]. 学术研究，2019（6）：58-67.

③ TORO N. WHO global strategy on integrated people-centred health services（IPCHS）[J]. International Journal of Integrated Care，2015，15（8）：54-57.

④ National Academies of Sciences，Engineering，and Medicine. Integrating Social Care into the Delivery of Health Care：Moving Upstream to Improve the Nation's Health [R]. Washington，DC：The National Academies Press，2019：1-8.

⑤ 井世洁，沈昶邑. 医联体模式下医务社会工作服务路径探析——以上海市为例 [J]. 社会建设，2020，7（1）：16-24.

"健商"反映人的健康意识、健康知识和健康能力[①]等健康素养，是影响疾病发生和流行的重要因素[②]。对国内不同地区、不同群体的多项研究[③④]都发现，中国城乡居民健康素养处于较低水平。导致疾病的危险因素普遍存在于生命早期，生命早期的健康状况对后期有重要影响；健康的行为模式和生活方式的养成也需要长期的积累和早期成长过程的培养，因此，健康素养应从儿童抓起。儿童"健商"的差距主要源于环境影响，可以通过"健商"教育填补健康"知沟"。与学校的通识性健康教育不同，医院"健商"教育具有更强的专业性和权威性，也更具针对性和特异性，有助于患儿塑造对健康价值的积极态度、增强获得健康的信心、提高自我照顾的能力，从更深层、更长远的角度解决医患信息不对称的问题。

① 谢华真. 健商 HQ：健康高于财富 [M]. 北京：中国社会出版社，2002：1-5.

② HANSEN H R，SHNEYDERMAN Y，BELCASTRO P A. Investigating the Association of Health Literacy With Health Knowledge and Health Behavior Outcomes in a Sample of Urban Community College Undergraduates [J]. American Journal of Health Education，2015，46（5）：274-282.

③ 吴双胜，杨鹏，李海月. 北京市居民传染病健康素养水平及其影响因素分析 [J]. 北京大学学报（医学版），2012，44（4）：607-611.

④ 徐文婕，白承续，花晨曦. 中国10省市中小学生传染病相关知识行为及因病缺勤影响因素分析 [J]. 中国学校卫生，2019（6）：846-850.

# 第十二章

# 结论与建议

　　健康治理的目标是为人们提供平等、普惠和高质量的健康服务，推动健康公平和提高健康水平。健康治理涉及医疗卫生机构、政府部门、民间组织、家庭、个人等各方面的合作和协调，是一个全民参与和社会共建，不断进行理念创新和手段创新解决实践问题的过程，也是一个不断完善有中国特色的健康服务理论体系的过程。健康治理需要了解公众的健康需求，研究健康的影响因素，考虑流行病学数据，在此基础上制定相关的健康政策，指导和监管健康服务。健康治理需要高效整合、合理配置和充分利用健康服务资源，提高健康服务的可及性和可持续性。

　　社会工作与健康治理的目标存在一致性。在健康领域中，社会工作的目标是为个人、家庭和社区提供支持和服务，以促进他们的身体健康、心理健康和社会适应良好。在健康中国战略下，医务社会工作将在健康治理中发挥越来越重要的作用。医务社会工作的服务场域通常由医院内开始，然后扩展到家庭和社区；服务内容通常从医疗救助开始，逐渐转移到心理咨询和社会支持服务；服务性质通常由志愿服务开始，逐步升级为专业化服务①。

　　中国医务社会工作自 21 世纪初恢复重建以来，立足于城乡居民健康权益的保障和健康福祉的提升，边实践边反思、边学习边创造，不断对本土实践进行诠释和概括，探索本土医务社会工作的一般逻辑。

　　"本土化"有宏观、中观、微观三层含义。宏观的本土化即"中国化"，

---

　　① 刘继同. 改革开放 30 年以来中国医务社会工作的历史回顾、现状与前瞻 [J]. 社会工作，2012（1-7）.

指中国医务社会工作的发展路径、实务模式应立足于参考和借鉴西方社会工作的理念、方法、手段，解决中国医疗服务领域的现实问题，最终实现医务社会工作价值理念、理论体系、方式方法和制度建设的中国化。中观的本土化即"地方化"，指各地应因地制宜，结合本地资源特征，探索能更好地回应本地居民需求的医务社会工作实务模式和实践方法。微观的本土化即"个性化"，指各服务提供主体在设定具体服务内容时，需要综合考虑服务对象的需求和可用的本地资源，对"改善医患关系"等服务目标进行梳理和细分，发展出有自身特色的医务社会工作服务。

中国医务社会工作从"非专业化"走向"半专业化"，再向"专业化"阶段迈进，是一个不断成熟的专业化过程，也是一个通过不断完善的制度建设、广泛认同的专业标准和切实可见的服务成效来获取专业合法性和专业权力的过程。医务社会工作标准可分为团体标准、地方标准、国家标准三种类型。当前我国医务社会工作发展尚处于初级阶段，团体标准宜为指导性标准，由领军服务主体自主制定，主要起规范自身服务、树立行业标杆的作用；地方标准宜为推荐性标准，由地方政府相关部门主导制定，主要起为相关单位提供参考模板，推动本土医务社工服务普及和发展的作用；国家标准宜为框架性标准，一方面为必要时制定领域性标准保留开放性，另一方面为地方标准预留足够的空间。三类标准可同时发挥作用。

"本土化"是在具体情境中因地制宜开展医务社会工作服务的基础，"专业化"是社会工作在医疗场域中进行服务分界的前提和提供品质服务的保障，"标准化"是提高医务社会工作专业化程度的重要一步，也是评估服务的依据。

社会工作作为一项专业助人服务，在西部地区的医疗卫生机构和城乡居民中有较大需求。但西部地区发展医务社会工作却面临更为严峻的资金缺乏、人才缺乏、认识不足等现实困境。因此，尽管国家层面的指导性政策和强制性政策窗口已经开启，西部地方政府的政策窗口仍然启动缓慢。但还是有一些医疗机构和社工服务机构自主开展了本土医务社会工作实务的探索。

## 一、结　论

### （一）西部地区医务社会工作开展的特征

在地方政策窗口尚未开启的条件下，以重庆为代表的西部地区仍有少数医疗机构和社工服务机构开展了医务社工服务。其特点是：①医务社会工作的开展与志愿服务紧密相连。无论是医院内生的社工部开展的服务，还是外部嵌入医院的社工机构开展的服务，在很大程度上都依托志愿服务展开。"医务社工+志愿服务"的模式解决了开展服务人力资源不足的问题，也造成社会对医务社会工作普遍的认知偏差，人们常常把社会工作者与志愿者混为一谈。②医务社会工作发展路径多样化。已开展社工服务的医疗机构均结合自身特点，因地制宜地提供各具特色的服务内容。有的是将医务社会工作融入科室的具体医疗服务项目之中，有的是由社工部承接科室转介而来的个案，有的是引入政府或基金会购买的社工项目，有的以医疗救助为重点，有的以健康宣教为核心，有的以小组活动为载体。③医务社工服务专业化程度较低。西部医务社会工作整体处于半专业化阶段，亦未发现有地方制定了医务社会工作的团体标准或地方标准。医院开展的社工服务内容较为局限，目前只能提供入院衔接、帮助熟悉医院环境、提供经济援助、患者及家属心理辅导、住院康娱活动等专业技能要求并不高的服务。

### （二）西部地区医务社会工作的发展困境

西部医务社会工作的先行机构在开展服务的过程中主要面临三方面的困境。①地方政策窗口迟迟未开启，导致事业发展推动力不足。重庆医务社会工作由于缺少卫生主管部门的推动，大部分医院目前都没有成立社工部（科），少数开展了社工服务的医院也仅处于在个别科室试点的阶段，医务社工服务尚未在医院内全面铺开。②医患双方对医务社会工作认知不足。不仅患者及其家属对社工的认知度不足且存在明显偏差（绝大部分都将社工与志愿者混为一谈），医务人员对社工的认知度也并不比患者更准确。对重庆医科大学附属儿童医院的调查发现，医务人员中了解社工工作内容的不足10%。一些医院的管理者不知社会工作为何物；另一些管理者虽对社会工作略有耳闻，但认为开展医务社会工作不但不能为医院创收，反而会耗费医院的人、财、物，并不支持服务的开展；只有少数医院管理者对医务社会工作的经济和社会价值有准确的认知和积极的态度。③缺乏合格的医务社会工作人才。尽管西部地区有西南大学、重庆工商大学、桂林医学院等高校社会工作专业开设了医务社会工作方向，但当前高校培养的人才无论是数量还是质量，都无法完全满足医疗机构的需求。社工机构因为项目稳定性不足、社工师待遇偏低等问题很难留住优秀人才，进而影响了医务社工服务质量。④对医务社会工作的投入有限。目前开展医务社会工作的资金主要来源于基金会等公益慈善组织。政府主管部门，无论是民政部门还是卫生部门，都缺乏专门的资金资助在医院开展医务社工服务。医院自身能够给予社工部的人、财、物等资源，也都无法支撑社工服务的广泛开展。

（三）医疗机构克服困境的主要方式

医疗机构主要通过广开资源渠道，争取各方支援，来谋求社会工作的渐进发展。①广泛链接外部慈善机构和政府部门的资源，大力争取医院内部资源，为社工服务的开展筹集更多资金。②选择合适的第三方社工机构作为直接提供服务的合作伙伴、加大志愿者招募和培训力度、在院内开发医务社工助理团队、接收高校社会工作专业实习生，为社工服务和志愿服务配备更多人力。③与高校合作，同步开展医务社会工作相关理论和实务研究，为服务的开展提供智力支撑。

（四）医务社会工作服务的潜在需求

社会工作作为一项专业助人（尤其是帮助弱势群体）服务，在西部地区的医疗卫生机构和城乡居民中有着巨大的潜在需求。对重庆医科大学附属儿童医院的调查有以下发现。

（1）门诊患儿需要的主要是志愿者提供的导医助医类服务和专业社工提供的改善患儿诊疗依从性的情绪抚慰类服务。门诊社工和志愿者服务的主要对象应是低龄儿童、由祖辈带领就医的儿童、来自区县的儿童、初次就诊儿童。

（2）住院患儿需要的主要是情绪安抚服务、康娱陪伴服务和健康教育服务。患儿家属需要的服务主要是出院跟进、医疗救助、导医助医、医疗信息等服务。从患儿方面看，低龄儿童、重症儿童、由年长家属照顾的儿童可作为社工服务的主要对象。从家庭方面看，低学历家庭、低收入家庭、来自外地的家庭可作为社工服务的主要对象。从科室方面看，血液科、肿瘤科、康复科、重症医学科、胸心外科、肾脏内科对社工服务的需求较多，可作为社工服务的重点科室。

（3）医务人员自身最需要的是团队建设、技能培训、亲子家庭服务等支持性服务，其次是协调医疗纠纷，再次是心理减压服务，最后才是帮助医患沟通。医患沟通虽然重要，但医务人员认为社会工作者由于在医学知识方面的欠缺，较难在沟通中发挥实质性作用。社会工作者为医务工作者提供服务时应重点关注女性、职称较低者和中年群体的现实需求。

（五）医务社会工作者的知能要求

社会工作者在医疗保健环境中开展社会工作实践，应以掌握社会工作知识和技能为主，医学相关知识为辅。虽然在当前条件下，综合性高等院校培养医务社会工作人才不可能也无须开设大量医学类课程，但应当鼓励社会工作者通过各种途径主动学习相关医学临床和医疗管理知识。

在当前我国医疗环境下，医务社会工作者须具备十项能力：组织协调，人际沟通，资源链接和整合，合理采取干预措施，政策分析和倡导，跨学科和跨组织合作，对案主的心理社会问题、资源能力及健康需求进行评估，开发社会服务项目、实施社会服务、运营社会服务机构的基本能力，社会工作实践评估能力，社会工作文件记录及档案管理能力。

医务社会工作者应掌握十类知识：社会工作专业伦理和核心价值观，社会工作学科基本理论与方法，社会工作实务，社会学基础知识，心理学基础知识，医疗卫生法规政策，医院社会工作者在不同领域的具体服务内容，基本卫生管理知识，临床医学常识、预防医学常识。

加强专业实习实践是培养学生实务能力的重要手段。从理论知识向实务能力的转化，在个体内部经历了具体体验阶段的实践参与、理论应用和经验获取；评价反思阶段的效果评价、经验回顾和专业反思；抽象概括阶段的理论知识与实践经验整合内化、知识体系重构、实务能力形成；行动应用阶段的实践知识再检验和实务能力外显化的一系列认知和行为过程。实习过程中偶遇的触发性事件、来自同伴的支持与鼓励，小组间的学习与竞争，教师的全程督导等都是促进转化发生的重要外部影响因素。采取团队实习的方式，构建平等的师生关系、互助的生生关系，在学习共同体内营造安全与信任的氛围，充分发挥共同体内讨论、分享、合作、互帮互助、榜样示范等积极作用，有利于加快理论知识向实务能力转化的进程，提高团队整体实习效果。

（六）聘用医务社工助理是一种值得探索的模式

设置医务社工助理岗位，是一些医院为解决专职医务社工人力资源不足，主动进行制度创新的产物。医务社工助理的主要职能是在病房开展个案预估、个案转介、实习生带教、慈善救助、社工理念倡导等工作。确定医务社工助理的具体岗位职责时要充分利用助理们的医学专长和密切接触临床的工作特点。首先，发挥其衔接医疗服务和社工服务的作用，其次，在社工部的指导下增强和扩大健康宣教的效果，最后，通过培训使其在临床诊疗活动中嵌入社会工作的理念、技巧和方法。对医务社工助理团队的有效激励应建立在对其需求的调查基础之上。加强助理团队的组织文化建设；不断提供新知，增强他们助人的能力；为他们提供施展才能的广阔舞台；对工作绩效进行及时反馈和表彰……这些措施均可以增进助理参与医务社会工作的持续性。

（七）家属志愿者力量值得开发

志愿者队伍一直是医务社会工作者的重要联动力量，志愿者管理也是社工部的一项重要工作内容。但目前实务和理论界都忽视了对医院内部的一股潜在志愿者力量——住院患者家属队伍的开发。组建患者家属志愿者团队具有"从事医院志愿活动的便利性""有助于实现志愿服务的常态化""患者家属志愿者更容易被其他患者和家属信任"等优势。调查发现，大部分患者家属有参与志愿服务的主观意愿，也有提供志愿服务的有效时间。在社工部的组织、管理和协调下，充分发挥患者家属的积极性和主动性，让他们参与到志愿服务中，可实现部分患者家属从服务对象到服务主体的转变，有助于形成医患共建共治的健康治理新格局。

（八）供求匹配模型可用于制定医务社工服务清单

医务社工服务清单是以清单的形式将医院社工部提供的服务内容予以明确并公示，兼具公共服务清单的"对外公开信息"、责任清单的"对内规范自制"、社区自治清单的"划定职能边界"等多重属性。制定医务社会工作服务清单是给医院社工部确权、定责、划界的重要手段，具体可实现四个功能：①方便服务对象有针对性地主动获取服务；②提高其他部门对社工部职责权限的认知；③为医院管理部门制定对社工部的考核指标提供依据；④为社工部和慈善组织、社会机构、志愿者团体等资源的精准对接提供匹配框架。医务社工服务清单要以价值分析为基础，依据服务需求与可用资源匹配的结果来制定。供求匹配模型是制定医务社工服务清单的可用工具。该模型简单直观，具有较强的可操作性；便于随服务需求和可用资源的变动对清单内容进行调整，具有较好的动态适应性。

## 二、建　议

西部地区医务社会工作的本土化和专业化发展离不开地方政策的支持。本研究提出如下政策建议。

### (一) 地方政策窗口的开启方式

当前国家层面的政策窗口已经打开，由上而下的拉动力量已经存在，如果再加上"领头医院和社工机构的实践及效果示范"这样一股由下而上的推动力量，便可形成类似上海模式的"由下而上实践倒逼+由上而下政策引领"作用，通过"推""拉"双重力量启动地方政策窗口。以重庆为例，几家有代表性的先行医疗机构，如重庆医科大学附属儿童医院、重庆市第十一人民医院、石柱县人民医院等已是开展医务社会工作的星星之火，如何让星星之火形成燎原之势？我们主张：①加大对医务社会工作的宣传推广。医务社工服务不能只做不说，也不能只说不做，而应该边做边说。宣传推广活动的关键一是发掘有传播价值的人和事。以典型案例为切入点，多方位展示医务社会工作的服务内容和临床效果，扩大社会各界对医务社会工作的认知。二是打造新媒体宣传矩阵，放大传播效果。利用院内媒体（尤其是微博、微信、短视频等）和社会媒体，讲好社工故事。②组建医务社会工作协会。协会通过宣传社工专业、凝聚各方共识、倡导政策制定等途径推进区域医务社会工作专业发展。为更大范围地聚力，除吸纳有意愿开展医务社会工作的医疗机构负责人参加外，协会还可吸纳社工机构医务社工、高校社工专业教学科研人员等加入。组建医务社会工作发展智库，为政府部门和医疗机构提供政策咨询和专业发展建议。③游说政府主管部门。发挥领军医疗机构对政府主管部门的影响力，发挥医务社会工作协会的团体力量，共同游说政府卫生行政主管部门加快启动地方政策窗口。④多部门联合开启政策窗口。医务社会工作的政策需要民政、卫生、教育、医保等部门联合制定，才能更好地回应民众健康需求，推动全域医务社会工作的整体发展。

（二）医务社会工作政策支持体系的建构

西部地区出台地方政策需要因地制宜地进行政策创新，不能仅靠传递中央政策或"抄写其他省份作业"的方式得来。在出台地方政策的时候需系统考虑多种医务社会工作的发展性和限制性因素，据此构建本土医务社会工作发展的政策支撑体系。主要包括：①经费资助政策。民政部门在年度社会工作项目经费中划拨一定比例用于支持医务社会工作；卫生部门采取"以奖代补"的方式鼓励医疗机构开展医务社工服务；医保部门适时进行调研，将部分临床效果确切的医务社工服务项目纳入医保报销目录；表彰和鼓励基金会等公益慈善组织投资医务社工服务项目等。②人才培养政策。鼓励高校和医疗机构联合建立医务社会工作人才培养基地，针对不同的培训对象制定差异化的培训方案和课程体系。对从医护岗位转岗从事医务社会工作的，重点培训社会工作理论、方法和技术；对综合性院校社工专业的毕业生，重点培训医疗救助、卫生管理知识和医学常识。启动医务社会工作人才储备工程，提前做好未来医务社会工作岗位爆发性增长带来的人才需求预案。启动医务社会工作继续教育研究课题，开发初级、中级、高级医务社会工作继续教育课程体系。借助信息技术，建设智慧学习平台，增加继续教育学习渠道。③专业发展规范。西部地区医务社会工作不必完全经历从非专业化到半专业化再到专业化的渐进发展道路，可以发挥后发优势，发挥政府的主导作用，注重专业发展规范，从一开始就走专业化道路。这就需要一手抓专业人才的培养，另一手抓专业标准和制度的设计。政府相关部门联合出台地方标准，可能更适合西部地区的政治和社会发展环境。④发展性健康政策。建设健康中国的发展战略要求寓健康于万策之中。我们尤其重视健康问题的早期干预和全程干预。当前的社会政策设计远未起到缩小健康不平等的作用。从人的生命周期看，生命早期的健康对个人整个生命周期的人力资本可以达到的总量有重要影响。儿童是宝贵的未来国家和社会建设的人力资源，对儿童健康的投资有着明显的外部效应，故不应只是父母和家庭的责任，政府在儿童基本医疗卫生服务方面应承担更多公共责任。从疾病的发展周期看，患者在入院前后都有健康服务需求，发展性健康政策应将包括医务社工服务在内的健康服务领域前移到院前、延伸到院后，形成院前——院中——院后的完整服务链，探索全员覆盖、全程干预、全员关怀、全员参与的服务模式。

**(三) 医院开展医务社会工作的模式选择**

我们主张医院采取"内设+外引"相结合的方式开展医务社会工作。①医院成立社工部，招募专业社会工作者成为医院职工。社工部统筹管理社会工作、志愿服务、公益慈善等事务。有条件的医院可设置医务社工助理岗位，充分利用院内人力资源。②通过政府购买、基金会购买、医院购买等方式为医院引入社工服务项目。与高校签订社工专业实习实践协议，引入社工实习生开展社工服务。③发动社会力量广泛参与，将社会工作的专业化与志愿服务的大众化充分结合。专业社工发挥其在组建团队、规范服务、拓展项目、培训策划等方面的专业优势。普通志愿者则发挥人数众多、时间灵活的优势。两者结合，既拓展了服务领域，又保障了服务质量。除与志愿者组织和高校合作外，还应拓展企业志愿者、社区志愿者、患者家属志愿者团队，拓宽志愿者来源。④渐进式开展服务，逐步扩大覆盖面。医务社工服务在做好需求调查的基础上展开。从需求度高、配合意愿强的科室起步，逐步扩大到医院的特色或重点科室。针对不同疾病或科别，开展医务社会工作专业细分服务的探索。

**(四) 发挥医务社会工作者在"健康共同体"中的连接作用**

医务社会工作者在"健康共同体"中的连接作用体现在三个方面。①在医疗团队中的连接作用。在科室医疗团队中，医务社工常常扮演个案管理员，起到各专业技术人员间的协调员的作用。此外，医务社会工作者在针对案主的某一具体问题进行干预时，精准选择协同开展社会工作的合作伙伴，可起到事半功倍的效果。如制定出院计划，衔接患儿离院后的康复事宜，可以以医生为主要合作伙伴；而为患者解决经济困境，申请医疗救助，可以以护士为主要合作伙伴。②在医疗体系中的连接作用。"三甲偏好""小病大看"问题的广泛存在，是导致三甲医院门诊一号难求、一床难求的重要原因，也造成了基层医疗资源的闲置和浪费。分级诊疗制度落地的关键在于各级医疗机构之间的有效联动。医务社会工作者可以发挥专业优势，通过出院计划、转介等服务介入三级转诊，助力医疗机构间的服务衔接和医疗资源的合理利用。③在医疗机构与非医疗机构间的连接作用。从当前情况看，患者及家属的精神抚慰和心理疏导、提供和解释疾病及其诊治信息、贫困患者医疗救助、住院患者陪伴及康娱活动、导医助医是各医院供给较多的社工服务。但患者（尤其是重症患者和慢性病患者）需求强烈的出院计划及跟进服务提供的医院却较少。院外服务需要院内社工与社区卫生服务中心、社区社工、学校社工等院外资源无缝对接，需要聚合医疗机构与非医疗机构的力量，与社区健康服务和生活照顾机构共建整合型健康照护体系，通过"医社联动"开展"全病程"健康服务。

人类社会原有的健康维护过程和健康服务系统正在被重新定义，构建包括社工服务在内的整合型健康服务体系是医疗卫生事业未来的重要发展方向。医务社会工作者在院内工作的关键是在医疗领域中与其他团体合作，与医务人员形成专业互补关系；在院外工作的关键是对接基层医疗机构和社会服务机构；在整合型健康服务体系中发挥桥接作用；在整个健康服务系统中起到克服各服务提供主体及服务内容碎片化的作用。从医院走向社区，由医院社会工作转型为健康照顾社会工作，为有需要的人群整合并提供具有健康照顾性质的社会服务是未来我国医务社工服务发展的必由之路。

[1] 蔡宝来，王会亭. 教学理论与教学能力：关系、转化条件与途径 [J]. 上海师范大学学报（哲学社会科学版），2012，41（1）.

[2] 蔡屹，张昱. 定位：医务社会工作的发展策略研究——以上海为例 [J]. 华东理工大学学报（社会科学版），2013，28（5）.

[3] 蔡宜旦，汪慧. 试论青年志愿者参与动机的引导和激励 [J]. 广东青年干部学院学报，2001（4）.

[4] 蔡媛青. 健康赋权视角下高质量公共卫生治理体系研究 [J]. 医学与社会，2023，36（1）.

[5] 曹露琼，曹毅. 探索积分制对医院志愿者管理的效用 [J]. 江苏卫生事业管理，2019（8）.

[6] 柴双. 中国医务社会工作政策分析与建议——基于医务社会工作政策发展阶段的探讨 [J]. 中国社会工作，2019（21）.

[7] 陈红，郝徐杰，关婷，等. 北京大学人民医院医务社会工作的实践与探索 [J]. 中国医院，2013，17（4）.

[8] 陈兴怡，翟绍果. 中国共产党百年卫生健康治理的历史变迁、政策逻辑与路径方向 [J]. 西北大学学报（哲学社会科学版），2021，51（4）.

[9] 陈正益. 走出学术研究的象牙塔——论行动研究在社会工作领域的运用 [J]. 社区发展季刊. 2007，117.

[10] 陈雪. 美国社会工作的专业性从何而来 [J]. 中国社会工作，2017（22）.

[11] 成海霞. 整合视角下的医务社会工作本土化发展——以深圳市为例 [J]. 中国社会工作，2018（30）.

[12] 崔娟，王云岭. 论医务社会工作本土化过程中的伦理困境及对策——以"案主自决"原则与中国本土价值观冲突为例 [J]. 中国医学伦理学，2014，27（5）.

[13] 崔野. 权力清单制度的规范化运行研究：含义、困境与对策 [J]. 中州学刊，

2018（5）.

[14] 崔兆涵, 郭冰清, 王虎峰. 健康协同治理: 服务提供、健康政策和社会参与 [J]. 中国医院管理, 2021, 41.

[15] 戴羽, 郭永松, 张良吉, 等. 医务社会工作机构与岗位设置研究 [J]. 中国医院管理, 2009, 29（2）.

[16] 邓明国. 重庆"冬青": 社工机构创办和转型的一个样本 [J]. 中国社会工作, 2014（15）.

[17] 邓锁. 国际社会工作实践研究会议系列宣言 [J]. 中国社会工作研究, 2017（2）.

[18] 郑英. 我国区域整合型医疗健康服务体系的治理逻辑与路径分析——基于多中心治理视角 [J]. 中国卫生政策研究, 2022, 15（1）.

[19] 丁忠毅, 谭雅丹. 中国医疗卫生政策转型新趋势与政府的角色担当 [J]. 晋阳学刊, 2019,（5）.

[20] 董镜茹, 李宗阳, 张蕊, 等. 公立医院社会工作部门运营模式探索 [J]. 管理观察, 2016（5）.

[21] 董文勇. 国民健康治理顶层设计及健康基本法的战略定位——层次、视角和本位的立法选择 [J]. 河北法学, 2018, 36（11）.

[22] 董文勇. 公医诊疗合作与我国复合转诊法制构建——健康治理现代化的训诫 [J]. 河北法学, 2020, 38（10）.

[23] 窦华丽. 医院门诊志愿者队伍建设与管理的探讨 [J]. 中医药管理杂志, 2017（13）.

[24] 杜娟, 张博坚. 关于当前我国开展医院社会工作的几点思考 [J]. 医学与哲学（A）, 2017（38）.

[25] 杜创, 朱恒鹏. 中国城市医疗卫生体制的演变逻辑 [J]. 中国社会科学, 2016（8）.

[26] 范斌. 增能与重构: 医务社会公共案例研究 [M]. 上海: 华东理工大学出版社, 2017.

[27] 房慧, 张九洲. 库伯经验学习理论视域下的成人学习模式研究 [J]. 成人教育, 2010（11）.

[28] 付建军. 清单制与国家治理转型: 一个整体性分析框架 [J]. 社会主义研究, 2017（2）.

[29] 傅丽丽, 简杜莹, 张灵慧. 儿童医疗游戏辅导的项目化运作研究——基于复旦大学附属儿科医院医务社工的实践探索 [J]. 中国社会工作, 2019（36）.

[30] 傅茜, 傅丽丽, 徐虹, 等. 某儿童专科医院医务社工有效融入医疗团队的实践探

索 [J]. 中国医学伦理学, 2018 (3).

[31] 高和荣. 健康治理与中国分级诊疗制度 [J]. 公共管理学报, 2017, 14 (2).

[32] 高红. 论基本公共服务清单制度: 公共价值管理的视角 [J]. 求实, 2017 (7).

[33] 顾昕. 专栏导语: 医疗卫生健康治理现代化的挑战与解决路径 [J]. 公共行政评论, 2018, 11 (6).

[34] 顾昕. "健康中国" 战略中基本卫生保健的治理创新 [J]. 中国社会科学, 2019 (12).

[35] 顾雪非, 张美丽, 刘小青, 等. 整合型医疗卫生服务体系的构建与治理 [J]. 社会治理, 2018 (1).

[36] 顾莺, 张晓波, 傅丽丽, 等. 儿童医疗游戏辅导护理专业队伍的建设与管理 [J]. 中国护理管理, 2019 (5).

[37] 关冬生. 创新与未来——前行中的广东省医务社会工作 [M]. 广州: 中山大学出版社, 2016.

[38] 关婷, 周庆环, 郝徐杰, 等. 我国三甲医院志愿服务现状调查与分析 [J]. 中国医院, 2013 (4).

[39] 郭建, 黄志斌. 中国健康治理面临的主要问题及对策 [J]. 中州学刊, 2019 (6).

[40] 郭岩, 谢铮. 用一代人时间弥合差距——健康社会决定因素理论及其国际经验 [J]. 北京大学学报 (医学版), 2009, 41 (2).

[41] 郭永松, 吴水珍, 张良吉, 等. 开展医务社会工作的相关条件研究 [J]. 中国医院管理, 2009 (2).

[42] 何国良. 久违的实践研究: 创造社会工作学的路向 [J]. 中国社会工作研究, 2017 (2).

[43] 何雪松, 侯慧. 社会工作专业化进程之中的 "分" 与 "合" ——以上海医社会工作为案例的研究 [J]. 河北学刊, 2018, 38 (4).

[44] 黄春燕. 公立医院志愿者服务可持续发展研究 [J]. 卫生经济研究, 2019 (7).

[45] 黄真平. 北京医务社会工作发展调研报告 [A] //中国社会工作协会理论研究会2014年度材料汇编: 中国社会工作协会会议论文集. 山东, 2014.

[46] 计芳, 代文瑶, 柴双. 医务社会工作介入 "分级诊疗" 模式初探 [J]. 解放军医院管理杂志, 2017, 24 (4).

[47] 季庆英. 上海医务社会工作的发展回顾 [J]. 中国卫生资源, 2015, 18 (6).

[48] 姜华. 建立健全中国本土医务社会工作机制——基于社会生态系统理论视角 [J]. 人民论坛, 2014 (19).

［49］蒋新红．我国志愿者激励机制存在的问题及对策思考［J］．前沿，2011（14）．

［50］景春风．探索会员积分制在医院志愿者管理中的应用［J］．现代医院管理，2014（12）．

［51］井世洁，沈昶邑．医联体模式下医务社会工作服务路径探析——以上海市为例［J］．社会建设，2020，7（1）．

［52］鞠牛，梁玉成．健康不平等产生机制及其治理途径探析——健康消费分层的视角［J］．公共行政评论，2022，15（6）．

［53］李兵水，童玉林，吴桅．我国医务社会工作的现状与未来发展的思考［J］．福建医科大学学报（哲学社会科学版），2012，13（1）．

［54］李红星．地方政府构建基本公共服务清单制度的维度分析［J］．学术交流，2019（10）．

［55］李静，时孝春．医务社会工作本土化发展中的角色期待与角色实践困境探析［J］．江苏卫生事业管理，2018（6）．

［56］李娟．我国医务社会工作发展模式比较研究［J］．中国卫生事业管理，2016，33（5）．

［57］李昀鋆．医疗体制改革背景下医务社会工作专业化发展路径探索［J］．社会福利（理论版），2015（3）．

［58］李玲，傅虹桥，胡钰曦．从国家治理视角看实施健康中国战略［J］．中国卫生经济，2018，37（1）．

［59］李平，郭永松，吴水珍，等．开展医务社会工作的相关政策与制度研究［J］．中国医院管理，2009（2）．

［60］李太平，刘燕楠．教育研究的转向：从理论理性到实践理性——兼谈教育理论与教育实践的关系［J］．教育研究，2014（3）．

［61］李昶达，韩跃红．国外健康治理研究综述［J］．昆明理工大学学报（社会科学版），2017，17（6）．

［62］李昶达，韩跃红．参与式健康治理对健康中国建设的启示［J］．中国医院管理，2019，39（11）．

［63］梁远．让权责清单在落地运用中结出制度硕果［J］．中国行政管理，2018（8）．

［64］刘斌志．我国医院社会工作部门的设置与功能运用［J］．中国医院管理，2007，27（9）．

［65］刘春娇，张槊，邓玉霞，等．医务社会工作伦理本土化研究［J］．中国医学伦理学，2015，28（4）．

［66］刘继同．构建和谐的医患关系：医务社会工作的专业使命［J］．中国医院，

2005, 9 (11).

[67] 刘继同. 构建和谐医患关系与医务社会工作的专业使命 [J]. 中国医院管理, 2006, 26 (3).

[68] 刘继同. 美国医院社会工作的历史发展过程与历史经验 [J]. 中国医院管理, 2007, 27 (11).

[69] 刘继同. 国内外医院社会工作的研究进展与发展趋势 [J]. 中国医院, 2008, 12 (5).

[70] 刘继同, 严俊, 孔灵芝. 中国医疗救助政策框架分析与医务社会工作实务战略重点 [J]. 社会保障研究, 2009.

[71] 刘继同, 孔灵芝, 严俊. 中国特色医务社会工作实务模式建构的战略重点与发展策略 [J]. 医学与社会, 2010, 23 (6).

[72] 刘继同. 改革开放 30 年以来中国医务社会工作的历史回顾、现状与前瞻 [J]. 社会工作, 2012 (1-7).

[73] 刘继同. 中国医务社会工作十年发展成就、主要挑战与制度建设路径 [J]. 社会政策研究, 2017 (3).

[74] 刘继同. 健康中国建设与重构现代健康照顾服务制度 [J]. 人民论坛, 2020 (8)

[75] 刘岚, 孟群. 当前我国几种医务社会工作实务模式比较 [J]. 医学与社会, 2010, 23 (2).

[76] 刘莉. 健康中国视域下乡村健康治理：逻辑基点、现实制约与现代化路径 [J]. 农村经济, 2022 (11).

[77] 刘丽杭. 国际社会健康治理的理念与实践 [J]. 中国卫生政策研究, 2015, 8 (8).

[78] 刘启川. 责任清单编制规则的法治逻辑 [J]. 中国法学, 2018 (5).

[79] 刘庆, 王清亮, 费剑春, 等. 我国医疗联合体主要运行模式及存在的问题 [J]. 中国医院管理, 2017, 37 (9).

[80] 刘卫华, 励娜. 培养社会工作者理论与实践结合的技能：反省的实务 [J]. 社会工作, 2013 (3).

[81] 刘枭, 张涛. 四川省成都市医务社会工作行业发展状况及路径探索 [J]. 中国社会工作, 2017 (36).

[82] 刘艳飞, 王振. 美国健康管理服务业发展模式及启示 [J]. 亚太经济, 2016 (3).

[83] 芦恒, 胡真一. "合法性"之后的"合理性"建设：不同医疗场域医务社会工作创新思考 [J]. 社会建设, 2017, 4 (3).

[84] 陆人杰, 陈颖, 阮丽花, 等. 新媒体与健康教育协同发展的医院志愿者管理模式

探索［J］. 解放军医院管理杂志, 2018, 25 (9).

［85］卢玮, 吴文湄. 医务社会工作多重服务逻辑的合法性路径研究——以深圳市儿童医院为例［J］. 学术研究, 2019 (6).

［86］芦恒, 胡真一. "合法性"之后的"合理性"建设: 不同医疗场域医务社会工作创新思考［J］. 社会建设, 2017, 4 (3).

［87］芦鸿雁. 日本医务社会工作的特征及其对我国的启示［J］. 医学与社会, 2009 (8).

［88］马凤芝. 社会治理创新与中国医务社会工作的发展［J］. 中国社会工作, 2017 (9).

［89］马洪路. 康复机构中的医疗社会工作［J］. 中国康复理论与实践, 2001, 7 (4).

［90］马敬东, 张亮. 农村贫困家庭健康风险及其干预策略［J］. 中国初级卫生保健, 2005 (5).

［91］孟馥, 丁振明, 张一奇. 浅析医务社会工作职前及在职教育中的缺项［J］. 福建医科大学学报 (社会科学版), 2012, 13 (3).

［92］孟馥, 张一奇, 王青志. 从我国港台地区经验谈大陆医务社会工作发展［J］. 现代医院管理, 2014 (4).

［93］倪敏一, 徐军. "医务社工+志愿者"服务模式的实践与思考［J］. 管理观察, 2016 (12).

［94］聂洋洋, 穆青. 志愿服务过程中风险的预防与救助［J］. 中国青年研究, 2010 (10).

［95］穆滢潭, 袁笛. 医疗治理体系、经济社会资本与居民健康——基于 CGSS2013 数据的实证研究［J］. 公共行政评论, 2018, 11 (4).

［96］讴歌. 协和医事［M］. 北京: 生活·读书·新知三联书店, 2007.

［97］彭勃, 付建军. 城市基层治理中的清单制: 创新逻辑与制度类型学［J］. 行政论坛, 2017 (4).

［98］钱熠, 王伟, 张明吉, 等. 非政府组织在全球健康治理中的作用研究［J］. 中国卫生政策研究, 2016, 9 (11).

［99］任洁, 王德文. 健康治理: 顶层设计、政策工具与经验借鉴［J］. 天津行政学院学报, 2019, 21 (3).

［100］任文. 健康中国建设: 成效、困难与国外经验借鉴［J］. 创新, 2023, 17 (4).

［101］任雅婷, 刘乐平, 师津. 日本医疗照护合作: 运行机制、模式特点及启示［J］. 天津行政学院学报, 2021 (4).

［102］上海市卫生计生委医务社工课题组. 医务社会工作发展的政策思考与建议——基于上海市的探索与经验［J］. 中国社会工作, 2017 (9).

［103］申曙光, 吴庆艳. 健康治理视角下的数字健康: 内涵、价值及应用［J］. 改革,

2020 (12).

[104] 石礼华, 吴燕. 医务社会工作专业实习督导问题与对策 [J]. 卫生职业教育, 2020, 38 (4).

[105] 石智雷, 吴志明. 早年不幸对健康不平等的长远影响: 生命历程与双重累积劣势 [J]. 社会学研究, 2018, 33 (3).

[106] 史心怡, 刘光雯, 李成碑. 优势视角下医务社工对医院志愿者管理工作的研究——以上海市 S 医院为例 [J]. 中国社会工作, 2017 (36).

[107] 苏海, 史娜娜. "一般系统论"视域下本土医务社会工作实践的路径创新——基于 N 区 "医路同行" 项目的个案研究 [J]. 社会工作与管理, 2015, 15 (5).

[108] 谭建光, 周宏峰. 中国志愿者: 从青年到全民——改革开放 30 年志愿服务发展分析 [J]. 中国青年研究, 2009 (1).

[109] 谭相东, 张俊华. 美国医疗卫生发展改革新趋势及其启示 [J]. 中国卫生经济, 2015 (11).

[110] 汤佳, 沈杏华, 郭迎, 等. 医院志愿者管理及服务创新初探 [J]. 中国医院, 2011, 15 (11).

[111] 唐贤兴, 马婷. 健康权保障: 从全球公共卫生治理到全球健康治理 [J]. 复旦国际关系评论, 2018 (2).

[112] 唐贤兴, 马婷. 中国健康促进中的协同治理: 结构、政策与过程 [J]. 社会科学, 2019 (8).

[113] 万真. 基于医务社会工作的医学院校课程育人体系建设 [J]. 西部素质教育, 2020 (6).

[114] 王炳书. 实践理性辨析 [J]. 武汉大学学报 (人文科学版), 2001 (3).

[115] 王海漪, 杜婷. 风险理论视角下健康贫困治理模式与路径探索——基于山西省 "三区" 项目的案例分析 [J]. 中国卫生政策研究, 2021, 14 (1).

[116] 王家合, 赵喆, 和经纬. 中国医疗卫生政策变迁的过程、逻辑与走向——基于 1949~2019 年政策文本的分析 [J]. 经济社会体制比较, 2020 (5).

[117] 王杰. 我国社会工作的合法性困境及其路径重构 [J]. 中国农业大学学报 (社会科学版), 2018 (2).

[118] 王明旭, 赵明杰. 医学伦理学 (第五版) [M]. 北京: 人民卫生出版社, 2018.

[119] 王晓斐. 人工智能视域下的健康治理: 技术进步与治理困境 [J]. 中国科技论坛, 2019 (9).

[120] 王怡, 孙二军. 教师经验学习的多项度分析及有效策略 [J]. 当代教育论坛,

2020（1）.

[121] 王志中，王霁雪. 新时代健康社会工作的前景展望［J］. 中国社会工作，2017（12）.

[122] 卫生部人事司. 中国医院社会工作制度建设现状与政策开发研究报告（摘要）［J］. 中国医院管理，2007，27（11）.

[123] 吴鲁平. 志愿者的参与动机：类型、结构——对 24 名青年志愿者的访谈分析［J］. 青年研究，2007（5）.

[124] 吴任慰. 现阶段我国发展医务社会工作的探讨［J］. 福建医科大学学报（哲学社会科学版），2003，4（2）.

[125] 吴素雄，张燕，杨华. 健康治理的发展路径与驱动机制：国际比较［J］. 浙江社会科学，2023（1）.

[126] 吴双胜，杨鹏，李海月，等. 北京市居民传染病健康素养水平及其影响因素分析［J］. 北京大学学报（医学版），2012，44（4）.

[127] 吴湘玲，叶良海. 城市社区清单式治理的实践困境及其优化［J］. 湖湘论坛，2018（4）.

[128] 夏淑玉. 从杜威"经验"理论看深度学习的发生［J］. 四川师范大学学报（社会科学版），2020，47（3）.

[129] 解胜利，吴理财. 从"嵌入—吸纳"到"界权—治理"：中国技术治理的逻辑嬗变——以项目制和清单制为例的总体考察［J］. 电子政务，2019（12）.

[130] 谢熠，谢瑜. 健康中国视域下健康治理的现实挑战与对策研究［J］. 卫生经济研究，2022，39（11）.

[131] 谢治菊. 健康中国战略下脱贫户健康扶贫质量及其治理［J］. 云南大学学报（社会科学版），2022，21（3）.

[132] 熊惠平. "穷人经济学"的健康权透视：权利的贫困及其治理［J］. 社会科学研究，2007（6）.

[133] 徐军，王国栋. 省级权责清单差异性研究：原因、问题、规范［J］. 深圳大学学报（人文社会科学版），2019，36（2）.

[134] 徐淑瑶，等. 新编医疗社会学［M］. 台中：华格那企业，2017.

[135] 徐文婕，白承续，花晨曦，等. 中国 10 省市中小学生传染病相关知识行为及因病缺勤影响因素分析［J］. 中国学校卫生，2019（6）.

[136] 徐小言，钟仁耀. 农村健康贫困的演变逻辑与治理路径的优化［J］. 西南民族大学学报（人文社科版），2019，40（7）.

[137] 徐永俊，富贵，石莹，等. 韩国《环境健康法》及对我国相关立法工作的启示

[J]. 环境与健康杂志，2016（2）.

[138] 颜昌武. 行政学的本土化：基于中美路径的比较分析 [J]. 政治学研究，2019（1）.

[139] 严民，齐晓敏. 医院志愿者服务管理的探索 [J]. 江苏卫生事业管理，2013（4）.

[140] 杨团. 农村社会健康治理的思路 [J]. 中国卫生政策研究，2008，1（3）.

[141] 姚芳虹，邹昀瑾，张锐，等. 健康生态学理论情境下老年群体健康治理的逻辑
研究——来自 CFPS 数据的经验证据 [J]. 中国卫生事业管理，2021，38（11）.

[142] 叶良海，吴湘玲. 清单式治理：城市社区治理新模式 [J]. 学习与实践，
2018（6）.

[143] 叶琪玮. 新医改形势下医务志愿者管理的启示与思考——以上海市东方医院为
例 [J]. 世纪桥，2015（8）.

[144] 尹放，黄莉. 美国医院的医务社会工作及其启示 [J]. 医学与哲学，2014（2）.

[145] 俞可平. 推进国家治理与社会治理现代化 [M]. 北京：当代中国出版
社，2014.

[146] 袁家琪，邓清文，乔静怡，等. 人口健康管理的理论、典型实践及对我国的启
示 [J]. 中国卫生政策研究，2023，16（6）.

[147] 袁家琪，邓清文，乔静怡，等. 人口健康管理的理论、典型实践及对我国的启
示 [J]. 中国卫生政策研究，2023，16（6）.

[148] 曾鑫，高卫星. 人民中心视域下爱国卫生运动的演进逻辑、实践路径与价值意
蕴 [J]. 郑州大学学报（哲学社会科学版），2023，56（1）.

[149] 曾哲，曾心良. 权责清单软性属性的证成及规制 [J]. 南京社会科学，2019
（5）.

[150] 翟绍果. 健康贫困的协同治理：逻辑、经验与路径 [J]. 治理研究，2018
（5）.

[151] 翟绍果，严锦航. 健康扶贫的治理逻辑、现实挑战与路径优化 [J]. 西北大学
学报（哲学社会科学版），2018，48（3）.

[152] 翟绍果，王昭茜. 公共健康治理的历史逻辑、机制框架与实现策略 [J]. 山东社会
科学，2018（7）.

[153] 翟绍果. 从病有所医到健康中国的历史逻辑、机制体系与实现路径 [J]. 社会保障
评论，2020，4（2）.

[154] 章凯燕，顾思雨，陈志鹏，等. 芬兰健康治理经验及对中国的启示 [J]. 医学与哲
学，2021，42（3）.

[155] 张奎力，李晓丽. 我国健康反贫困的政策演进及治理逻辑 [J]. 中南民族大学
学报（人文社会科学版），2021，41（7）.

［156］张敏，张淑娥，贺景平，等. 我国健康扶贫治理评述：实践、逻辑及原则［J］. 华西医学，2019，34（12）.

［157］张维，陈琴. 政治经济学视角下"将健康融入所有政策"的当代实践：国际经验及启示［J］. 政治经济学季刊，2023，2（4）.

［158］张薇，袁蕙芸. 上海市公立医院志愿者参与动机调查研究［J］. 中国医院，2016（12）.

［159］张一奇，黄庆恒，王志文，等. 在现代化医院中开展医务社会工作的探讨［J］. 中华医院管理杂志，2003，19（2）.

［160］张一奇. 上海市综合性医院医务社会工作模式的建立与评价——以同济大学附属东方医院为例［J］. 现代医院管理，2010，8（2）.

［161］张一奇，陈朵多，赵桂绒. 我国本土医务社会工作实务模式比较分析［J］. 中国社会工作，2018（34）.

［162］张一奇，马凤芝，范斌. 建立我国医务社会工作行业标准的现实基础和行业需求［J］. 中国社会工作，2019（36）.

［163］张震. 新中国人口健康转变：卫生治理与健康策略协同演进的成就［J］. 中国人口科学，2022（5）.

［164］张卓华，林莲英，陈晓微. 专业引领，协同发展——深圳医务社会工作10年本土实践［J］. 中国社会工作，2017（18）.

［165］赵蓝蓝，汪祥中，郑信，等. 基于扎根理论的安徽省社会组织可持续参与健康贫困治理的影响因素研究［J］. 医学与社会，2023，36（6）.

［166］赵黎. 新医改与中国农村医疗卫生事业的发展——十年经验、现实困境及善治推动［J］. 中国农村经济，2019（9）.

［167］甄红菊. 我国医务社会工作现状及对策［J］. 医学与社会，2013（1）.

［168］郑兴东，柴双，代文瑶. 综合性医院医务社会工作实务模式探索——以上海长征医院的社会工作实践为例［J］. 中国社会工作，2017（18）.

［169］钟鸣威，刘俊荣. 医疗机构从业人员对医务社会工作的感受性评价及分析［J］. 社会工作与管理，2018，18（5）.

［170］仲秀英，宋乃庆. 经验学习理论对数学活动经验教学的启示［J］. 西南大学学报（社会科学版），2009，35（6）.

［171］钟晓华. 公共价值治理范式对社会治理的重构［J］. 国外理论动态，2016（8）.

［172］朱迎春，徐德武. 浅谈医院志愿者服务存在问题及管理探索［J］. 智慧健康，2017（10）.

［173］庄琦. 始终把人民健康放在优先发展的战略地位——党的十八大以来健康中国

行动的成就与经验 [J]. 管理世界, 2022, 38 (7).

[174] 阿马蒂亚·森. 以自由看待发展 [M]. 北京: 中国人民大学出版社, 2013.

[175] 理查德·斯科特. 制度与组织: 思想观念与物质利益 [M]. 北京: 中国人民大学出版社, 2010.

[176] 马克·H. 穆尔. 创造公共价值: 政府战略管理 [M]. 北京: 商务印书馆, 2016.

[177] 威廉·考克汉姆. 医学社会学 (第11版) [M]. 高永平, 杨渤彦, 译. 北京: 中国人民大学出版社, 2012.

[178] AUERBACH JUDITH D, FIGERT ANNE E. Women's Health Research: Public Policy and Sociology [J]. Journal of Health and Social Behavior, 1995 (9).

[179] BALABANOVA D, MILLS A, CONTEH L, et al. Good Health at Low Cost 25 years on: Lessons for the Future of Health Systems Strengthening [J]. The Lancet, 2013, 381 (9883).

[180] BANOO S, BELL D, BOSSUTY P, et al. Everybody's Business: Strengthening Health Systems to Improve Health Outcomes [J]. WHO's Framework for Action, 2007.

[181] BAREFOOT J C, MAYNARD K E, BECKHAM J C, et al. Trust, Health and Longevity [J]. Journal of Behavioral Medicine, 1998, 21 (6).

[182] BAUM F, DELANCY C T, MACDOUGALL C, et al. Ideas, Actors and Institutions: Lessons from South Australian Health in All Policies on What Encourages Other Sectors Involvement [J]. BMC Public Health, 2017 (11).

[183] BRINKERHOFF D W, BOSSERT T J. Health Governance: Concepts, Experience, and Programming Options [M]. Abt Associates, 2008.

[184] CENTERS FOR DISEASE CONTROL AND PREVENTION. California Tracking Program [EB/OL]. (2020-11-10) [2023-10-10]. https://www. Cdc. gov/nceh/tracking/profiles/California_Profile. htm.

[185] CHANTURIDZE T, OBERMANN K. Governance in Health-The Need for Exchange and Evidence: Comment on Governance, Government, and the Search for New Provider Models [J]. International Journal of Health Policy & Management, 2016, 5 (8).

[186] CORBURN J, CURL S, ARREDONDO G, et al. Health in all Urban Policy: City Services Through the Prism of Health [J]. Journal of Urban Health, 2014, 91 (4).

[187] DAVIDSON K W, CLARKE S S (eds.) Social Work in Health Care: A Handbook for Practice. Part I [M]. New York: The Haworth Press, 1990.

[188] DEPARTMENT OF UK HEALTH. Saving Lives: Our Healthier Nation [DB/OL].

(1999-07-05) [2018-11-02]. https://www. gov. uk/government/uploads/system/uploads/attachment_data/file/265576/4386. pdf.

[189] DODGSON R, LEE K, DRAGER N. Global Health Governance: A Conceptual Review [EB/OL]. (2002-01-12) [2018-11-02]. https://www. Researchgate. net/publication/242472817_Global_Health_governance_A_conceptual+review.

[190] GREENWOOD D J, LEVIN M. Introduction to Action Research: Social Research for Social Change [M]. Thousand Oaks, CA: Sage Pulication, Inc. 1998.

[191] HANSEN H R, SHNEYDERMAN Y, BELCASTRO P A. Investigating the Association of Health Literacy with Health Knowledge and Health Behavior Outcomes in a Sample of Urban Community College Undergraduates [J]. American Journal of Health Education, 2015, 46 (5).

[192] JUDY A. Health Policy and the National Health Services [M]. London: Longman, 1984.

[193] KICKBUSCH I, GLEICHE R D. Governance for Health in the 21st Century [M]. Genava: World Health Organization, 2012.

[194] KOLB D. Experiential Learning: Experience as the Source of Learning and Development [J]. Pearson Schweiz Ag, 1983, 1 (3).

[195] MARTIN, STEVEN C, ROBERT M, et al. Gender and Medical Socialization [J]. Journal of Health and Social Behavior, 1988 (29).

[196] MELKAS T. Health in All Policies as a Priority in Finnish Health Policy: A Case Study on National Health Policy Development [J]. Scand J Public Health, 2013, 11 (41).

[197] MUELLER, MARNIE W. Economic Determinants of Volunteer Work by Women [J]. Journal of Women in Culture and Society, 1975, 1 (2).

[198] NANCY M H, ADA M. Elderly Volunteers: Reasons for Initiating and Terminating Service [J]. Journal of Gerontological Social Work, 1989, 13 (3-4).

[199] NATIONAL ACADEMIES OF SCIENCES, ENGINEERING, AND MEDICINE. Integrating Social Care into the Delivery of Health Care: Moving Upstream to Improve the Nation's Health [R]. Washington, DC: The National Academies Press, 2019.

[200] OLIVER H W. The Mechanisms of Governance [M]. New York: Oxford University Press, 1996.

[201] SAMUEL BOWLES. Microeconomics: Behavior, Institutions, and Evolution [M]. Princeton: Princeton University Press, 2004.

[202] SCHULTZ T W. Investment in Human Capital [J]. American Economic Review, 1961 (3).

[203] SNYDER M, OMOTO A M, LINDSAY J J. Sacrificing Time and Effort for the Good of Others [M] // MILLER A G (Eds.). The Social Psychology of Good and Evil. New York: Guilford, 2004.

[204] STAHL T. Health in All Policies: From Theoria to Implementation and Evaluation-the Finnish Experience [J]. Sacand J of Public Health, 2018 (20).

[205] STAHL T, WISMAR M, OLLILA E, et al. Health in All Policies: Prospects and Potentials [DB/OL]. (2006) [2018-11-02]. http://www.bvsde.ops-oms.org/bvsacd/cd59/policies.pdf.

[206] STOKER G, CHHOTRAY V. Governance Theory and Practice: A Cross-disciplinary Approach [M]. London: Palgrve Macmiilan, 2009.

[207] TORO N. WHO Global Strategy on Integrated People-centred Health Services (IPCHS) [J]. International Journal of Integrated Care, 2015, 15 (8).

[208] TRAVIS P, EGGER D, DAVIES P, et al. Towards Better Stewardship: Concepts and Critical Issues [M]. Geneva: World Health Organization, 2002.

[209] WHITEHEAD M. The Concepts and Principles of Equity in Health [J]. International Journal of Health Services, 1992 (3).

[210] VAN EYK H, HARRIS E, BAUM F, et al. Health in All Policies in South Australia-Did It Promote and Enact an Equity Perspective? [J]. International Journal of Environmental Research and Public Health, 2017, 14 (11).

[211] WORLD HEALTH ORGANIZATION. The Right to Health [EB/OL]. (2022-09-30) [2023-08-20]. https://www.who.int/tools/your-life-your-health/know-your-rights/the-right-to-health.

[212] WORLD HEALTH ORGANIZATION. Ottawa Charter for Health Promotion [R]. Copenhagen, 1986.

[213] WORLD HEALTH ORGANIZATION REGIONAL OFFICE for EUROPE. Governance for Health in the 21st Century [EB/OL]. (2012-09-10) [2018-01-22]. http://www.euro.who.int/en/publications/abstracts/governance-for-health-in-the-21st-century.

[214] PUSKA P. Successful prevention of non-communicable diseases: 25 year experiences with North Karelia Project in Finland [J]. Public Health Medicine, 2002, 4 (1): 5-7.